Thambirajah

Kosmetische Akupunktur

Über die Autorin

Radha Thambirajah ist einer der Pioniere der Akupunktur außerhalb von China. Sie erfuhr ihre Ausbildung der Akupunktur und Medizin in der Volksrepublik China in den 1960er Jahren, als die Akupunktur dort eine Renaissance erlebte. Sie graduierte 1970 am Shanghai Military Medical College.

1980 gründete sie die Academy of Chinese Acupuncture in Sri Lanka. Seit 1984 lebt sie in Großbritannien und praktiziert und lehrt Akupunktur in England, Deutschland, Schweiz, Spanien und Italien. In den letzten 35 Jahren hat sie eine ganze Generation von Akupunkteuren in Europa ausgebildet. Radha Thambirajah lebt und arbeitet heute in Birmingham, UK.

Radha Thambirajah

Kosmetische Akupunktur

Hautstörungen und Hauterkrankungen mit Akupunktur behandeln

2. Auflage

Deutsche Übersetzung von Johanna Schuster

ELSEVIER
URBAN & FISCHER

URBAN & FISCHER München

Zuschriften und Kritik an:
Elsevier GmbH, Urban & Fischer Verlag, Lektorat Komplementäre und Integrative Medizin,
Hackerbrücke 6, 80335 München

Wichtiger Hinweis für den Benutzer
Die Erkenntnisse in der Medizin unterliegen laufendem Wandel durch Forschung und klinische Erfahrungen. Der Autor dieses Werkes hat große Sorgfalt darauf verwendet, dass die in diesem Werk gemachten therapeutischen Angaben (insbesondere hinsichtlich Indikation, Dosierung und unerwünschten Wirkungen) dem derzeitigen Wissensstand entsprechen. Das entbindet den Nutzer dieses Werkes aber nicht von der Verpflichtung, anhand weiterer schriftlicher Informationsquellen zu überprüfen, ob die dort gemachten Angaben von denen in diesem Buch abweichen und seine Verordnung in eigener Verantwortung zu treffen.

Bibliografische Information Der Deutschen Bibliothek
Die Deutsche Bibliothek verzeichnet diese Publikation in der Deutschen Nationalbibliografie; detaillierte bibliografische Daten sind im Internet unter http://dnb.ddb.de abrufbar.

2. Auflage 2009

Der Urban & Fischer Verlag ist ein Imprint der Elsevier GmbH.

09 10 11 12 13 5 4 3 2 1

Planung und Lektorat: Christl Kiener, München
Übersetzung: Johanna Schuster, Inverness
Grafiken: Henriette Rintelen, Velbert
Fotos: Peter Webb, Birmingham; weitere Fotos s. Abbildungsnachweis
Herstellung: Marion Kraus, München
Satz: abavo GmbH, Buchloe
Druck und Bindung: L.E.G.O. S.p.A., Lavis/Italien
Umschlaggestaltung: SpieszDesign, Neu-Ulm
Titelfotografie: Anja Messerschmidt, Cölbe

ISBN 978-3-437-57831-1

Aktuelle Informationen finden Sie im Internet unter **www.elsevier.de** und **www.elsevier.com**

Meinem geliebten Sohn Sathyan

Vorwort zur ersten Auflage

Es ist kaum möglich, über kosmetische Akupunktur zu schreiben, ohne auf Haut- und Bindegewebsprobleme sowie den allgemeinen Gesundheitszustand des Patienten einzugehen. Dass Akupunktur nicht nur Störungen und Krankheiten, sondern auch äußerst wirkungsvoll das allgemeine Erscheinungsbild beeinflussen kann, bemerkte ich durch reinen Zufall vor mehr als 30 Jahren. Damals betreute ich in einer Klinik in Sri Lanka unentgeltlich Patienten, die sich Akupunkturbehandlungen eigentlich nicht leisten konnten. Zahlreiche dieser Patienten litten unter chronischen Erkrankungen wie Arthritis, Bronchialasthma, Hautproblemen usw. und kamen daher oft 4–5-mal wöchentlich in die Klinik. Nach 2–3 Wochen regelmäßiger Behandlung bemerkte ich, dass die Patienten irgendwie anders aussahen als vorher – sie gingen mit federnden Schritten und ihre Augen hatten einen lebendigeren Ausdruck – sie sahen einfach schöner, froher und entspannter aus.

Ungefähr zur gleichen Zeit begann ich auch kosmetische Probleme zu behandeln, z.B. kamen Patientinnen zu mir, die sich nach einer Geburt oder Gewichtsabnahme eine straffere Haut wünschten. Die Ergebnisse waren zwar sehr gut, aber hielten nicht lange vor. Langsam wurde mir klar, dass für eine Stabilisierung der Behandlungen eine Ernährungsumstellung und gewisse „Hausaufgaben" notwendig waren. Zusätzlich musste die Behandlung durch energetisch ausgleichende Akupunkturpunkte gestützt werden. Es stellte sich heraus, dass die Kombination von „äußeren" und „inneren" Behandlungen die besten Resultate lieferte.

Nach meinem Umzug nach Europa sah ich mich weiteren Herausforderungen gegenübergestellt. Patienten kamen mit dem Wunsch nach einem perfekten Aussehen. Allmählich entwickelte ich ein tieferes Verständnis für die Beziehung zwischen Haut und Bindegewebe; die Unterschiede zwischen fettiger und feuchter Haut; ein Verständnis dafür, warum ein Patient sowohl trockene als auch fettige Hautpartien aufweisen kann; wie man schlanke Patienten mit Cellulitis behandelt. Häufig suchten mich auch Patienten mit Ekzemen, Psoriasis und Akne auf. Dies gab mir die Möglichkeit, meinen klinischen Erfahrungsschatz in der Behandlung von dermatologischen Störungen zu erweitern. Seit ich privat in England praktiziere, behandle ich zwar weniger Patienten als in Sri Lanka, habe dafür aber pro Sitzung mehr Zeit für eine ausführliche Ernährungsberatung sowie ausgedehnte energetisch ausgleichende Akupunkturbehandlungen. Die Ergebnisse sind lohnend. Nachdem es mir gelungen war, eine 71-jährige Patientin, die ein Leben lang unter Neurodermitis gelitten hatte, zu heilen, schien es an der Zeit, meine Erfahrungen mit anderen Therapeuten zu teilen.

Eine meiner Schlüsselerfahrungen in der kosmetischen Akupunktur war, dass es dabei weniger um Schönheit als vielmehr um Gesundheit geht. Wenn unser Inneres gesund und ausgeglichen ist und wir uns innerlich ruhig und zufrieden fühlen, wenn wir uns gut ernähren und genügend bewegen, dann strahlt unsere innere Schönheit auch nach außen.

Radha Thambirajah 2007

Inhaltsverzeichnis

Abbildungsnachweis

Focks, C., Hillenbrand N. (Hrsg.): Leitfaden Chinesische Medizin. 5. Auflage. Elsevier, München 2006

Focks, C., März, U.: Leitfaden Akupunktur. Elsevier, München 2005

Meves, A. (Hrsg.): Intensivkurs Dermatologie. Elsevier, München 2006

Rassner, G. (Hrsg.): Dermatologie, Lehrbuch und Atlas. 8. Auflage. Elsevier, München 2006

Yuan, Heping: 60 Punkte – 60 Krankheiten. Urban & Fischer, München 2004

1 Blut, Energie, Körperflüssigkeiten in allen inneren Organen

Yin und Yang sind die zwei Seiten aller Objekte, Menschen oder Naturphänomene. Alle Dinge, die uns umgeben, können mit Yin oder Yang beschrieben werden. Die beiden Aspekte sind immer gleichzeitig vorhanden, wenn auch in unterschiedlichen Proportionen, sodass man durchaus von Yin- oder Yang-Dominanz sprechen kann. Kein Ding ist jedoch nur Yin oder nur Yang. Yin und Yang gehören zusammen – das eine gibt es ohne das andere nicht.

Yin und Yang bedingen einander – nimmt Yin zu, dann nimmt Yang ab, und umgekehrt. Dieser Zustand würde als Yin-dominant oder als Yin-Exzess und Yang-Mangel beschrieben. Die Dominanz des einen bestimmt den Charakter eines Organs, eines Objekts oder eines Phänomens.

Wenn man diese Beziehung versteht, sind auch die Veränderungen vorhersagbar. Bei Krankheit spricht die chinesische Medizin von einer Dysbalance zwischen Yin und Yang. Diese Dysbalance kann durch Akupunktur, richtige Ernährung, Lebensstiländerung und Kräutertherapie wieder ausgeglichen werden.

In diesem Buch sprechen wir ausführlich über Yin und Yang, aber auch über Blut und Qi, um die verschiedenen dermatologischen und kosmetischen Probleme zu verstehen und zu lösen.

1.1 Yin und Yang

Yin und Yang beziehen sich immer und vorhersagbar aufeinander, ihr energetischer Zustand verändert sich ständig. Diese Veränderungen können auch als Gegensatz, gegenseitiger Verbrauch, Mangel an Kontrolle und resultierende Hyperaktivität des Yang oder Stagnation des Yin und schließlich als gegenseitige Umwandlung beschrieben werden. Diese Zusammenhänge sind ausführlich in meinem Buch „Energetik in der Akupunktur" erläutert.

Die folgenden Begriffspaare werden anschließend detailliert besprochen.

Yin und Yang im Gleichgewicht

Yin	Yang
Kalt	Heiß
Passiv	Aktiv
Feucht	Trocken
Fest	Hohl
Absteigend	Aufsteigend
Zusammenziehend	Zerstreuend
Ernährung	Abwehr
Substanz	Funktion

1.1.1 Yin

Kalt

„Kalt" kann bedeuten, dass dem Patienten kalt ist oder dass der Therapeut die Körperoberfläche beim Palpieren als kalt empfindet. Die Symptome verschlechtern sich oft bei kaltem Wetter oder wenn der Patient kalten Temperaturen ausgesetzt ist – das kann z. B. auch eine Klimaanlage an heißen Tagen sein. Kälte verursacht ein blasse oder bläuliche Verfärbung der Haut; bei Entzündungen (z. B. Tendinitis oder Cellulitis) kann die Haut ein marmoriertes blasses, bläuliches oder rötliches Erscheinungsbild annehmen.

Kälte wird in der Regel durch Yang-Mangel verursacht. Aber auch Blut-Mangel kann zu Kälte führen: Ist zu wenig Blut vorhanden, kann die Wärme nicht im ganzen Körper zirkuliert werden.

Passiv

„Passiv“ bezieht sich auf ein behäbiges Verhalten, hypoaktive Organe oder auch auf Symptome, die sich bei Ruhe oder Passivität verschlimmern.

Mäßige Bewegung oder physische Aktivität wärmen den Körper, bringen Farbe auf die Wangen und Feuchtigkeit zur Haut (Schwitzen). Bewegung verbessert den Stoffwechsel, die Herzfunktion sowie die Funktion der inneren Organe. Bewegung festigt die Muskeln und verbessert die funktionale Energie (Qi). Bewegungsmangel führt zum Gegenteil: Blut und Körperflüssigkeiten zirkulieren nur träge und erreichen nicht die peripheren Körperteile, die Haut wird blass und stumpf, die Organtätigkeit verlangsamt sich.

Hautsymptome mit einem Yin-dominanten Charakter neigen dazu, an einer oder zwei Stellen fixiert aufzutreten, und ändern sich über einen langen Zeitraum nicht.

Feucht

„Feucht“ bezieht sich hier auf die **dünnflüssigen Substanzen,** die die Hautoberfläche, die Schleimhäute und auch die Sehnen befeuchten sowie geschmeidig und elastisch machen. Ein Überschuss an Nässe kann z.B. durch die Zurückhaltung von Wasser verursacht werden. Hyperhydrosis kann aber auch durch eine eingeschränkte Funktion der Poren bedingt sein, sodass diese sich bei unzureichender Wärme schließen.

„Feucht“ kann allerdings auch die Stagnation der **zähflüssige Substanzen** bzw. Schleim beschreiben, z.B. von Talgabsonderungen, Ödemen, Cellulitis oder subkutanen Fettablagerungen. Der zähflüssige Charakter ist oft die Folge übermäßigen Konsums von fettigen Speisen oder Süßigkeiten und Kohlehydraten.

Fest

„Fest“ beschreibt einerseits die inneren Yin-Organe (Zang), andererseits aber auch Zysten und Tumoren oder Raumforderungen allgemein. Letztere können durch zweierlei Situationen verursacht werden:

- Die funktionale Energie (Qi) verlangsamt sich durch schlechte Ernährung (kalte und rohe Nahrungsmittel) und mangelnde Bewegung – beides verlangsamt den Stoffwechsel. Dies führt zur Stagnation der zähen Flüssigkeiten und zur Entstehung von festen Tumoren und Zysten.
- Die dünnen Flüssigkeiten innerhalb der zähen Flüssigkeiten trocknen ein, sodass die zähen Flüssigkeiten noch zäher werden und nicht mehr fließfähig sind. Solche Tumoren sind deshalb härter.

Absteigend

Kälte und Nässe haben eine absenkende Wirkrichtung. Wenn man einen Topf mit Wasser über einem Feuer erhitzt, lässt sich folgende Beobachtung machen: Das warme Wasser bewegt sich aufwärts, während sich das kältere

Wasser näher am Topfboden – also näher am Feuer! – befindet. Bei Ödemen sind auch meist die unteren Extremitäten betroffen.

Bei Hauterkrankungen der unteren Körperhälfte (im Gegensatz zur oberen Körperhälfte; Bauchnabel = Grenze) handelt es sich in der Regel um Yin-Störungen (z.B. Ekzem, Pilzinfektionen im Bereich des Perineums, Krampfadernekzem, Geschwüre). Treten gleichzeitig arthritische Gelenkbeschmerzen auf, sind diese meist ebenfalls eher in der unteren Körperhälfte angesiedelt, seltener an Hals und Armen.

Zusammenziehend

Kälte lässt uns in eine Embryonalstellung zusammenrollen. Daher spricht man bei Krankheiten wie Parkinson-Krankheit, Spondylitis ankylosans, Osteoporose und Depression, bei denen der Patient diese Haltung einnimmt, von einer Yin-Krankheit.

„Zusammenziehen" bezieht sich jedoch auch darauf, dass sich bei Kälte die Poren schließen und die Muskeln kontrahieren, da sich die Energie nach Innen bewegt. Das Äußere wird nicht mehr ausreichend mit Blut und Wärme versorgt und auch das Immunsystem (Wei Qi) an der Oberfläche wird geschwächt, das den Körper vor äußeren klimatischen Faktoren schützen soll.

Ernährung

Milz und Magen sind diejenigen Organe, die sämtliche anderen Organe und Gewebe versorgen. Die Milz speichert die aus der aufgenommenen Nahrung gewonnene Energie und verteilt diese über das Blut im ganzen Körper, vor allem auch an der Peripherie. Dünne, faltige Haut und trockene, aufgesprungene Lippen oder rissige Fersen können somit durch zweierlei verursacht sein: Erstens durch eine inadäquate Ernährung (zu wenig Eiweiß, Milchprodukte oder Kohlenhydrate); zweitens durch eine unzureichende Verteilung der aus der Nahrung gewonnenen Energie im Körper, d.h. eine Schwäche des funktionalen Milz-Qi durch Konsum zu vieler kalter oder roher Bestandteile oder zu üppige Mahlzeiten spät abends.

Eine schlechte Ernährung, z.B. zu viele Kohlenhydrate und Süßigkeiten sowie fetthaltige Speisen, können zu einer fettigen, dicken, unreinen Haut führen, sodass die Talgabscheidung über die Körperoberfläche beeinträchtigt wird.

Substanz

„Substanz" beschreibt hier Flüssigkeiten, Nährstoffe, Blut und Abfallstoffe, die ständig zirkuliert oder ausgeschieden werden müssen. Substanz kann sich ferner auf Körpergewicht, Stuhlmenge, Urin, Menstruationsblut usw. beziehen. Je mehr Substanz, desto mehr Yin – je weniger Substanz, desto weniger Yin.

1.1.2 Yang

Heiß

Der Patient fühlt sich selbst heiß oder die betroffene Körperpartie fühlt sich heiß an, ist gerötet und der Patient empfindet die Stelle als heiß oder brennend. Im Zusammenhang mit Hautkrankheiten kann dies durch eine Entzündung oder eine Allergie verursacht sein, beispielsweise Ekzem, Akne, Urtikaria usw.

Hitzezeichen können auch durch Yin-Mangel verursacht sein, z.B. durch eine relative Dominanz des Yang, die durch eine mangelnde Kontrollfunktion des Yin von Zeit zu Zeit noch zusätzlich verstärkt sein kann. In diesem Fall ist zusätzlich Trockenheit vorhanden.

Aktiv

Während die normale Aktivität eines Organs oder einer Person durchaus einen Gleichgewichtszustand darstellt, ist Hyperaktivität das Symptom eines dominierenden Yang. Hyperaktivität entsteht entweder durch einen einfachen Yang-Exzess oder durch Yin-Mangel mit wiederkehrenden Episoden von unkontrolliert aufsteigendem Yang.

Dies kann sich in Form von überempfindlicher Haut, die sehr rasch auf jedwede Allergene reagiert, manifestieren. Oder aber es kommt in einer warmen/heißen Umgebung leicht zu Schweißausbrüchen mit viel Schweiß.

Yang-dominierte Symptome haben die Tendenz zu „wandern", wohingegen Yin-dominierte Symptome in der Regel fixiert an einer Stelle bleiben.

Wichtig ist, diese Sachverhalte nicht ausschließlich schwarz oder weiß zu sehen (d.h. Situationen mit entweder sehr langsamer oder stark übersteigerter Aktivität), sondern das Augenmerk auch auf die Grauzonen – d.h. die Grenzfälle – zu richten.

Hier im Westen sind die Ärzte zwar bestrebt, den Cholesterinspiegel auf < 4 mmol/l zu senken, sie sehen aber keinen Anlass zu handeln bei einer Herzrate von 85/Minute oder einem nur 2-mal wöchentlichen Stuhlgang. In der chinesischen Medizin hingegen ist es wichtig, bereits Tendenzen in Richtung Yin- oder Yang-Dominanz aufzuspüren. Es ist wesentlich einfacher, eine solche Tendenz in den Anfängen zu behandeln als manifeste Ungleichgewichte, die schon weit fortgeschritten sind, und gegen die bereits aggressiv mit Medikamenten interveniert worden ist.

Trocken

Trocken bezieht sich auf einen Zustand mit einem Mangel an dünnen Flüssigkeiten, d.h. Yin-Mangel oder relative Yang-Dominanz. Symptome von Trockenheit sind trockene, verhärtete Haut, die sich schuppt oder Risse aufweist, und spärliche, strohige Körperbehaarung.

Trockene Haut sieht alt aus und altert auch schneller. Die Haut neigt vor allem im Bereich von Augen und Mund, Ellenbogen und Knien sowie Händen und Füßen zu Trockenheit, sodass sich vor allem in diesen Bereichen schon früh Falten bilden. Zu lange Aufenthalte in der Sonne führen ebenfalls zu Trockenheit der der Sonne ausgesetzten Körperbereiche.

Hohl

„Hohl" bezieht sich auf die inneren Yang-Organe (Fu), bei denen es sich im Wesentlichen um funktionelle Organe handelt, z. B. die Därme und die Blase. Schlaffe Haut, die nach einer Zwickprobe wie Papier stehen bleibt, zeigt Yin-Mangel an.

Aufsteigend

Wärme hat eine aufsteigende Wirkrichtung; Trockenheit führt zu Leichtigkeit, die ebenfalls aufsteigenden Charakter hat. Somit manifestieren sich Yang-dominante Symptome zunächst in der oberen Körperhälfte (z. B. Ekzeme, Neurodermitis, Urtikaria oder Akne im Gesicht, am Hals, auf der Brust und an den Armen) mit oft vergleichsweise reiner Haut in der unteren Körperhälfte (Grenze = Bauchnabel).

Zerstreuend

Klassisches Beispiel für eine zerstreuende Funktion ist das Schwitzen. Zerstreuen bezieht sich hier auf etwas, das von innen her nach außen dringt. So kommt z. B. eine Nahrungsallergie oft durch Urtikaria zum Ausdruck: Obwohl der pathogene Faktor „eingenommen" wurde, manifestiert sich die Allergie an der Körperoberfläche.

Zerstreuen stellt eine gesunde Reaktion des Immunsystems dar, durch die Krankheit verursachende Faktoren ausgeschieden werden. Auch exzessive Hitze oder Fieber können über die Haut eliminiert werden.

Ist die zerstreuende Funktion des Körpers eingeschränkt, kann dies zu einem Verweilen des Pathogens im Körper und somit zu Krankheit führen.

Abwehr

Die Haut umgibt den Körper wie eine Rüstung und schützt ihn vor äußeren pathogenen Faktoren. Da die Haut direkt mit der Lunge assoziiert ist, ist eine Abwehrschwäche immer auch mit einer schwachen Lungenfunktion verbunden. Diese kann durch Tonisieren (vermehren) des Lungen-Yang gestärkt werden.

Funktion

Funktion ist Qi. Funktion und Substanz gehören zusammen. Ein Beispiel: Ist Blut die Substanz, dann ist die Zirkulation die Funktion. Ist Wasser die Substanz, dann ist seine Verteilung und Ausscheidung die Funktion. Befindet sich zuviel Flüssigkeit im Körper, sollte die Urinmenge zunehmen, bei Trockenheit dagegen abnehmen – dies sind Zeichen einer guten Funktion.

Eine der Hautfunktionen ist das physiologisch korrekte Öffnen und Schließen der Poren. Angemessenes Schwitzen (z.B. nach körperlicher Betätigung oder bei heißem Wetter) ist der physiologische Ausdruck der zerstreuenden Hautfunktion. Hingegen ist spontanes Schwitzen, vor allem auch an kühlen Körperregionen, Ausdruck einer geschwächten Funktion.

1.2 Blut, Yin, Yang und Qi

Nachdem wir uns nun mit den verschiedenen Ausdrucksformen von Yin und Yang beschäftigt haben, möchte ich die Yin- und Yang-Säulen durch zwei weitere Säulen – Qi und Blut – ergänzen. Diese „Vierer-Säulen" werde ich das ganze Buch hindurch verwenden, da sie anschaulich zum Verständnis der vorgestellten Therapiemöglichkeiten beitragen.

Ursprünglich habe ich die Säulensymbole eingeführt, um Ungleichgewichte visuell zu verdeutlichen. Die erweiterten „Vierer-Säulen" zeigen klar, welche Substanz Fülle bzw. Mangel aufweist. Dies führt automatisch zum Therapieprinzip: sedieren oder tonisieren.

Die Begriffe Blut, Yin, Yang und Qi werden in vielen Büchern verwendet, aber ich bin mir nicht immer sicher, in welchem Sinn sie jeweils interpretiert werden. Ich denke, dass jeder seine eigenen Vorstellungen mit diesen Begriffen verbindet. Um Missverständnisse zu vermeiden, möchte ich dem Leser diese Begriffe im Folgenden in „meinem Sinn" genauer erläutern.

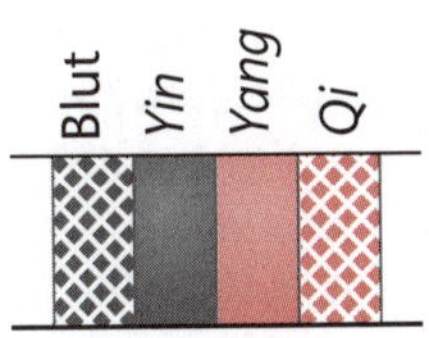

Blut	Yin	Yang	Qi
Ernährung	Feuchtigkeit	Hitze	Funktion
Dicke der Haut	Hautfeuchtigkeit	Hauttemperatur	Öffnen und Schließen der Poren
Dicke Flüssigkeiten	Dünne Flüssigkeiten	Entzündungen	Anpassung an Temperaturänderungen
Talgabsonderungen	Schweißviskosität	Rosige Hautfarbe	Verbessert den Tonus, hält die Dinge an ihrem Platz
Verletzlichkeit	Trockenheit	Blässe	Sensibilität
Schlechte Wundheilung	Risse, Schuppenbildung	Marmorierung	Ausscheidung (wenn notwendig)

1.2.1 Blut

Bei Hautstörungen spielen Dysbalancen des Blutes eine große Rolle, die ich im Folgenden ausführlich besprechen möchte.

Funktionen des Blutes

Der Begriff „Blut“ bezieht sich hier auf das rote Blut, das alle Körperzellen nährt. Dieses rote Blut wird seinerseits von der **Milz** genährt, die die Aufgabe hat, die aus der aufgenommenen Nahrung gewonnene Nahrungsenergie zu speichern und im ganzen Körper zu verteilen. Das Blut wird vom **Herz** erzeugt: Die Nahrung wird hier mit Flüssigkeit und Sauerstoff (aus der Lunge kommend) kombiniert und anschließend im ganzen Körper zirkuliert. Das Blut wird in den Blutgefäßen gespeichert und von der **Leber** freigegeben, wenn ein Teil des Körpers Blut braucht oder bei einer Blutung.

Die Milz nährt Blut durch die aufgenommene Nahrung, während die Lunge Sauerstoff zur Verfügung stellt.
Die Nieren erzeugen das Knochenmark, das das Blut herstellt; allerdings enthält dieses Blut keinen Sauerstoff und wird daher nicht als „rotes Blut" bezeichnet.
Das Blut wird durch Herz-Qi synthetisiert, das die verschiedenen Nährstoffe zusammenführt zu rotem (sauerstoffhaltigem) Blut (Herz-Blut). Es wird durch Herz-Qi zirkuliert, in der Peripherie durch Milz-Qi.
Leber-Yin speichert das Blut, sowohl im Organ Leber selbst als auch in den Blutgefäßen; Leber-Yang gibt das Blut aus den Gefäßen frei (um dem Körper Energie zu spenden), aber auch aus dem Körper (bei Blutungen). Das Blut in der Leber und den Gefäßen wird als Leber-Blut bezeichnet.

Der Begriff „Blut“ bedeutet auch Nahrung: Ohne Nahrung können Organe und Gewebe nicht ihre physiologischen Funktionen ausüben und würden daher bald in einen Zustand der Erschöpfung übergehen.

Herz-Blut nährt die Blutgefäße, den Geist und seine Funktionen, die Zunge und die Sprache. Herz-Blut-Mangel wird durch Symptome angezeigt wie Blässe, Kälte, Depression, Konzentrationsmangel, schlechtes Gedächtnis sowie rastlosen Schlaf.

Lungen-Blut nährt die Haut und die Körperhaare sowie die Atemorgane, wobei die Lunge ihre Nahrung von ihrem Mutter-Organ, der Milz, erhält. Bei Lungen-Blut-Mangel ist die Haut blass, dünn, leicht verletzbar und heilt nur langsam. Sie ist zudem empfindlich gegenüber Wettereinflüssen. Es ist meist nur wenig Körperbehaarung vorhanden. Außerdem treten oft Kurzatmigkeit und Energiemangel auf.

Milz-Blut nährt den gesamten Körper (vor allem die Muskeln und das Fettgewebe), die Lippen, die Extremitäten sowie das Verdauungssystem. Patienten mit Milz-Blut-Mangel sind oft mager oder unterernährt, die aufgenommene Nahrung wird nur schlecht absorbiert.

Nieren-Blut nährt die Knochen und den Knorpel, die Kopfhaare, das Gehirn, das Nervensystem sowie die Harnwege. So können bei Nieren-Blut-Mangel leicht Frakturen auftreten, die zudem schlecht heilen. Auch Osteoporose kann aus der Sicht der chinesischen Medizin als Nieren-Blut-Mangel

(Ernährungsmangel der Knochen) aufgefasst werden. Weitere Symptome sind Haarausfall oder dünnes Haar, mangelnde Vitalität sowie schlecht entwickelte Eizellen oder Spermien.

Leber-Blut nährt Sehnen und Augen, es liefert den Treibstoff für die Muskeln (z.B. bei körperlicher Betätigung). Blutungen führen dagegen zu einem Verlust von Leber-Blut. Ist die mechanische Zirkulation behindert oder die Zirkulation (des Leber-Qi) träge, kann es in den Blutgefäßen (vor allem den Venen) stagnieren. Begleitende Symptome bei Leber-Blut-Mangel sind Blässe, Neigung zu einschlafenden Extremitäten, Kontrakturen oder Sehnenrisse, verschwommenes Sehen, wenig Menstruationsblut oder lange Zyklen usw.

Krankheitsmuster

Blut-Mangel verursacht Symptome wie Blässe, Kältegefühle, verlängerte Menstruationszyklen mit spärlicher Blutung, fehlendes Durchhaltevermögen (physisch, mental), Taubheitsgefühl in den Gliedern während Ruhepausen, das sich unter Bewegung bessert. Der Patient ist in der Regel schnell erschöpft, Wunden heilen nur schlecht.

Blut-Mangel kann in den jeweiligen Organen zu unterschiedlichen Reaktionen von Yin, Yang und Qi führen:

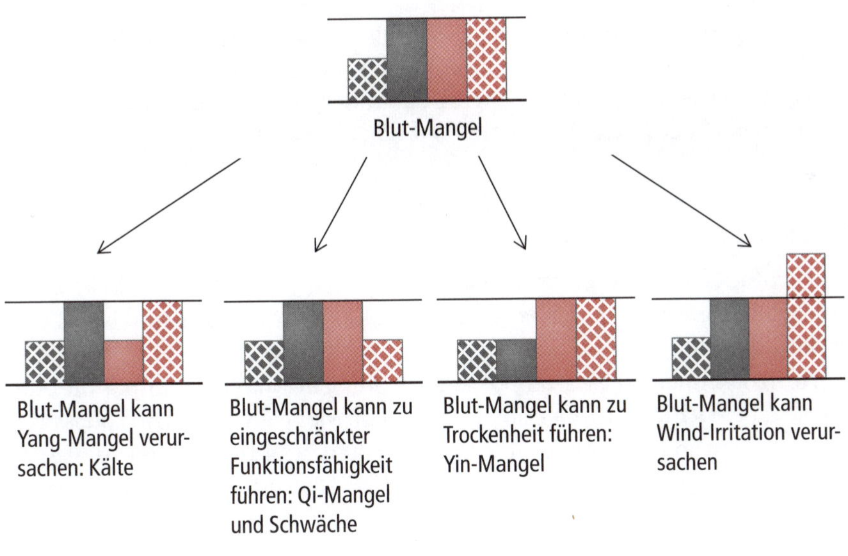

Blut-Mangel kann Yang-Mangel verursachen

Da Blut nicht nur Nährstoffe, sondern auch Wärme im Körper zirkuliert, kann Blut-Mangel allgemeine Kälte verursachen, die jedoch in der oberen Körperhälfte sowie den Händen stärker spürbar ist. Wichtig ist, dass es sich hier um innere Kälte handelt, die mit Symptomen wie Blässe, geistiger Müdigkeit, mangelndem Konzentrationsvermögen, Angstgefühlen und Depression, eventuell sogar mit Schwindel und Ohnmacht verbunden ist.

Da Yang-Mangel prinzipiell Kälte verursacht, ist Kälte auch das dominierende Symptom.

Blut-Mangel kann Qi-Mangel (Funktionsdefizit) verursachen

Blut nährt und versorgt sämtliche Organe und Gewebe und hält auch deren Funktionen (Qi) in Gang:

Herz-Blut liefert den Treibstoff (Qi) für Konzentrationsvermögen, Intelligenz, Sprache und geistige Aktivitäten. Bei Herz-Blut-Mangel erscheint daher selbst die kleinste geistige Anstrengung als zu viel.

Das Herz synthetisiert und zirkuliert das Blut. Diese Funktionen verlangsamen sich bei Blut-Mangel, sodass das Herz sich umso mehr anstrengen muss, die Nahrungsanforderungen des Körpers zu erfüllen. Bei Stress treten daher Symptome wie Tachyarrhythmie auf.

Bei Blut-Mangel fällt es dem Patienten schwer, sich für längere Zeit zu konzentrieren oder zu sprechen, es tritt rasch Erschöpfung auf. Der Patient fühlt sich zudem ständig müde, ohne dass Schlaf Erholung bringt.

Lungen-Qi-Mangel:
Bei Lungen-Blut-Mangel ist die Haut dünn und schlecht ernährt. Dies schränkt wiederum die Lungen-Qi-Funktion ein.
Lungen-Qi kontrolliert das Öffnen und Schließen der Poren. Es reguliert somit die Anpassung an Temperaturschwankungen sowie das Immunsystem. Bei Lungen-Qi-Mangel kommt es daher zu spontanen Schweißausbrüchen, da die Haut nicht in der Lage ist, die Porenfunktion zu regulieren.

Blut-Mangel kann Yin-Mangel verursachen

Ein Großteil des Blutes besteht aus Flüssigkeit, sodass bei Blut-Mangel oft Trockenheit auftritt, die sich vor allem auf Haut, Körperhaare und Nägel auswirkt.

Die Trockenheit ist zwar ein Ausdruck von Yin-Mangel (Yin hat die Aufgabe, zu befeuchten), ist hier aber durch Blut-Mangel verursacht, sodass vermehrtes Trinken wenig hilft. Vielmehr ist es dann wichtig, das Blut zu nähren.

Diese Form der Trockenheit tritt häufig bei Neurodermitis und idiopathischem Juckreiz auf.

Neben den Symptomen der Trockenheit sehen wir klinisch bei durch Blut-Mangel bedingtem Yin-Mangel häufig Feuchte-Symptome wie ölige, fettige Haut. Diese ist oft verursacht durch eine unausgeglichene Ernährung mit zu viel fetthaltigen Speisen, Milchprodukten sowie Süßigkeiten und Kohlehydraten.

Die befeuchtende Funktion des Yin ist auch auf ausreichende Zirkulation angewiesen. Feuchte bedeutet dicke Flüssigkeit, die dünne Flüssigkeiten (oder Yin) enthält. Bei Yin-Mangel wird die dicke Flüssigkeit zäher und fester, dies erschwert die Zirkulation und verursacht Stagnation. Auch die Sekretion von

Talg und Schweiß ist davon betroffen, was zu einer Minderung des Qi (Funktion) der Haut führt. Durch die Stagnation entstehen Feuchte-Hitze-Symptome wie Aknepusteln oder entzündliche Ekzeme.

Feuchte und Blut sind zwar nicht das Gleiche, dennoch kann Blut auch als eine dicke Flüssigkeit angesehen werden. Somit gelten für beide die gleichen Regeln hinsichtlich Zirkulation und Verdünnung.

Es ist wichtig, bei Vorliegen von Blut-Mangel auch Yin zu tonisieren. Dies verbessert die Zirkulation der dicken Flüssigkeiten und verhindert vor allem auch das Entstehen von Feuchte-Hitze.

Wie für Patienten mit Zeichen von zähem Schleim ist hier eine Erhöhung der Flüssigkeitszufuhr entscheidend (s.a. Kap. 2, Element Erde).

Mittels Akupunktur kann das Yin mit dem Mu-Alarm-Punkt des betroffenen Organs sowie dem Luo-Durchgangspunkt des Yin-Organs des jeweiligen Elements behandelt werden. Sowohl Blut als auch dicke Flüssigkeiten können mit Ma 40 („Schleimpunkt") und zusätzlich dem Shu-Zustimmungspunkt und dem Luo-Durchgangspunkt des zugeordneten Yin-Organs bewegt werden. Beispiele, wie dicke Flüssigkeiten verdünnt werden können, sind folgende:

Leber-Blut verdünnen:

Mu-Alarm-Punkt der Leber	Le 14
Luo-Durchgangspunkt der Leber	Le 5

Dazu: Zufuhr von mehr Wasser und dünnen Flüssigkeiten, regelmäßiger Sport und Bewegung helfen dem Leber-Qi, das Blut zu zirkulieren.

Punkte, um Feuchte in der Lunge zu verdünnen:

Lu 1	Mu-Alarm-Punkt der Lunge
Lu 7	Luo-Durchgangspunkt der Lunge

Dazu: Atemübungen, Wechselbäder und Sauna helfen, das Lungen-Qi zu zirkulieren und Feuchte zu beseitigen. Der Patient sollte mehr Flüssigkeit zu sich nehmen und Inhalationen machen.

Blut-Mangel bedeutet in der chinesischen Medizin zwar nicht unbedingt erniedrigte Hämoglobinwerte wie in der westlichen Medizin, dennoch helfen hier Eisenpräparate oder eisenreiche Lebensmittel, um die Qualität des Blutes zu verbessern.

Blut-Mangel kann Wind-Symptome verursachen

Wind ist funktionelle Energie und hilft bei der Bewgung von Qi und Blut. Er ist ein äußerst wichtiger Aspekt des Qi. Zu viel Wind ist jedoch als pathologisch anzusehen und führt bei den meisten Hauterkrankungen zu Hautirritationen und Juckreiz.

Wind hat einen wandernden Charakter und verbleibt nicht an einer bestimmten Stelle. Bei Neurodermitis hat der Patient meist generell blasse, trockene Haut, die befallenen Stellen sind dagegen gerötet, flach und trocken, die rasch von einer Körperpartie zur anderen wandern können.

Bei Blut-Mangel kann der Wind leicht aufsteigen und sich unkontrolliert bewegen. Dies führt neben der Hautsymptomatik zu Rastlosigkeit und Nervosität. Wenn man das Blut tonisiert, wird die Haut feuchter und sie beruhigt sich.

Behandlung bei Blut-Mangel:

Herz-Yin- und -Yang-Aspekt tonisieren	Ren 14 (Mu-Alarm-Punkt Herz) Bl 15 (Shu-Zustimmungspunkt Herz)
Blut nähren	Mi 10 (Meer des Blutes) Gb 39 (Meisterpunkt des Markes) Bl 17 (Meisterpunkt des Blutes)
Tonisierungspunkt jedes Organs, das Blut-Mangel-Symptome zeigt	Z.B. Lu 9, Ni 7, Le 8

Dazu: Verzehr von rotem Fleisch und Eisenpräparate.

1.2.2 Yin

Yin repräsentiert Wasser und dünne Körperflüssigkeiten, die die Organe befeuchten. Yin-Mangel verursacht daher trockene, harte, rissige, schuppige Haut, eventuell auch Falten. Wenn Yin durch Yang nicht ausreichend kontrolliert wird, kann dies zu hyperaktivem Yang führen, sodass von Zeit zu Zeit Hitze-Symptome auftreten, z.B. Rötungen, Entzündungen, Hitzewallungen oder Hautbrennen. Ferner kann es zu unzureichender Schweißbildung kommen, da nicht genügend Körperflüssigkeiten zur Verfügung stehen. Dennoch kann hier gelegentlich Nachtschweiß auftreten, da das Yin während der Nacht zunimmt. Alle diese Symptome konzentrieren sich meist auf die obere Körperhälfte, da Hitze eine aufsteigende Tendenz hat.

Yin stellt aber auch die Organ-Substanz bzw. -Struktur dar. Ohne kontinuierliche Versorgung der Organe mit Blut und Körperflüssigkeiten schrumpft bzw. kollabiert das Gewebe. Wiederkehrende Hitze oder Entzündung eines Gewebes kann den gleichen Effekt haben, da in einer solchen Situation Yin-Flüssigkeiten verzehrt werden. Ein Beispiel wäre die Kontraktur einer Sehne durch rezidivierende Tendinitis.

Trockenheit macht die Haut hart und gespannt oder ledrig. Dies kann zu einem maskenhaften Aussehen führen, es wirkt so, als ob sich das Gesicht nicht entspannen kann. Solche Patienten benötigen nach dem Waschen Feuchtigkeitscreme, um die Haut feucht zu halten.

Yin-Mangel kann Hitze verursachen

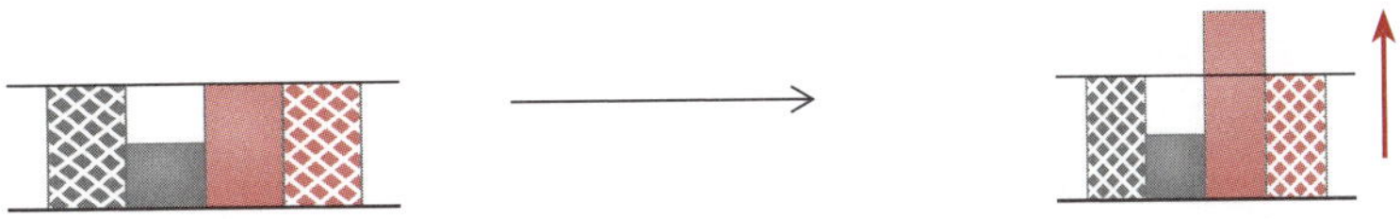

Yin-Mangel — Hitze-Zustand durch aufsteigendes Yang

Yin hat die Fähigkeit, den Körper zu kühlen. Daher empfindet der Patient bei Yin-Mangel die Haut oft als heiß. Dies zeigt sich besonders deutlich in der Menopause: Diese ist ebenfalls oft mit Yin-Mangel verbunden und es kann zu raschen Alterungsprozessen kommen. Mit der Abnahme der Produktion weiblicher Hormone ist oft auch eine Abnahme des Nieren-Yin (Fortpflanzung) verbunden. Da die Nieren das Wasser speichern, trocknet der Körper dann mit abnehmendem Yin aus.

Wenn Yin das Yang nicht ausreichend kontrollieren kann, steigt immer wieder Hitze (oder Yang) auf. Durch ihre aufsteigende Wirkrichtung steigt Hitze, die sich in der Niere (Fortpflanzungssystem) bildet, in den Oberen Erwärmer. In der unteren Körperhälfte treten dagegen kaum Hitze-Zeichen auf (außer eventuell perimenopausale Hypermenorrhö).

Ein Yin-Mangel-Zustand verursacht latente chronische Hitze. Dies kann zu wiederkehrenden, jeweils nur kurz andauernden Phasen mit Yang-Fülle führen. Einige Hitze-Symptome bestehen jedoch auch im Intervall fort, z. B. schneller Puls, roter Zungenkörper oder rote Papillen, geringgradiges Fieber sowie Gesichtsrötungen.
Wenn der Patient während der Yang-dominanten Phase Hitze-Symptome aufweist, sich im Intervall jedoch kalt fühlt und keine weiteren Hitze-Zeichen auftreten, ist dies ein Zeichen, dass der Patient zusätzlich zum Yin-Mangel auch unter Blut-Mangel leidet.

Yin-Mangel kann Feuchte verursachen

Yin-Mangel und Trockenheit können auch das Blut und die dicken Körperflüssigkeiten weiter „eindicken“ und damit die Fließfähigkeit einschränken. Dicker Schleim, der nicht ausgeworfen werden kann, verbessert sich rasch durch Dampfinhalationen und vermehrtes Trinken von dünnen Flüssigkeiten. Das Gleiche gilt für Talgsekretionen: Ist der Talg zu zäh und kann nicht ohne weiteres abgesondert werden, kann es helfen, sowohl das Nieren-Yin (Wasser!) als auch das Lungen-Yin (Haut!) zu tonisieren.

Behandlungsvorschlag für Yin-Tonisierung:

Lungen-Yin tonisieren	Lu 1, Lu 7, Ren 17
Nieren-Yin tonisieren	Ni 7, Ni 10
Mu-Alarmpunkt des betroffenen Organs	Für Herz: Ren 14 Für Lunge: Lu 1
Tonisierungspunkte oder Hauselement-Punkte des betroffenen Yin-Organs	Für Herz-Yin: He 8 (Hauselement-Punkt) oder He 9 (Tonisierungspunkt)
Großmutter-Punkt des Yang-Organs	Für Magen-Yin: Ma 43 (= Holz-Punkt) Für Blasen-Yin: Bl 40 (Erd-Punkt, Großmutter-Punkt)

Hinweise für den Patienten:

- Falls möglich: Mittagsschlaf
- Dünne Flüssigkeiten aufnehmen: Wasser, Kräutertee, klare Suppen, wasserhaltige Früchte
- Salz- und Wasseraufnahme steigern, um das Wasser im Körper zu halten
- Etwas Rohkost (aber nicht abends), um den Körper zu kühlen

Anmerkung: Ist ausreichend Yin vorhanden, ist die Haut weich, elastisch, jugendlich und frei von Falten. Hält der Körper dagegen Wasser zurück, wirkt die Haut oft aufgedunsen, eventuell treten auch eindrückbare Ödeme auf, vor allem im Lidbereich, an den Händen und am Hals, also in Bereichen mit relativ dünner Haut.

Behandlungsvorschlag bei Yin-Fülle:

Shu-Zustimmungspunkt der Niere, verbessert die Funktion	Bl 23 (Nadeln, Schröpfen)
Luo-Durchgangspunkt der Blase, fördert die Miktion	Bl 58
Erd-Punkt und Großmutter-Punkt der Niere, tonisiert Yang	Ni 3

Hinweise für den Patienten:

- Salzaufnahme auf eine Tageshälfte beschränken, die andere Tageshälfte nur salzfreie Kost einnehmen

Yin-Mangel verursacht generalisierte Trockenheit, die jedoch nicht mit peripherer Trockenheit verwechselt werden darf. Risse an Fingerspitzen oder Fersen bei ansonsten ausreichend feuchter Haut können durch eine schlechte periphere Durchblutung verursacht werden, die ist Funktion der Milz.

1.2.3 Yang

Yang stellt die Wärme dar, die durch eine gut funktionierende Blut- und Flüssigkeitszirkulation entsteht. Yang wärmt die Organe und Körpergewebe und hält die Organfunktionen in Gang bzw. verhindert ein Verlangsamen des Stoffwechsels.

Yang-Mangel

Yang-Mangel führt zu feucht-kalter Haut, da Kälte das physiologische Öffnen und Schließen der Poren verlangsamt: Wenn es für den Körper zu heiß ist, sollten sich die Poren öffnen, um durch Schwitzen den Körper zu kühlen. Bei Kälte sollten sich die Poren schließen, um die Körperwärme zu halten. Liegt jedoch Yang-Mangel vor, öffnen sich die Poren selbst an kühlen Hautstellen (kalter Schweiß).

Kälte an der Hautoberfläche führt zu Blässe. Bei entsprechender Bewegung oder wenn sich der Patient aufwärmt, nimmt die Haut ein marmoriertes Aussehen an. Kälte kann allerdings auch ein Ausdruck von Blut-Mangel sein. Behandlungsziel ist hier, das Blut zu tonisieren.

Behandlung: Tonisierung von Yang (am Beispiel Lungen-Yang-Mangel):

Moxibustion an Mu-Alarm-Punkten oder Shu-Zustimmungspunkten des betroffenen Organs	Lu 1, Bl 13
Tonisierungs- oder Hauselement-Punkt des gekoppelten Yang-Organs	Di 11
Feuer-Punkt (Großmutter-Punkt des betroffenen Yin-Organs)	Lu 10

Hinweise für den Patienten:
- Bittere Nahrungsmittel, bitterer Tee
- Rotes Fleisch, roter Fisch
- Warme, gekochte Speisen, warme Getränke

Yang-Fülle

Entzündungen, übermäßige Hitze oder eine gerötete Haut stellen einen Ausdruck von Yang-Fülle dar. Yang-Fülle-Symptome können durch Entzündungen, Allergien oder Hautinfektionen verursacht werden. Sie entstehen folgendermaßen:

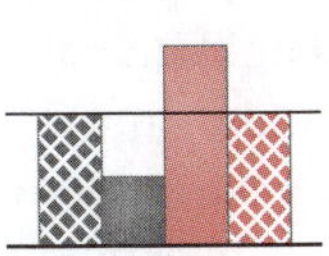

Feuer-Hitze:
Rasch aufsteigendes Leber-Yang durch Yin-Mangel
(Feuer-Hitze oder trockene Hitze)

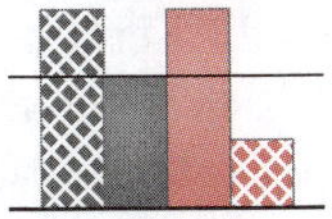

Feuchte-Hitze:
Stagnierende Feuchte und damit verbundene Hitze
(Feuchte-Hitze)

Behandlung: Sedierung von Yang:

Hitze beseitigen: Mikroaderlass (sehr wirkungsvoll)	Am Jing-Brunnen-Punkt des betroffenen Meridians oder an der Finger- oder Zehenspitze, wo der betroffenen Meridian beginnt oder endet
Hitze beseitigen: Pflaumenblütenhämmerchen	Betroffene Körperregionen blutig klopfen
Hitze zerstreuende Nadelungstechnik, um Hitze aus dem Feuer-Element zu beseitigen	Dü 8 und 3E 10 sedieren das Yang des Feuer-Elements, das Yang zur Lunge sendet, um dort Yin zu kontrollieren
Sedierungspunkt des betroffenen Meridians sedieren	Z.B. Lungen-Yang indirekt mit Di 2 sedieren oder Gb 38 nadeln, wenn die Hautaffektion auf dem Meridian liegt

Der Körper kann durch Bluten exzessive Hitze eliminieren. Dies geschieht vor allem bei Yin-Mangel, wenn das Yang nicht kontrolliert werden kann. In solchen Situationen stellen Blutungen für den Körper die einzige Möglichkeit dar, Yang zu beseitigen, z. B. durch Epistaxis, schwere Menstruationsblutungen, blutiges Erbrechen bei Leberzirrhose oder Magengeschwüren, blutigen Stuhl bei Kolitis, blutigen Auswurf bei Tuberkulose usw. Eliminiert der Körper auf diese Art und Weise Blut, hat er allerdings keine Kontrolle über die ausgeschiedene Blutmenge, sodass schließlich Blut-Mangel entsteht. Aus diesem Grund bietet sich hier Mikroaderlass an. Dieser stellt eine Behandlungsmethode dar, bei der dem Körper nur gerade so viel Blut entzogen wird, damit die exzessive Hitze beseitigt wird.

1.2.4 Qi

Der Begriff Qi wird in der chinesischen Medizin auf vielfältige Art und Weise verwendet. Wir sprechen z. B. über die Nadelsensation als „De Qi" („Ankunft des Qi"), aber auch der Atem, Energie, Kraft, Gefühle usw. werden als Ausdruck von Qi angesehen. In diesem Buch wird der Begriff „Qi" vor allem als Ausdruck von „Funktion" angewendet, wobei jedes Organ „sein" Qi bzw. seine spezifische Funktion hat. Besteht eine Qi-Störung, führt dies zu einer Hyper- bzw. Hypofunktion.

Allerdings ist zu beachten, dass Yang (Wärme) und Funktion nicht das Gleiche sind – sie sind aber auch nicht gänzlich verschieden. So funktionieren in einem warmen Klima die Organe effektiver. Ist die Funktionsrate aber erhöht, kann Hitze entstehen. Eines kann also das andere stimulieren.

Besteht dagegen in einem Organ oder einem Gewebe eine Entzündung, stellt dies einen Yang-Überschuss dar, der dann die gesunde Qi-Funktion in dem betroffenen Organ oder Gewebe einschränkt: Z. B. ist die Verdauungsfunktion des Magens bei Gastritis gestört; ein Gelenk lässt sich bei Arthritis weniger gut bewegen; bei einer entzündlichen Hautkrankheit sind Hautfunktionen eingeschränkt.

Ebenso kann durch eine mangelnde Funktion Hitze (Yang-Fülle) oder Kälte (Yang-Mangel) entstehen. Aus diesen Gründen müssen wir Qi und Yang unterschiedlich behandeln.
Im Folgenden wollen wir die einzelnen **Organ-Funktionen** betrachten:

- Herz-Qi synthetisiert das Blut, es zirkuliert Blut und Wärme; es regiert geistige Aktivitäten und Sprache.
- Milz-Qi zirkuliert Blut und Körperflüssigkeiten zu den peripheren Körperregionen, es verteilt die Nährstoffe im Körper, festigt das Bindegewebe und regiert den Geschmackssinn.
- Lungen-Qi kontrolliert die Atmung und das Öffnen und Schließen der Poren; es dominiert das Immunsystem und regiert den Geruchs- und Tastsinn.
- Nieren-Qi regiert den Wasserhaushalt, die Fortpflanzung und die Harnwege sowie das Gehör.
- Leber-Qi kontrolliert das Speichern und Freigeben des Blutes in den Gefäßen, es erzeugt Wind, um Blut, Energie und Körperflüssigkeiten frei fließen zu lassen, es kontrolliert die Muskeln und Sehnen; der Öffner der Leber sind die Augen.

Qi steht für Funktion – in Bezug auf die Haut ist damit das Öffnen und Schließen der Poren gemeint, eine Funktion, die für die Anpassung an Temperaturveränderungen sehr wichtig ist.

Bei Qi-Mangel empfindet der Patient eine Temperatursenkung von nur 2°C als sehr kalt und fängt an zu frieren; gleichermaßen wird ein schwacher Anstieg extremer empfunden. Ist es hingegen konstant kalt oder warm, kann sich der Körper gut anpassen. Für Patienten mit Qi-Mangel sind also Temperaturschwankungen problematisch, die eine rasche Anpassungsfähigkeit der Haut erfordern. Solche Patienten leiden oft unter Haut- oder Atemwegsstörungen, vor allem während des jahreszeitlichen Wechsels im Frühjahr und im Herbst.

Die **Haut-Funktionen** umfassen:

- Öffnen der Poren zur Beseitigung von Hitze, Schweiß und Talg
- Schließen der Poren, um Hitze und Flüssigkeiten (v.a. Schweiß) zu halten
- Absorption (z.B. können nährende Hautcremes äußerlich angewendet werden)
- Immunsystem
- Empfindlichkeit gegenüber Berührung, Schmerz, Temperatur
- Festigkeit – diese hängt nicht nur von der Haut, sondern auch vom Bindegewebe ab, durch das die Haut fest am Muskel haftet (diese Funktion ist der Milz zugeordnet)

Folgende Faktoren können die Haut-Funktionen beeinträchtigen:

- Kälte verschließt die Haut im Winter und verlangsamt das Qi
- Pathogene Hitze (Entzündungen), Feuchte (Feuchte-produzierende Nahrung) oder Wind (chemische Stoffe, die die Haute irritieren)

- Aufenthalte im Freien oder in der Kälte nach heißen Bädern oder Duschen
- Schlechte Hauthygiene (mangelhafte Reinigung oder zu viel Make-up)
- Blut-Mangel (da zu wenig Blut vorhanden ist, um die funktionale Energie in Gang zu halten)

Die Hautsensibilität lässt Rückschlüsse auf die Funktionalität zu: Haut, die durch dünne oder dicke Flüssigkeiten verdickt ist – d.h. der Yin-Aspekt der Haut ist relativ stärker ausgeprägt als der Yang-Aspekt – hat in der Regel eine herabgesetzte Sensibilität. Beim Nadeln des Patienten zeigt sich dies durch die oft sehr unterschiedliche Schmerzempfindlichkeit. Patienten mit dünner Haut (Blut-Mangel) oder heißer Haut (Yang-Fülle) sind meist schmerzempfindlicher.

Das Prinzip der Akupunkturanalgesie beruht darauf, die Schmerzschwelle zu erhöhen, entweder durch Sedieren des Yang oder Tonisieren des Yin im Bereich des operativen Eingriffs.

2 Hauttypen

Nachdem wir nun die Grundlagen – Blut, Yin, Yang, und Qi – besprochen haben, will ich die einzelnen Hauttypen näher beschreiben. Ich werde auch hier Symbole verwenden, da ich es für wichtig halte, dass der Therapeut das zu behandelnde Ungleichgewicht tatsächlich „vor Augen hat". Denn dann ist die Behandlungsstrategie eindeutig: Man behandelt das Ungleichgewicht – unser Ziel ist, dieses auszugleichen.

2.1 Dünne, trockene Haut (Blut- und Yin-Mangel)

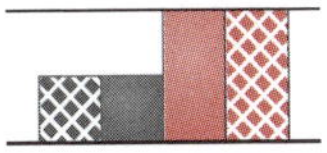
Blut- und Yin-Mangel

Die Haut ist dünn, blass, leicht verletzbar und heilt nur langsam. Es ist kaum oder nur wenig Körperbehaarung vorhanden. Wenn man die Haut am Unterarm zusammenkneift, fühlt sie sich entweder wie Seidenpapier an (Blut-Mangel primär) oder aber ledrig (Yin-Mangel ausgeprägter). Diese Haut reagiert sehr empfindlich auf Sonneneinstrahlung oder Schmerz. Dünnere Hautpartien weisen oft zahlreiche kleine Falten auf.

Mögliche Ursachen für dünne und trockene Haut sind:
- Eine sehr fettarme Ernährung
- Keine Milchprodukte auf dem Speiseplan
- Zu wenig vitamin- und mineralstoffreiche Nahrungsmittel
- Rauchen
- Mangelnde Absorption der Nährstoffe aufgrund eines Diabetes mellitus oder einer chronischen Diarrhö (durch eine Dünndarm- oder Milz-Qi-Schwäche verursacht)

Behandlungsziel ist, sowohl Blut als auch dünne Yin-Flüssigkeiten zu tonisieren.

Akupunkturpunkte zur Behandlung von trockener Haut:

Mu-Alarm-Punkt der Lunge, tonisiert das Yin der Haut	Lu 1
Yuan-Quell-Punkt, Hauspunkt; tonisiert Milz-Yin und -Blut	Mi 3
Wasser-Punkt, Haus-Punkt; tonisiert Nieren-Yin, erhöht wirksam das Yin der Haut	Ni 10

Gute Punktkombination für dünne, trockene Haut!

Hinweise für den Patienten:
Folgende Nahrungsmittel sind zu empfehlen:
- Häufige Wasserzufuhr; Salz, um Wasser im Körper zurückzuhalten
- Milchprodukte (vor allem Buttermilch) und Eiweiß; Vollkornprodukte und Wurzelgemüse in gekochter Form, damit sie leichter verdaulich sind und vom Körper besser aufgenommen werden können
- Wasserhaltiges Obst (Melonen, Trauben, Birnen usw.)
- Öl zum Kochen oder für Marinaden und Salate

2.2 Dicke, fettige, erhabene Haut (exzessive Feuchte)

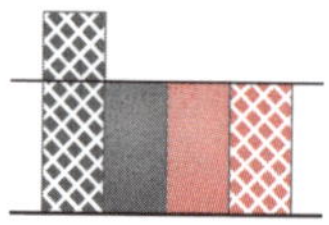

Exzessive Feuchte

Feuchte führt zu allgemein verdickter, unregelmäßiger und fettiger Haut. Einige Hautstellen können erhabener sein als andere, sodass „Inseln“ entstehen. Die Haut ist in der Regel sehr fettig, der Schweiß ist konzentriert und hinterlässt Flecken auf der Kleidung. Der Patient schwitzt hauptsächlich im Bereich der oberen Körperhälfte (Gesicht, Hals, Oberkörper). Die untere Körperhälfte ist dagegen meist symptomfrei. Die Lunge ernährt durch die aufsteigende Funktion die Haut, und diese Funktion ist hier eingeschränkt, sodass es zu Hautstörungen durch stagnierende Flüssigkeiten unter der Haut kommt. Ist hingegen die absenkende Lungen-Funktion beeinträchtigt, treten eher Atemwegserkrankungen auf.

Feuchte hat ihren Ursprung in der Milz, egal, wo sie sich im Körper manifestiert. Mögliche Ursachen für Feuchte in der Milz sind:

- Zu viel fettige Nahrung
- Zu viele Süßigkeiten und Kohlenhydrate
- Zu viele fettige Milchprodukte
- Üppige und schwere Gerichte am Abend
- Zu viel rohe und kalte Nahrung.

Behandlungsziel ist, die Feuchte zu bewegen bzw. zu zirkulieren und zu beseitigen.

Akupunkturpunkte zur Behandlung von dicker, fettiger Haut:
Die Punkte Mi 9 und Ma 40 sind hier sehr wirkungsvoll. Die folgenden Punkte alle mit sedierender Nadeltechnik behandeln.

Flüssigkeiten diuretisch beseitigen	Mi 9
Flüssigkeiten zirkulieren	Ma 40
Unterer He-Meer-Punkt des Dreifach-Erwärmers, beseitigt Feuchte	Bl 39
Sedierungspunkt und Wasser-Punkt der Lunge, hilft der Lunge, Wasser zu den Nieren abzusenken	Lu 5 (sedieren)

Hinweise für den Patienten:

- Fettige Speisen und raffinierte Süßigkeiten meiden
- Nur vollwertige Kohlenhydrate verwenden – süße Früchte, Vollkornbrot und -nudeln, Vollkornreis, Hirse, ungeschälte Kartoffeln

- Nur wenige und entrahmte Milchprodukte
- Ein gutes Frühstück und Mittagessen sowie ein frühes, leichtes Abendessen
- Warme Nahrung und Getränke, nur gekochte Speisen
- Regelmäßig Wasser trinken, um die dicken, feuchten Flüssigkeiten zu verdünnen

2.3 Dicke, trockene Haut (Feuchte-Stagnation und Qi-Mangel)

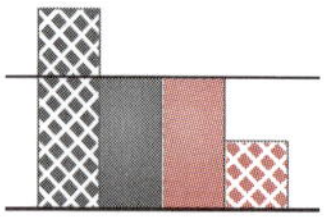

Feuchte-Stagnation und Qi-Mangel

Die Haut ist dick, uneben, stellenweise sogar „klumpig“, dabei trocken mit Seborrhö an der Hautoberfläche.

Eine der Funktionen der Haut besteht darin, Flüssigkeiten durch die Haut zur Oberfläche zu transportieren. Die Hautdurchlässigkeit ist in diesen Fällen eingeschränkt, sodass Flüssigkeit sich unter der Haut ansammelt und stagniert, aber nicht zur Oberfläche aufsteigen kann. Insofern ist dicke, trockene Haut ein Symptom für Lungen-Qi-Mangel. Hier ist zwar hauptsächlich die aufsteigende, nicht aber die absteigende Lungen-Funktion eingeschränkt, dennoch ist es nicht ungewöhnlich, dass solche Patienten durch die Kopplung Dickdarm/Lunge gleichzeitig unter Obstipation leiden.

Als Therapie sollte Feuchte produzierende Nahrung vermieden werden; noch wichtiger ist es jedoch, die Ausscheidungsfunktion von Haut (und Darm) zu verbessern.

Akupunkturpunkte zur Behandlung von dicker und trockener Haut:

Förderung der Haut-Funktion	Bl 13, Di 4 und Di 11
Förderung Darm-Funktion	Di 4, 3E 6, Ma 25
Feuchte beseitigen	Mi 9, Ma 40

Weitere Hinweise für den Patienten:

- Den Darm in Gang halten – täglich Vollwertnahrung, Äpfel und Birnen mit der Schale essen, zum Schwitzen führende Bewegung
- Vollkornreis mindestens 2-mal wöchentlich, um Lungen-Yang und -Qi zu stärken
- Wechselduschen (heiß und kalt)
- Mäßiger Gebrauch von Gewürzen wie Pfeffer und Ingwer empfehlenswert
- Jahreszeitlich angepasste Kleidung: bei kaltem Wetter nicht zu leicht, bei heißem Wetter nicht zu warm kleiden

2.4 Dünne, trockene, juckende Haut (Blut- und Yin-Mangel mit Wind-Hitze)

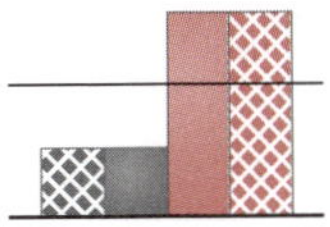

Blut- und Yin-Mangel mit Wind-Hitze

Dünne und trockene Haut reagiert sehr empfindlich auf Hitze oder Kälte, Sonne, Schmerz und Allergene. Sie neigt daher eher zu Juckreiz und Irritationen, die einen Ausdruck von Wind darstellen. Durch Kratzen entstandene Rötungen der Haut sind ein Ausdruck von Hitze. Wind und Hitze können durch den Blut- und Yin-Mangel nicht kontrolliert werden, sodass das Yang von Zeit zu Zeit aufsteigt und Wind-Hitze-Symptome auslöst.

Ziel der Behandlung ist, durch Tonisieren von Blut und Yin (s. Kap. 2.1 „Dünne und trockene Haut"), das rezidivierende Aufsteigen von Wind und Hitze zu verhindern. Zusätzlich wird in akuten Situationen Wind und Hitze aus den betroffenen Körperregionen eliminiert.

Es gibt über den ganzen Körper verteilt sehr wirksame **Wind beseitigende Punkte** (s.a. S. 87; Wind eliminierende Nadeltechnik s.S. 91):

Hals und Gesicht	Gb 20
Rücken, Haut, Lunge allgemein	Bl 12
Schultern und Arme	Dü 12
Hüften und Beine	Gb 31
Hände	Bafeng-Punkte
Füße	Baxie-Punkte

Zur Beseitigung der Hitze werden je nach betroffener Körperregion entweder Fernpunkte oder Mikroaderlass an den Fingerspitzen im Bereich der Anfangs- oder Endpunkte der betroffenen Meridiane eingesetzt. Zum Beispiel können bei Ekzem an den Händen die Fingerspitzen mit Mikroaderlass behandelt werden. Dies lindert sehr rasch sowohl den Juckreiz als auch die Entzündung (Hitze eliminierende Nadeltechnik s.S. 89).

Nahrungmittel, die Wind-Symptome verstärken und deshalb vermieden werden sollten:

- Säurehaltige Nahrungsmittel, z.B. in Essig eingelegte Gurken, Tomaten, Alkohol (vor allem Rotwein)
- Zitrusfrüchte (Limonen, Zitronen, Grapefruit)
- Nahrungsmittel, die häufig Allergien auslösen, z.B. Meeresfrüchte und andere Fische

Nahrungsmittel, die zu Hitze-Reaktionen führen und deshalb vermieden werden sollten:

- Rotes Fleisch, roter Fisch
- Kaffee und koffeinhaltige Getränke

2.5 Dicke, entzündete oder juckende Haut (Blut- oder Feuchte-Stagnation mit Hitze/Wind)

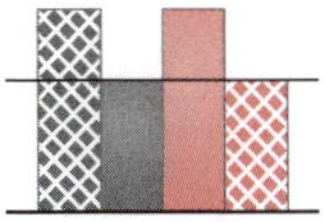

Feuchte-Hitze

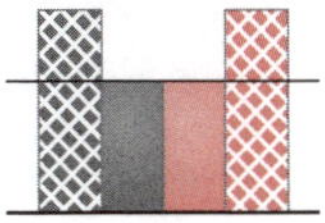

Feuchte-Wind

Hautstörungen durch Feuchte-Hitze treten oft im Zusammenhang mit Acne vulgaris, Furunkulose, Krampfadergeschwüren usw. auf. Die Feuchte kommt als verdickte, erhabene Haut oder als Ödem zum Ausdruck und bleibt auf das jeweils betroffene Hautareal fixiert. Die Hitze bzw. Entzündung hat ihren Ursprung in dieser räumlich fixierten Feuchte, wobei offene Hautstellen leicht infiziert werden können. Da die Ursache der chronischen Entzündung stagnierende Feuchte ist, ist Ziel der Therapie, die dicken Flüssigkeiten zu verdünnen, zu zirkulieren und schließlich zu eliminieren.

Die Hitze beschränkt sich in der Regel auf die von der Feuchte betroffenen Hautregionen und muss – falls möglich – ebenfalls beseitigt werden.

Akupunkturpunkte zur Behandlung von Feuchte:

Flüssigkeiten verdünnen	Ni 10, Wasser trinken
Flüssigkeiten zirkulieren	Ma 40, Bl 20 (nadeln und schröpfen), Bl 39
Flüssigkeiten beseitigen (Diurese)	Mi 9, Bl 23 (nadeln und schröpfen), Ni 3, Bl 58
Flüssigkeiten beseitigen (Schwitzen)	Bl 13, Di 4, Di 11

Behandlung von Hitze:

- Behandlung mit Pflaumenblütenhämmerchen, betroffene Stellen blutig klopfen
- Mikroaderlass an den Finger- und/oder Zehenspitzen im Bereich der Anfangs- und Endpunkte der betroffenen Meridiane
- Feuer zerstreuende Nadeltechnik an Lokalpunkten

Feuchte-Wind bezieht sich allgemein auf Juckreiz fixiert auf bestimmte Hautbereiche (was ja für Feuchte charakteristisch ist). Es beinhaltet nicht generellen oder „wandernden" Pruritus. Letzteres wäre eher typisch für pathogenen Wind. Beispiele für Feuchte-Wind: Ekzeme an räumlich fixierten Hautstellen (z.B. Knie-, Ellen- oder Leistenbeugen), Varizenekzem sowie funktioneller Pruritus in ödematösen Hautbereichen oder von Kleidung bedeckten Hautstellen.

Wind ist irritierend und Juckreiz ist ein typisches Windsymptom. Feuchte-Wind-Symptome zeigen an, dass der Wind die Haut sehr oberflächennah irritiert. Er kann beseitigt werden, indem die Porenfunktion verbessert wird. Die Feuchte schränkt die physiologischen Funktionen der Haut ein und sollte daher zirkuliert werden.

Akupunkturpunkte zur Behandlung von Feuchte-Wind:

Lungen-Qi stärken (um die Poren zu öffnen und damit Feuchte zu beseitigen)	Bl 13, Di 11, Di 4
Wind beseitigen	Windpunkte je nach betroffener Region (s. o. und S. 87)
Feuchte zirkulieren	Ma 40, Bl 20, Bl 39

2.6 Entzündete oder juckende Haut (Hitze oder Wind)

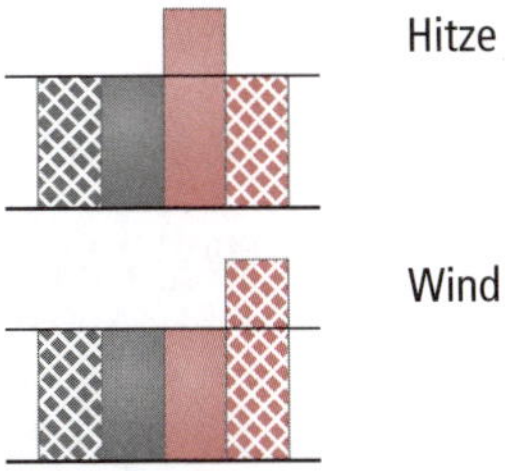

Dieser Hauttyp ähnelt dem vorhergehenden, außer dass hier die Haut weder verdickt noch erhaben ist, Ödeme fehlen und die Symptome nicht unbedingt auf eine Hautregion beschränkt sind.

Besteht eine Entzündung, muss die Hitze beseitigt werden. Stehen Juckreiz und ein „Wandern" der Symptome im Vordergrund, werden Punkte gewählt, die Wind beseitigen.

Die Behandlungsstrategie sowohl für Hitze als auch Wind ist im Abschnitt 2.4 „Dünne, trockene und juckende Haut" beschrieben; es gelten die gleichen diätetischen Empfehlungen.

2.7 Mischhaut (Milz-Qi-Mangel oder Qi-Mangel im Dreifach-Erwärmer)

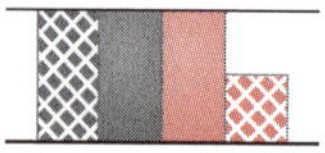

Milz-Qi-Mangel oder Qi-Mangel im Dreifach-Erwärmer

Sehr häufig kommt es bei Hautproblemen vor, dass die Haut an einigen Stellen fettig, an anderen jedoch trocken ist. Es sind vor allem zwei unterschiedliche Ausprägungen zu beobachten:

- **Fettige Haut im Gesicht, trockene Haut an den Beinen:** Hier besteht ein Ungleichgewicht zwischen den Drei Erwärmern: Feuchte stagniert im oberen Erwärmer, während im unteren Erwärmer Yin-Mangel besteht. Die Behandlung sollte darin bestehen, Feuchtigkeit aus dem oberen in den unteren Dreifach-Erwärmer abzuleiten.
- **Bereiche mit fettiger bzw. trockener Haut im Gesicht:** Diese Mischhaut im Gesicht entsteht durch eine ungleichmäßig verteilte Feuchte auf der Hautoberfläche. Da die periphere Zirkulation eine der Milz zugeordnete Funktion darstellt, wird dieses Symptom als Milz-Qi-Mangel angesehen.

Akupunkturpunkte zur Behandlung von Qi-Mangel im Dreifach-Erwärmer:

Shu-Zustimmungspunkt des Dreifach-Erwärmers	Bl 22
Unterer He-Meer-Punkt des Dreifach-Erwärmers	Bl 39
Senkt Wasser zu den Nieren ab – von der oberen zur unteren Körperhälfte	Lu 5
Fernpunkt für den Unteren Erwärmer; hilft, Flüssigkeiten oder Energie in den Unteren Erwärmer zu leiten	Mi 6
Tonisiert Wasser und verdünnt die dicken Flüssigkeiten	Ni 7

Akupunkturpunkte zur Behandlung von Milz-Qi-Mangel:

Rücken-Shu-Punkt verbessert die Funktion	Bl 20 (Rücken-Shu-Punkt)
Luo-Punkt verbessert die Funktion und reduziert Stagnation von Flüssigkeiten	Ma 40 (Luo-Punkt)
Tonisiert den Yang-Aspekt	Mi 1 (Holz-Punkt, Großmutter-Punkt)

Behandlung von fettiger Haut:

Subkutanes Nadeln der betroffenen Stellen	

Akupunkturpunkte zur Behandlung von trockener Haut:

Entsprechende Yin-Organe tonisieren, z. B. bei trockener Haut an den Beinen	Nieren-Yin mit Ni 7 tonisieren
Bei trockener Haut an den Armen	Lungen- und Herz-Yin mit Lu 9 oder He 9 tonisieren

3 Die Fünf Elemente und ihre Beziehung zur Haut

Die Haut hat nicht nur zur Lunge, sondern zu allen Zangfu-Organen komplexe Beziehungen und kann daher nicht isoliert betrachtet und behandelt werden. Ich werde im Folgenden die den Fünf Elementen zugeordneten Organe und ihre jeweilige Beziehung zur Lunge besprechen (Abb. 3.1).

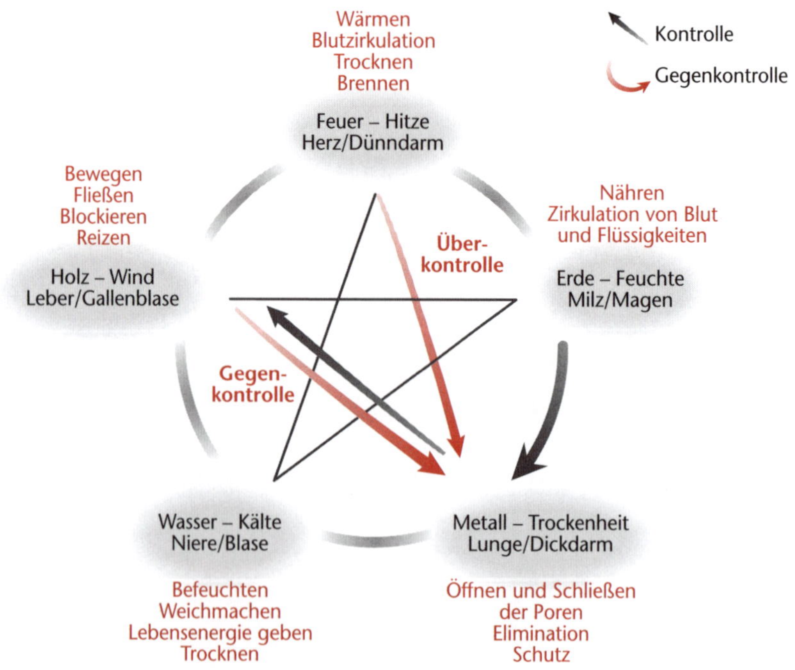

Abb. 3.1

3.1 Element Feuer: Herz und Dünndarm

Das Herz synthetisiert und zirkuliert das Blut. Das Blut nährt alle Zellen, die es erreichen kann; und wärmt auch den Körper. Mit anderen Worten: das Herz fördert das Blut und die Yang-Aspekte.

Der Begriff „Blut“ wird manchmal im engeren Sinne als „rotes Blut“, manchmal auch weiter gefasst im Sinne von „Nahrung“ angewendet. Blut versorgt die Gewebe nicht nur mit Sauerstoff und Nährstoffen, sondern auch mit Flüssigkeit. Körperregionen, die vom Blut nicht erreicht werden, sind meist kalt, nur schlecht ernährt und trocken. Dies kann häufig bei Hauterkrankungen an den Händen und Füßen beobachtet werden, da diese Bereiche oft ohnehin kalt sind und die Blutzirkulation hier häufig schlechter ist.

Herz und Lunge befinden sich beide im Thorax bzw. im Oberen Erwärmer und beeinflussen sich gegenseitig energetisch. Die Pulse an der Cun-Position (distalster Puls) sind oft an beiden Handgelenken ähnlich, die Symptomatik von Herz/Lunge bzw. Dünndarm/Dickdarm ebenso oft vergleichbar.

Ich möchte nun Herz-Blut, -Yin, -Yang und -Qi etwas detaillierter besprechen. Da das Herz das erste hier behandelte Element darstellt, wird damit auch eine Grundlage für die nachfolgend besprochenen Elemente geschaffen.

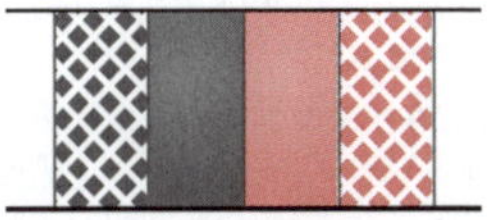

	Blut	Yin	Yang	Qi
Bedeutung	• Rotes Blut, nährt und versorgt den Körper mit Sauerstoff • Ist ausreichend Blut vorhanden, ist die Gesichtsfarbe gleichmäßig rosa • Rotes Blut nährt beständig das Gewebe und bestimmt, ob das „Abendgesicht" genauso frisch ist wie das „Morgengesicht"!	• Wasser- oder Flüssigkeitsgehalt des Blutes • Kühlt und verdünnt das Blut • Kühlt die obere Körperhälfte und die Hände • Herz sondert Schweiß ab, dessen Viskosität vom Herz-Yin abhängt • Herz- und Lungen-Yin befeuchten unablässig die Haut, um sie im Tagesverlauf geschmeidig zu halten.	• Wärmt das Blut, beeinflusst die Temperatur an Thorax, Kopf und Händen • Bei ausgeglichenem Yang ist die Gesichtsfarbe gesund und die Haut „glänzt" • Bei Yang-Fülle: rotes Gesicht, eventuell übermäßiges Schwitzen (sofern ausreichend Yin vorhanden ist) • Hautfarbe und -glanz nehmen bei körperlichen Aktivitäten oder Hitze zu.	• Herzfrequenz, Blut- und Flüssigkeitszirkulation, Einfluss auf die Temperatur im Oberen Erwärmer • Herz-Qi macht geistig rege und beeinflusst, ob jemand wach oder müde aussieht • Das wache Aussehen als Ausdruck von aktivem Herz-Qi wird durch das Herz-Blut genährt.

Mangel	Blut-Mangel verursacht Blässe, Kälte und Trockenheit in der oberen Körperhälfte, schlechtes Gedächtnis, Schlaflosigkeit sowie kalten Schweiß an den Händen (normalerweise sollte Schweiß nicht an kalten Stellen auftreten, aber Blut-Mangel bringt oft Qi-Mangel mit sich, der kalten Schweiß verursacht).	Yin-Mangel verursacht Hitze in der oberen Körperhälfte, Wangenröte, schnellen Herzschlag, wenig, aber konzentrierten, übel riechenden Schweiß, Angst- und Panikattacken, traumgestörter Schlaf. Durch die aufsteigende Wirkrichtung von Hitze, herrscht in der unteren Körperhälfte eine normale Temperatur oder sie ist sogar kalt.	Yang-Mangel verursacht hauptsächlich Kälte und Blässe der oberen Körperhälfte und Hände, feuchtkalte Haut, Konzentrationsmangel, Lustlosigkeit und Schläfrigkeit. Da Kälte das Öffnen und Schließen der Poren beeinträchtigt, sind kalte Körperpartien oft leicht feucht durch Schweiß.	Qi-Mangel-Symptome sind schlechte Zirkulation, Konzentrationsmangel, geistige Trägheit, Bradykardie und Arrhythmien, bei starkem Qi-Mangel können Zyanose und Ödeme auftreten.
Bedeutung für die Haut	• Die Haut ist oft blass bis bläulich marmoriert, trockene Haut an Armen und Händen, stumpfe, blasse und leblose Gesichtsfarbe. • Der Patient ist oft deprimiert und hat kein Interesse an der Umwelt; bei gleichzeitiger Lungen-Schwäche oft auch ständige Traurigkeit und häufiges Weinen. • Herz-Blut-Mangel führt oft zu Leber-Blut-Mangel. Dies kann zu Schmerzen durch übermäßige Abnutzung der Sehnen der Arme und der kleinen Gelenke der Hände führen.	• Die Haut ist oft heiß, rot und trocken, ferner bestehen Spannungsgefühle in der Brust, an den Armen und Händen. • Rotes Gesicht oder Wangenröte; eventuell Hypertonie. Ruhelosigkeit, schnelles Reden, eventuell Nachtschweiß. • Hautkrankheiten treten an Brust, Armen oder im Gesicht auf, selten in der unteren Körperhälfte und zeichnen sich durch eine Hitzesymptomatik aus.	• Kalte und feuchte Haut, blasses und ausdrucksloses Gesicht. • Depression bei kaltem Wetter; Haut- oder Lungenbeschwerden verschlechtern sich bei kaltem Wetter und bessern sich bei Wärme. • Hautkrankheiten überwiegend in der oberen Körperhälfte, seltener in der unteren.	• Hier treten oft Probleme mit der peripheren Zirkulation, vor allem im Bereich der Hände auf. • Hautkrankheiten sind meist auf eine Körperstelle fixiert und zeigen oft eine violette Färbung mit oberflächlich trockener Haut, aber Flüssigkeit unter der Haut. • Auch hier ist meist eher die obere Körperhälfte betroffen, selten Beschwerden unterhalb des Nabels.

Aus der Tabelle wird ersichtlich, dass Herz und Lunge, die sich beide im Oberen Erwärmer befinden, sich durch ihre Nähe gegenseitig beeinflussen und mit demselben Sekret zu tun haben: Das Herz produziert Schweiß, die Haut kontrolliert dagegen das Schwitzen. Auch die Herz und Lunge zugeordeten Gefühle ähneln sich in ihrer Natur.

Nach der Lehre der Fünf Elemente kontrolliert (oder überkontrolliert) das Feuer-Element die Lunge (das Metall-Element). Das bedeutet, dass zu viel Hitze im Feuer-Element das Yin des Metall-Elementes verbraucht und dort ebenfalls Hitze und Trockenheit verursacht.

Ist hingegen nur wenig Yang im Feuer-Element vorhanden, entwickeln sich auch in der Lunge Kälte und Feuchte. Es fehlt Yang, das kontrollierend eingreifen könnte.

Yang-Fülle (Fülle-Hitze) in Herz und Dünndarm

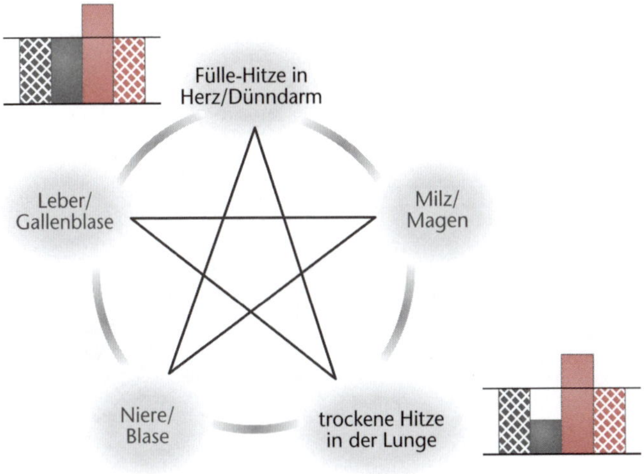

Abb. 3.2

Zu viel Blut und zu starke Blut-Zirkulation führen zu heißer, geröteter Haut und verursachen Trockenheit und Brennen. Die Haut wird hart, ledrig und gespannt und verliert ihre Geschmeidigkeit. Diese Symptome sind stärker in der oberen Körperhälfte ausgeprägt, die auch die Lunge und das Herz beherbergt. Bei heißem Wetter oder wenn man sich unter einer zu dicken Bettdecke heiß fühlt, verschlechtern sich die Symptome. Es können Hitzewallungen und Hautbrennen, Mangel an Schweiß, mentale Rastlosigkeit und Schlaflosigkeit auftreten.

Akupunkturpunkte, die das Herz-Yang sedieren und das Herz kühlen:

Yang sedieren	Dü 8, 3E 10 mit sedierender Nadeltechnik
Hitze in die untere Körperhälfte ableiten	Mi 6 mit ableitender Nadeltechnik*
Kühlt und beruhig Herz-Yin	Ren 14 (Mu-Alarm-Punkt)
Tonisiert Herz-Yin, beruhigt Herz-Yang	He 5 (Luo-Durchgangspunkt)
Tonisiert Pe	Pe 6 (Luo-Durchgangspunkt)
Beruhigungspunkt	Du 20
Tonisiert Nieren-Yin	Ni 7 (Tonisierungspunkt)

*(s. S. 89 zur Technik)

Kälte in Herz und Dünndarm

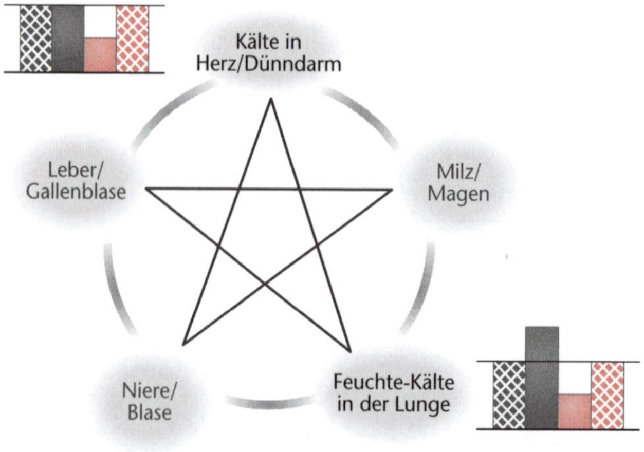

Abb. 3.3

Bei Herz- und Dünndarm-Yang-Mangel können Lungen-Yin und Feuchte nicht genügend kontrolliert werden. Die gesamte Haut wird kalt, feucht und fettig. Die Körperbehaarung ist vor allem bei Männern oft stark ausgeprägt, wobei die einzelnen Haare recht kräftig sind. Ursache hierfür ist, dass der Körperbehaarung eine Isolationsfunktion zukommt, insbesondere auf der Brust und an den Armen. Patienten leiden oft unter chronischem Husten und Asthma mit viel Schleim. Es besteht eine Neigung zu Melancholie.

Akupukturpunkte, die das Herz- und Dünndarm-Yang tonisieren und Feuchte-Kälte in der Lunge behandeln:

Shu-Zustimmungspunkte Lunge und Herz, verbessert Lungen-Funktion	Bl 13, Bl 15 (nadeln und schröpfen, um Flüssigkeit zu beseitigen)
Tonisiert Dünndarm-Yang und indirekt Herz-Yang	Dü 3 (Tonisierungspunkt)
Tonisiert Lungen-Yang	Lu 10 (Feuer-Punkt und Großmutter-Punkt der Lunge)
Tonisiert Dickdarm-Yang und sediert Lungen-Yin	Di 6 (Luo-Punkt)
Zirkuliert Feuchtigkeit	Ma 40 (Luo-Punkt)

Herz-Blut- und Qi-Mangel

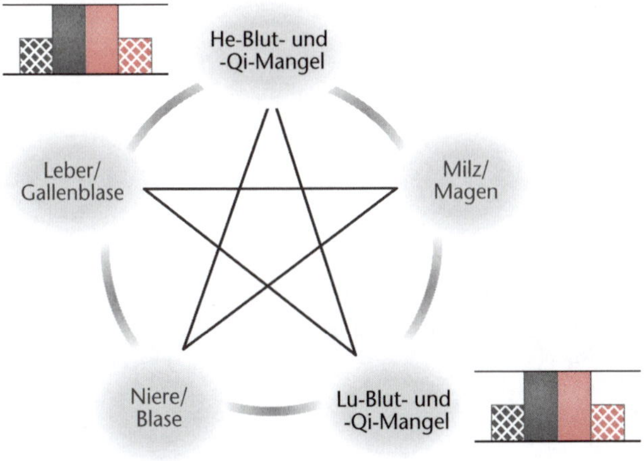

Abb. 3.4

Herz-Blut- und Qi-Mangel verursachen Blässe sowie kalte, trockene, leblos aussehende Haut. Die Hände können allerdings auch bläulich oder weiß aussehen und dabei feuchtkalt sein. Ursache ist schwaches Lungen-Qi, das den Schweiß nicht halten kann. Solche Patienten leiden oft unter endogener Depression, Angstgefühlen, geistiger Erschöpfung sowie Schlafstörungen. Tonisiert man Blut und Qi, verbessern sich die Gemütsstimmung, die Gesichtsfarbe, der Schlaf und das Selbstvertrauen – und die Haut leuchtet rosa durch die neu gewonnene Wärme.

Akupunkturpunkte, die Herz-Blut und Herz-Qi tonisieren:

Mu-Alarm-Punkt und Shu-Zustimmungspunkt Herz tonisieren Yin- und Yang-Aspekt	Ren 14, Bl 15
Mu-Alarm-Punkt und Shu-Zustimmungspunkt Lunge tonisieren Yin- und Yang-Aspekt	Lu 1, Bl 13
Meisterpunkt des Blutes	Bl 17
Meer des Blutes	Mi 10
Meisterpunkt des Markes	Gb 39

Hinweis für den Patienten:

- Eisenhaltiger Kräutersirup

3.2 Element Erde: Milz und Magen

In der Fünf Elemente Lehre repräsentiert das Element Erde (Milz und Magen) das „Mutter-Element“ des Metalls (Lunge und Dickdarm). Anders ausgedrückt: das Element Erde stellt die direkte Energiequelle des Metalls dar.

Bei Milz-Blut-Mangel (hier im Sinne von mangelnder Ernährung) wird daher auch automatisch die Lunge geschwächt. Dies wiederum führt dazu, dass die Haut dünn und verletzbar wird. Es entstehen leicht Wunden, die nur langsam heilen.

Feuchte-Fülle in der Milz wird oft durch die übermäßige Aufnahme von raffiniertem Zucker und fettigen Speisen verursacht. Es kommt zu einer erhöhten Talgabsonderung, die Haut wird dicker und fettig.

Zu viele dicke Flüssigkeiten (und gleichzeitig zu wenig dünne Flüssigkeiten zum Verdünnen) verlangsamen die Qi-Zirkulation und somit die Versorgung der peripheren Körperteile mit Flüssigkeiten und Blut. Dies bedeutet aber auch, dass das Öffnen der Poren zur Talgsekretion – eine der vom Lungen-Qi abhängigen Hautfunktionen – eingeschränkt ist.

Der Magen empfängt und verdaut die eingenommenen Speisen und Getränke, die Milz absorbiert und speichert die Nährstoffe, die auch dazu dienen, das Blut zu nähren. Das Blut wird vom Herz zu allen Körperteilen zirkuliert, während die Milz für die Zirklulation in die peripheren Körperteile (Arme, Beine, Gesicht) sowie die Versorgung der Haut mit Nährstoffen verantwortlich ist.

Milz-Blut-Mangel

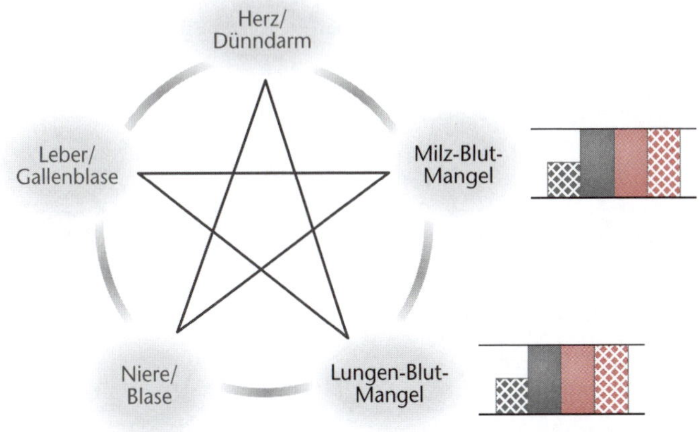

Abb. 3.5

Schlechte Essgewohnheiten und eine mangelhafte Ernährung (Fehlernährung, Mangelernährung) verursachen Milz-Blut-Mangel und – da die Milz die Lungen nährt – auch Blut-Mangel in der Lunge und der Haut. Die Haut ist dünn, faltig und leicht verletzbar, Wunden heilen nur schlecht.

Feuchte produzierende Nahrungsmittel können hier helfen, die Falten auszufüllen. Täglich ca. 100 ml Buttermilch können hier all die kleinen Falten glätten.

Leicht verletzbare, schlecht heilende Haut braucht eine proteinreiche Nahrung. Zur Verbesserung von Milz-Blut eignen sich Hühnersuppe (mit Knochen und Gemüse, lange [ca. 2 Stunden] köcheln lassen, 1-mal täglich essen), Mungbohnensprossen, Linsen, pürierter Kürbis oder Kartoffelsuppe (bzw. generell dicke, nahrhafte, fettarme Suppen).

Für Patienten, die unter Milz-Blut-Mangel oder auch unter Milz-Qi- und -Yang-Mangel leiden, empfiehlt es sich, die Speisen lange zu kochen und warm zu essen, damit sie leichter verdaut und absorbiert werden können. Für die Wintermonate sind besonders Eintöpfe und Schmorgerichte zu empfehlen. Denn diese fördern auch Milz-Qi und -Yang, die dann dazu beitragen, dass Blut und damit auch Nährstoffe besser zur Peripherie – den Extremitäten und der Haut – zirkuliert werden können.

Punkte, die das Milz-/Lungen-Blut und -Yin tonisieren:

Tonisiert Milz-Blut und -Yin	Mi 3 (Hauspunkt, Yuan-Quell-Punkt)
Tonisiert Lungen-Blut und -Yin	Lu 9 (Tonisierungspunkt)

Hinweise für den Patienten:

- Proteine, Buttermilch
- Gut gegarte und leicht verdauliche Gerichte

Feuchte in der Milz

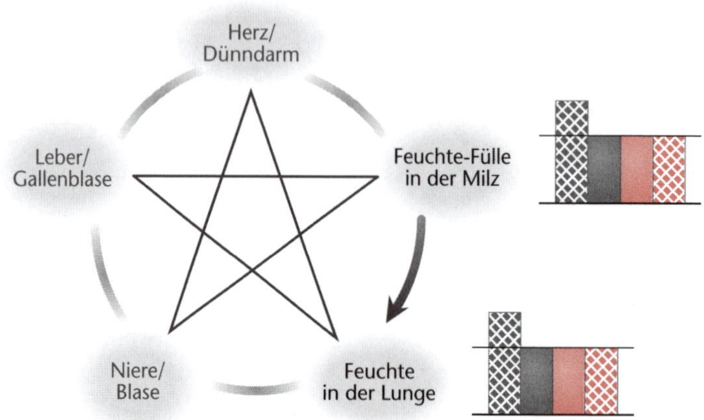

Abb. 3.6

Fettige Speisen, Milchprodukte, schwere Desserts, Sahnesaucen, Kohlenhydrate und Süssigkeiten, frittierte Speisen und üppige Gerichte am Abend verursachen Feuchte, sowohl im Körper als auch in der Haut. Diese Speisen sollten daher vermieden werden, wenn die Haut bereits dick und fettig ist. Ein Beispiel ist Acne vulgaris, wobei hier entzündete Hautpartien ein zusätzliches Problem darstellen. Feuchte wird mit dicken Flüssigkeiten assoziiert, sodass Speisen von ähnlicher Konsistenz durch eher dünnflüssige Nahrung ersetzt werden sollten, also klare Suppen, wasserhaltige Früchte sowie Vollwertnahrung.

Akupunkturpunkte, die Feuchte in der Milz und Lunge zerstreuen:

Eliminiert Flüssigkeiten	Mi 9 (Wasser-Punkt, Diurese-Punkt
Bessert Zirkulation von Flüssigkeit und entfernt Stagnation	Ma 40 (Luo-Durchgangspunkt)
Bessert Verteilung von Flüssigkeit im Körper	Bl 39 (Unterer He-Meer-Punkt des Dreifach-Erwärmers)
Bessert Funktion von Lunge und Milz	Bl 13, Bl 20 (Rücken-Shu-Zustimmungspunkt von Lunge und Milz)
Unterstützt Lunge in ihrer Funktion, Wasser zu den Nieren abzusenken	Lu 5 (Sedierungspunkt)

Hinweise für den Patienten:

- Fette Milchprodukte vermeiden
- Üppige Gerichte am Abend vermeiden (nach der Organuhr ist abends die Milz- und Magen-Energie am niedrigsten)
- Mehr Fisch und Gemüse, Vollwertkost
- Gekochte und warme Gerichte und Getränke (Kräutertees und Wasser)

Milz-Qi-Mangel

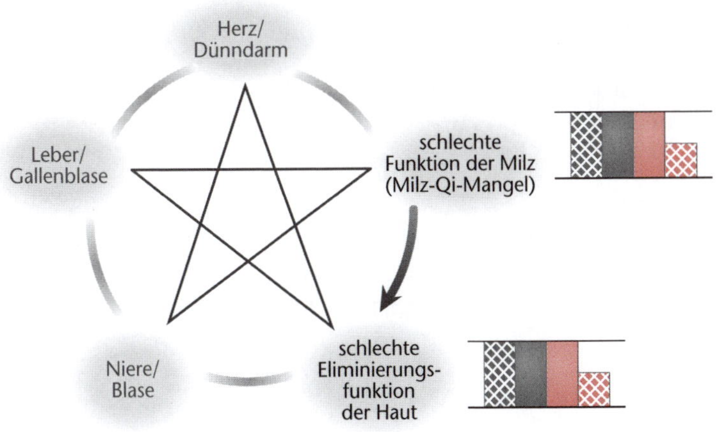

Abb. 3.7

Das Milz-Qi stellt die Verteilung der Nährstoffe, vor allem in die peripheren Körperpartien, sicher und hält ferner die dicken Körperflüssigkeiten in ständiger Bewegung. Milz-Qi-Mangel führt dementsprechend zu einer Stagnation der dicken Körperflüssigkeiten, die an unterschiedlichen Körperstellen zum Ausdruck kommen kann. Da Fettgewebe als dicke Körperflüssigkeit betrachtet wird, können Symptome wie Augenlid- oder Gesichtsödeme oder auch Ödeme oder Cellulitis an den Extremitäten auftreten.

Eine weitere wichtige Aufgabe des Milz-Qi ist, das Bindegewebe zu festigen. Das Bindegewebe hält die Haut an den Muskeln und verleiht der Haut ein straffes Aussehen. Verliert das Bindegewebe seine Elastizität, wirkt sich das auch auf die Haut aus, die ihrerseits ein schlaffes Aussehen bekommt.

Milz-Qi festigt das Bindegewebe, das die Haut straff am Muskel festhält und ihr ein „geliftetes" Aussehen verleiht. Wenn sich die ersten Alterungsanzeichen bemerkbar machen – bei Frauen ca. mit 35, bei Männern ca. mit 40 Jahren – ist das erste festzustellende Ungleichgewicht meist eine Abnahme des Milz-Qi. Das bewirkt, dass die Haut beginnt, dem Gesetz der Schwerkraft nachzugeben!

Akupunkturpunkte, die das Milz- und Lungen-Qi tonisieren:

Bessert die Funktion von Lunge und Milz	Bl 13, Bl 20 (Shu-Zustimmungspunkte von Lunge und Milz)
Tonisieren Magen-Yang und indirekt Milz-Yang	Ma 36 (Hauselement-Punkt), Ma 40 (Luo-Durchgangspunkt)
„Der große Eliminator" hilft allgemein zur Eliminierung	Di 4
Bessert Dickdarm- und Lungen-Yang und -Qi	Di 11 (Tonisierungspunkt)

Hinweise für den Patienten:
- Warme, gekochte Speisen und Getränke
- Viel Wasser und wasserhaltige Speisen
- Vollwertnahrung, vor allem Hirse und Vollkornreis, klare Suppen
- Sauna und Sport

3.3 Element Metall: Lunge und Dickdarm

Dem Metall-Element sind die Organe Lunge und Dickdarm zugeordnet. Die Lunge regiert sowohl die Atmung als auch die Haut; der Dickdarm – der große „Ausscheider“ – ist für die Ausscheidungsprozesse verantwortlich.

Ungleichgewichte der Lunge verursachen Beschwerden der Atemwege, einschließlich der Nase und der Nebenhöhlen. So werden z. B. eine verstopfte Nase, eine übermäßige Nasensekretion, aber auch Husten mit viel Auswurf oder Lungenödem durch Feuchte in der Lunge oder Lungen-Yin-Fülle verursacht. Die Haut ist hier ebenfalls vom Ungleichgewicht in der Lunge betroffen und ist meist dick und fettig oder feucht und klamm. Der Dickdarm zeigt auch Symptome dieser Dysbalance, wie z. B. halbfesten oder wässrigen Stuhl.

Lungen-Yin-Mangel manifestiert sich dagegen durch trockene Atemwege, z. B. trockenen Husten oder trockene Nasenwege sowie trockene Haut. Der Stuhl ist hier auch meist trocken, oft besteht eine Neigung zu Obstipation.

Gekoppelte Organe haben einen inneren bzw. äußeren Energiefluss, sodass meist ähnliche Ungleichgewichte mit ähnlichen Symptomen auftreten.
Besteht ein Block zwischen innerem und äußerem Energiefluss, kann der energetische Zustand zwischen beiden divergieren.
Da der energetische Zustand jedoch meist der Gleiche ist, wird in der Regel das Yin-Organ behandelt, um das Yin des Organpaares zu beeinflussen, bzw. das Yang-Organ, um das Yang zu beeinflussen.

Da das Metall-Element in Bezug auf die Haut das wichtigste ist, sollen Dysbalancen der Lunge und ihrem Partnerorgan, dem Dickdarm, ausführlicher besprochen werden.

Lungen-Yin-Mangel

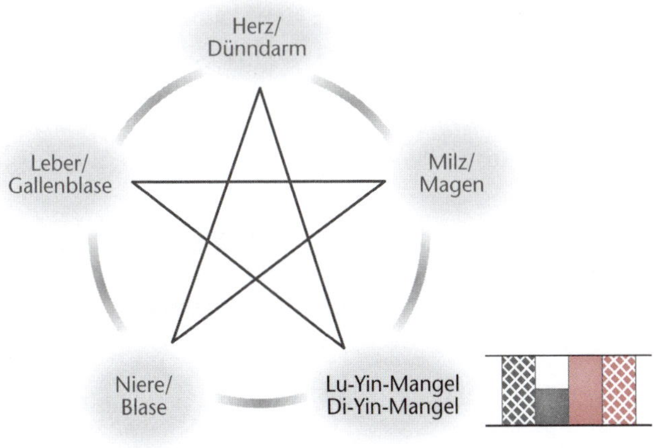

Abb. 3.8

Bei Lungen-Yin-Mangel ist zu wenig Feuchtigkeit zur Versorgung der Atemwege und der Haut vorhanden. Die Haut ist trocken und blass (weiß ist die dem Element Metall zugeordnete Farbe, jeder Lungen-Mangel ist in der Regel mit Blässe verbunden – bei Lungen-Yin-Mangel meist grell-weiß), oft auch rissig und schuppig. Die Trockenheit ruft oft einen maskenhaften Effekt hervor, vor allem im Gesicht. Die Körperbehaarung, die ebenfalls von der Lunge regiert wird, ist hier oft trocken, rau und glanzlos, meist ist die Behaarung nur spärlich und recht hell.

Da auch die Atemwege der Lunge zugeordnet sind, führt Trockenheit in der Lunge zu einer trockenen Nase, Kehle und eventuell trockenem Husten. Wenn die Lunge trocken ist, erhält auch der Dickdarm nicht ausreichend Yin von seinem Yin-Partner, sodass durch den Feuchtigkeitsmangel trockene Stühle, Neigung zu Obstipation, Analfissuren und Hämorrhoiden auftreten können.

Die Lunge und der Dickdarm sind die beiden Elemente, die am empfindlichsten auf klimatisch bedingte Trockenheit reagieren. Einem trockenen Klima fehlt es an Feuchtigkeit. Wird der Körper also einem trockenen Klima ausgesetzt (das kann auch eine Zentralheizung während der Wintermonate sein), wird dem Körper Feuchtigkeit entzogen, wovon die Atemwege und die Haut als erste betroffen sind. Allerdings kann auch der Dickdarm von der Trockenheit angegriffen werden (trockener Stuhl).

Trockenheit macht die Haut hart und rau. Diese Symptome können sich bei Nieren-Yin-Mangel verschlechtern, da die Nieren den ganzen Körper befeuchten. Hält die Trockenheit über einen längeren Zeitraum an, wird die Haut hart und ledrig. Sie kann dann nur noch schlecht Wasser absorbieren – genauso, wie Wasser an einem Lotusblatt abperlt.

Es soll erwähnt werden, dass sich Trockenheit hier auf die Hautoberfläche bezieht. Die Haut kann zwar in Abhängigkeit von der Ernährung (hier: Lungen-Blut nährt die Haut und Milz-Blut nährt die Lunge) unterschiedlich dick sein, aber sowohl dicke als auch dünne Haut kann oberflächlich trocken sein. Dünne Haut ist trocken durch zu wenig Flüssigkeit oder Wasser; bei dicker Haut befindet sich zwar etwas Flüssigkeit unter der Hautoberfläche, aber die Haut ist dennoch trocken, da sie nicht in der Lage ist, die Poren zu öffnen und die Flüssigkeit zur Hautoberfläche aufsteigen zu lassen (Abb. 3.9).

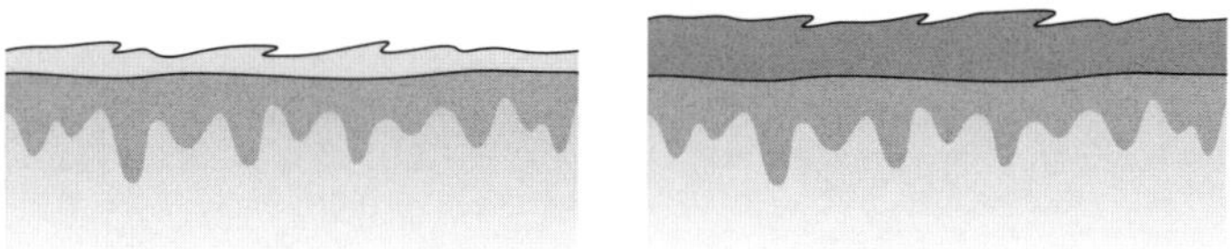

Abb. 3.9

Dünne Haut ist oft auf Mangel an Nährstoffen zurückzuführen. Wie eine unterernährte Mutter ihr Baby nicht durch Stillen ernähren kann, ist die Ursache einer schlecht genährten Haut oft auf einen Mangel an Nährstoffen zurückzuführen. Ein guter Ernährungszustand sorgt auch für gesunde Haut.

Nahrungsmittel, die gut für die Haut sind, sind auch gut für die Milz, z.B. Proteine, Milchprodukte, Körner, Wurzelgemüse, lang gekochte Eintöpfe usw.

Akupunkturpunkte, die Lungen-Yin tonisieren:

Tonisiert Lungen-Yin, kühlt und beruhigt das Organ	Lu 1 (Mu-Alarm-Punkt)
Tonisiert Lungen-Yin	Lu 8 (Hauselement-Punkt)
Tonisiert Lungen-Yin	Ren 17 (Meisterpunkt für Atmung und Haut), zur Tonisierung des Yin in Richtung Gesicht nadeln

Hinweise für den Patienten:

- Luft befeuchten, mit Dampf inhalieren
- Feuchtigkeitscreme nach dem Waschen, um die Haut zu hydrieren

Der Schlüssel zur Behandlung von trockener Haut bei chronischer, rezidivierender Hitze ist das Tonisieren von Yin. Die Hitze kann zwar in akuten Situationen sediert werden, aber wenn das Yin nicht tonisiert wird, werden Hitze-Symptome immer wieder auftreten.

Lungen-Yin-Mangel durch Leber-Blut-Mangel

Leber-Blut-Mangel ist ein weiterer wichtiger Faktor bei trockener Haut. Da Blut die Haut nährt und befeuchtet, kann auch Leber-Blut-Mangel zu trockener Haut beitragen. Weitere Symptome sind Blässe, brüchige Nägel, marmorierte Haut, schlechte Wundheilung, die Hände und Füße schlafen leicht ein, Schwindel, lange Menstruationszyklen mit wenig Blut, trockene Augen, verschwommenes Sehen usw. Die trockene Haut kann dünn oder dick sein. Da Blut eher der nährende denn der befeuchtende Faktor ist, tritt bei Leber-Blut-Mangel auch eher dünne Haut auf.

Akupunkturpunkte zur Tonisierung von Leber-Blut:

Tonisieren Yin und Yang	Ren 14, Bl 15 (Mu-Alarm und Shu-Zustimmungspunkte des Herzens)
Tonisiert Blut	Bl 17 (Meisterpunkt des Blutes)
Tonisiert Knochenmark	Gb 39 (Meisterpunkt des Marks)
Tonisiert Leber-Blut und -Yin	Le 8 (Tonisierungspunkt)

Hinweis für den Patienten:

- Eisensubstitution

Dicke Haut wird durch exzessive Feuchte oder Feuchte-Stagnation verursacht, meist im Zusammenhang mit Milz-Feuchte. Exzessive Feuchte entsteht durch Feuchte-produzierende Nahrung, beispielsweise Fette, fettige Milchprodukte, zu viele Süßigkeiten und Kohlenhydrate, Essen am späten Abend usw.; Feuchte-Stagnation hat die gleiche Ursache, zusätzlich spielt hier mangelnde Bewegung – Bewegung produziert Qi, Qi kann Feuchte bewegen – eine negative Rolle.

Feuchte stellt eine dicke Flüssigkeit dar, je mehr dicke Flüssigkeiten sich im Körper befinden, desto dicker wird dieser. Und wenn die dünnen Flüssigkeiten austrocknen, werden die dicken Flüssigkeiten noch zäher, sie können nicht mehr fließen und zirkulieren und es entsteht Stagnation. Das bedeutet, dass auch die dünnen Flüssigkeiten nicht mehr aufsteigen und die Hautoberfläche befeuchten können – die Haut wird trocken.

Lungen-Yin-Mangel und Dickdarm-Yin-Mangel

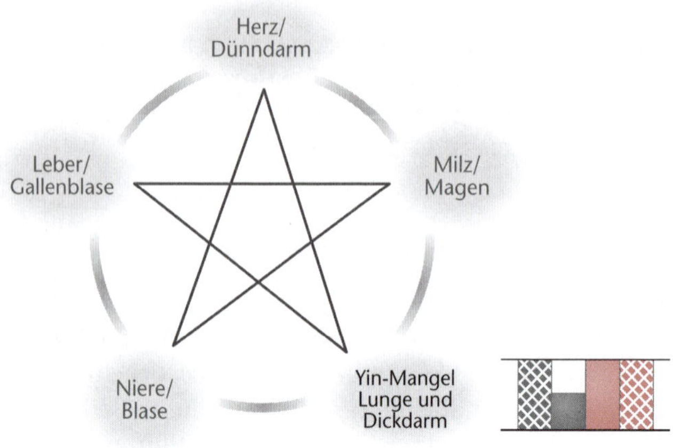

Abb. 3.10

Trockene Haut zeigt Lungen-Yin-Mangel an, gleichzeitig besteht oft Dickdarm-Yin-Mangel. Trockene Haut ist zudem oft rau, rissig und schuppig, was oft sehr schmerzhaft ist (auch aufgrund erhöhter Sensibilität, da Yin erniedrigt ist und Yang im Verhältnis dazu relativ erhöht). Dickdarm-Symptome sind harter, trockener Stuhl, durch die Anstrengung bei Stuhlgang entstehen leicht Hämorrhoiden oder Analfissuren.

Bei chronischem Yin-Mangel können Episoden mit aufsteigender Yang-Fülle auftreten. Sowohl Lungen- als auch Dickdarm-Yang können von Zeit zu Zeit „aufsteigen". Lungen-Symptome sind hierbei Hautentzündungen, rezidivierende Atemwegsinfekte oder Dickdarmsymptome z.B. ulzerative Kolitis.

Zu den auslösenden Faktoren gehören Hitze, stark gewürzte Speisen sowie emotionale Störungen, auf die die Schleimhäute, Haut und Darmflora sehr empfindlich reagieren können.

Akupunkturpunkte, die Dickdarm-Yin tonisieren:

Tonisiert Yin	Ma 25 (Mu-Alarm-Punkt)
Tonisiert Yin	Di 5 (Feuer-Punkt, Großmutter-Punkt)
Tonisiert Yin im ganzen Körper und sediert Dickdarm-Yang (indirekt auch Lungen-Yang) durch Tonisierung von Nieren-Yin	Ni 10 (Hauselement-Punkt)

Hinweis für den Patienten:

- Regelmäßig über den Tag verteilt Wasser trinken, etwas Salz einnehmen, um das Wasser im Körper zu halten

Lungen-Yin-Mangel verursacht intermittierenden Hitze-Exzess oder Wind-Hitze-Exzess

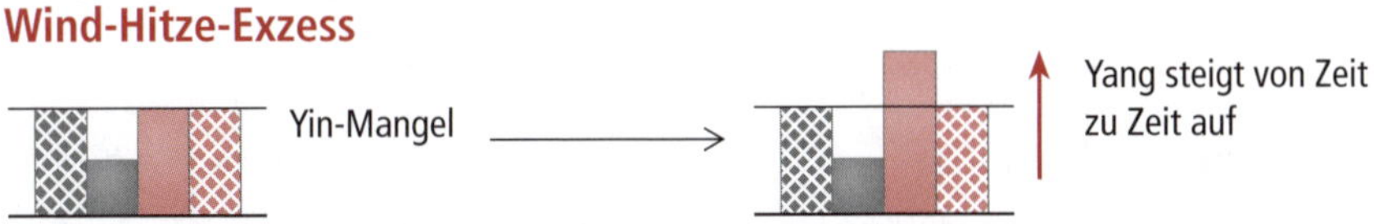

Da Yin in einer Gleichgewichtssituation Yang kontrolliert, bedeutet Yin-Mangel auch mangelnde Kontrolle des Yang, sodass es von Zeit zu Zeit aufsteigen kann. Typisch sind hier Hitze- oder Wind-Hitze-Symptome, die sich an der Hautoberfläche durch Entzündungen, Juckreiz oder Brennen bemerkbar machen. So kann z.B. Hitzeausschlag auftreten, bei dem die betroffenen Hautstellen gerötet und flach sind, oder es bilden sich kleine Pickel, die nur vereinzelt eitrig sind. Es tritt wenig konzentrierter oder kein Schweiß auf, eventuell aber Nachtschweiß, da sich nachts und durch den Schlaf das Lungen-Yin vermehrt.

Trockene Haut in bestimmten Körperregionen:

Bei trockenen Handflächen	Pe 8
Trockene Kniekehlen	Bl 40
Tonisieren Lungen-Qi (um die Flüssigkeiten zur Hautoberfläche zu bringen und zu zerstreuen)	Di 4, Bl 13, Di 11

Behandlungsvorschläge, um Hitze oder Wind-Hitze zu beseitigen (plötzlich auftretende juckende Hautrötungen, die wandern):

- Wind beseitigende Punkte für die betroffene Region, mit Wind beseitigender sedierender Nadeltechnik (s. S. 91)
- Einnahme von Wind-Hitze erzeugenden Speisen und Getränken vermeiden, z.B. Alkohol, in Essig eingelegte Speisen, Zitrusfrüchte

Hitze ohne Juckreiz

- Punkte an den betroffenen Stellen mit Hitze zerstreuender Nadeltechnik (s. S. 89)
- Venöser Mikroaderlass an Lokal- oder Fernpunkten (z.B. Lu 5)
- Mikroaderlass an Finger- oder Zehenspitzen im Bereich der Anfangs- oder Endpunkte der betroffenen Meridiane
- Lokales Blutenlassen mit Pflaumenblütenhämmerchen
- Speisen vermeiden, die Hitze verursachen: rotes Fleisch, Meeresfrüchte, Kaffee, bitterer Tee und stark gewürzte Speisen

Punkte, die Hitze im Dickdarm ableiten:

Sediert Yang	Di 2 (Sedierungspunkt)
Sediert Yang	Ma 37 (Unterer He-Meer-Punkt)
Sediert Hitze	Bl 25 (Rücken-Shu-Punkt) mit Hitze ausleitender Technik
Immunstimulierende Punkte, kühlen und reinigen Blut	Mi 10, Di 11, Bl 17

Feuchte in der Lunge

Feuchte in der Lunge wird hauptsächlich durch die Milz verursacht. Feuchte in der Milz entsteht meist (aber nicht nur) durch Feuchte erzeugende Nahrung. Symptome sind dicke, fettige, unreine Haut mit Pickeln und Mitessern. Die Pickel sind oft leicht entzündlich und können sich zu Pusteln entwickeln. Wenn diese abheilen, lassen sie tiefe Narben zurück, die die Hautoberfläche unregelmäßig erscheinen lassen.

Diese Symptomatik beschränkt sich überwiegend auf die obere Körperhälfte (Gesicht, Hals, Brust und Oberrücken), also den Bereich, der mit dem Oberen Erwärmer assoziiert wird und die Lunge beherbergt. Dies erklärt auch, warum die untere Körperhälfte nur selten betroffen ist.

Bei der Behandlung von Feuchte sollten generell die folgenden beiden Situationen berücksichtigt werden:

Bei Fülle-Situationen sind übermäßig dicke Flüssigkeiten vorhanden

Diese sind oft durch eine fehlerhafte Ernährung mit zu vielen fettigen Speisen und Milchprodukten, in Öl gebratenen Speisen, Süßigkeiten und zu üppige Gerichte verursacht. Die Feuchte stagniert und ist daher nicht gleichmäßig über den ganzen Körper verteilt, sondern verbleibt hauptsächlich in der oberen Körperhälfte direkt unter der Haut. Das Milz-Qi, das eigentlich die Feuchte gleichmäßig im ganzen Körper zirkulieren sollte, ist hier meist nicht voll funktionsfähig.

Der Dickdarm ist häufig ebenfalls von diesem Ungleichgewicht betroffen, der Stuhl ist breiig und gelblich statt braun. Begleitend treten oft abdominale Blähungen und Flatulenz auf.

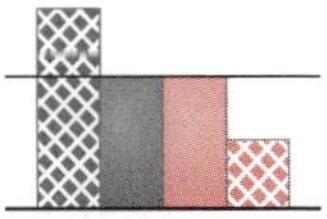

Stagnation von exzessiver Feuchte und Qi-Mangel in der Milz

Behandlungsvorschläge bei Feuchte-Fülle in der Lunge:

Milz-Feuchte zirkulieren und eliminieren	Mi 9, Ma 40, Bl 20
Feuchte in der Haut beseitigen	Bl 13, Di 4, Di 6
Verteilung der Feuchte im Dreifach-Erwärmer fördern	Bl 39
Feuchte zirkulieren	oberflächlich lokal nadeln

Hinweise für den Patienten:
- Feuchte-produzierende Nahrung vermeiden
- Dampfbäder helfen, die Poren zu öffnen

Die dicken Flüssigkeiten sind aufgrund von nicht ausreichendem Yin (die dünne Flüssigkeit innerhalb der dicken) sehr zäh

Die dicken Flüssigkeiten können daher auch nicht zirkuliert oder durch die Haut ausgeschieden werden. Tiefe, verhärtete Narben, die durch abgeheilte Pickel entstanden sind, tragen weiter zu einem Verlust der Geschmeidigkeit und Elastizität der Haut bei. Die dicken Flüssigkeiten verstopfen die Poren mit Talg, sodass sich die Ausscheidungsfunktion der Haut weiter verschlechtert.

Der Stuhl ist in diesen Fällen meist hart und dunkler gefärbt, der Patient neigt zu Verstopfung ohne Stuhldrang über einen längeren Zeitraum. Diese Symptomatik zeigt Trockenheit an.

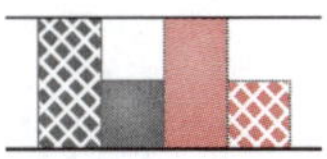

Dicke Flüssigkeit wird dicker und fester aufgrund von Yin-Mangel; dies beeinträchtigt die Zirkulations- und Eliminationsfunktion der dicken Flüssigkeiten

Behandlungsvorschläge für Feuchte mit Yin-Mangel:

Lungen-Yin tonisieren	Lu 1, Ni 10, Ren 17
Förderung der Ausscheidungsfunktion	Bl 13, Di 4 und Di 11

Hinweise für den Patienten:
- Mehr Wasser trinken
- Feuchtigkeitscremes verwenden
- Luft befeuchten, um Lungen-Yin zu tonisieren
- Dampfbäder, um die Poren zu öffnen

Wind-Invasion in der Lunge (Leber-Wind greift die Lunge an)

Hier greift Wind – als äußerer klimatischer Faktor – den Körper von außen an. Dies ruft eine Aversion gegen Wind und Hautirritationen in Form von Gänsehaut hervor. Der Wind kann ferner durch die Nase in die oberen Atemwege eindringen, und es treten Symptome wie Niesen, verstopfte Nase, Kopfschmerzen, Sinusitis und Pharyngitis auf.

Bei Hautkrankheiten wird Wind im Körperinneren erzeugt. Der Wind wird hier von der Leber erzeugt, und wenn das Lungen-Yin schwach ist (bei gesundem Element-Gleichgewicht kontrolliert das Lungen-Yin Leber-Yang oder -Wind), kann der Leber-Wind der Lunge entgegenwirken und Haut und Atemwege irritieren, sodass Juckreiz, Niesen und andere, einer allergischen Reaktion vergleichbaren, Symptome entstehen. Entsprechend dem Charakter des Windes „wandern" die Hautläsionen und sind nicht ortstreu.

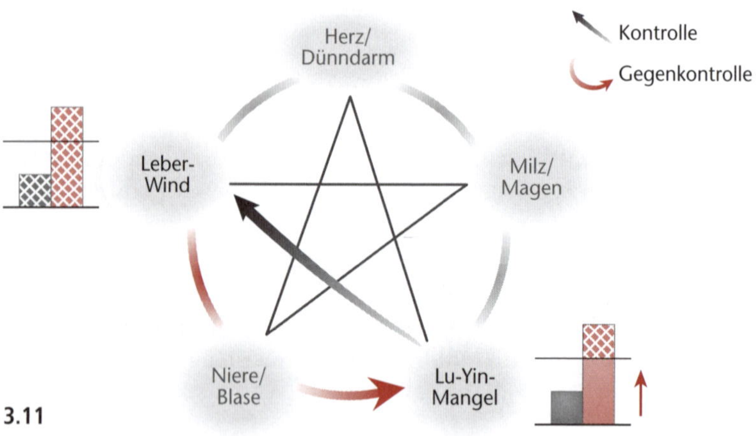

Abb. 3.11

Die Abbildung verdeutlicht, dass das Lungen-Yin zu schwach ist, um Leber-Yang und -Wind zu kontrollieren; Leber-Wind wirkt der Kontrolle des Lungen-Yin entgegen (greift die Lunge in „umgekehrter" Richtung des physiologischen Kontrollzyklus an) und verursacht Wind-Symptome in Lunge und auf der Haut – mit anderen Worten: Leber-Wind-Invasion in die Lunge.

Akupunkturpunkte bei Wind-Invasion in der Lunge:

Leber-Wind und -Yang sedieren	Gb 38 mit ableitender Nadeltechnik
Bei Leber-Yin-Mangel	Le 5 tonisieren
Bei Leber-Blut-Mangel: Blut tonisieren	Ren 15, Bl 15, Mi 10, Bl 17, Gb 39
Lungen-Yin tonisieren, um die Kontrolle über Leber-Wind und -Yang zu verstärken	Lu 1, Lu 8
In den betroffenen Bereichen	Wind-beseitigende Punkte mit ableitender Technik nadeln

Hinweis für den Patienten:

- Saure und säurehaltige Speisen, Zitrusfrüchte und Alkohol meiden, da sie das Leber-Yang fördern

Warum aber greift Leber-Wind nur die Lunge an? Warum sind nicht auch die anderen Organe wie Herz, Magen oder Därme betroffen? Ich möchte diese Frage mit dem folgenden Diagramm beantworten (Abb. 3.12).

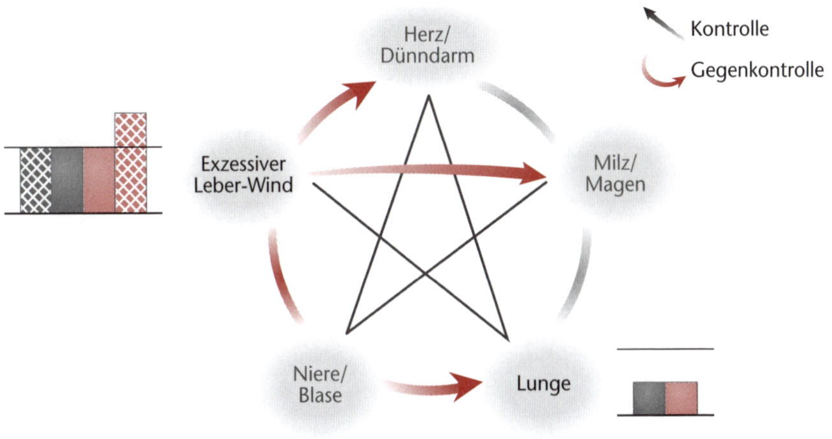

Abb. 3.12

Aus Abbildung 3.12 geht hervor, dass bei Yang- oder Qi-Fülle in einem Organ diese exzessive Energie in mehrere Richtungen fließen kann. **Aber: Energie ist stets nach Ausgleich bestrebt und fließt deshalb von dort, wo zu viel ist, dorthin, wo zu wenig ist.** Daher fließt das exzessive Leber-Qi dorthin, wo das Yin oder Blut am schwächsten sind – in unserem Beispiel herrscht in der Lunge Yin-Mangel und das Yang ist nur schwach. Das ist der Grund, warum der Leber-Wind zur Lunge fließt, dort das Lungen-Yin angreift und es so noch weiter schwächt, was wiederum Wind-Symptome in den der Lunge zugeordeten Körperregionen hervorruft. Wäre hingegen das Magen-Yin geschwächt, würde der Leber-Wind den Magen angreifen und dort Symptome erzeugen.

Wenn die Haut den Wind braucht

Wind ist notwendig, um die Zirkulation von Blut, Energie und Körperflüssigkeiten in Gang zu halten. Genauso, wie zu viel Wind „wandernde" Hautirritationen verursacht, führt zu wenig Wind zu stagnierenden, verdickten und ortsfesten Hautläsionen, an den Stellen, die nicht ausreichend ventiliert sind. Bei einigen Patienten verbessern sich die Symptome während Aufenthalten an der See, wo die Haut der Meeresbrise, dem Salzwasser und der Sonne ausgesetzt ist. Die Sonnenwärme regt die Zirkulation an, die Osmose des Salzwassers verringert die Feuchte und der Wind bewegt die stagnierte Energie und zerstreut sie. Yang und Qi könnten nicht besser tonisiert werden! Während die

Feuchte im Körperinneren und unter der Haut abnimmt, befeuchtet die Seebrise die Hautoberfläche und macht sie weich und geschmeidig.

Leider ist nicht allen Patienten ein Kuraufenthalt an der See möglich. Diese Patienten müssen sich auf ihre Leber verlassen, dass sie den heilsamen warmen Wind erzeugt. Wenn Leber-Yang und -Qi schwach sind, dann steht weniger Qi zur Verfügung, um Bewegung in gestaute Feuchte-Zonen zu bringen, die sich vor allem auf Beugefalten und von Kleidung bedeckte Körperregionen konzentrieren. Hier ist es notwendig, Leber-Qi zu tonisieren und zu zirkulieren, um von Feuchte betroffene Körperareale zu entlüften.

Akupunkturpunkte zur Stützung von Leber- und Lungen-Qi:

Für die Leber	Bl 18 und Gb 37 (Luo-Durchgangspunkt)
Für die Lunge	Bl 13 und Di 6 (Luo-Durchgangspunkt)
Zirkulieren von Feuchtigkeit allgemein	Ma 40

Hinweis für den Patienten:

- Sanfte, harmonische Übungen wie Qigong oder Tai-Chi

Kälte in der Lunge

Angenehm warme Haut ist Zeichen guter Durchblutung. Bei Leber-Blut-Mangel oder bei schlechter Durchblutung (Lungen-Yang-Mangel) fühlt sich die Haut kalt an. Zu den „kalten" Hautkrankheiten zählen Vitiligo und Psoriasis, die sich während des Sommers oder in der Sonne verbessert. Die Hautpigmentation nimmt in der Regel bei Sonneneinstrahlung zu (Menschen, die in warmen Klimazonen leben, sind meist dunkelhäutig). Die Pigmentation nimmt ab, wenn sich Yang unter die Haut zurückzieht, es entsteht an der Hautoberfläche Yang-Mangel.

Schuppenflechte, die sich während der Wintermonate verschlechtert oder vor allem Körperregionen befällt, wo das Blut nicht frei fließen kann (wie die Knie- und Ellenbeugen), verbessert sich in der Regel in der Yang-reichen Jahreszeit – durch Sommer und Sonne.

Kälte in der Lunge kann ferner Atemwegsbeschwerden verursachen, z.B. Asthma oder chronische Bronchitis, die sich während des Winters verschlimmern und sich im warmen Sommerwetter bessern. Der Patient expektoriert eventuell weißen, schaumartigen Schleim und hat klamme Haut. Der Stuhl ist hell gefärbt und breiig.

Behandlungsvorschläge zur Stärkung des Lungen-Yang:

Die Lunge ist ein großes Organ und es bedarf mehrerer Rücken-Shu-Punkte, um die gewünschte Wirkung zu erzielen. Diese Behandlung ist wirksam bei Lungen-Problemen, nicht bei Hautproblemen	Moxa auf Bl 13, Bl 16, Bl 17 (Moxanadel)
Die beiden letzten Punkte werden genadelt, um das Yang des Feuer-Elements zu tonisieren, damit der Lunge mehr Yang zur Verfügung gestellt werden kann	Lu 10, Di 11, Dü 3, 3E 3

Bei Vitiligo, Psoriasis oder anderen „kalten“ Hautsymptomen ist Ingwer-Moxa auf den betroffenen Hautstellen hilfreich (moxen, bis die Haut gerötet ist); als Alternative kann das Pflaumenblütenhämmerchen eingesetzt werden: leichtes Klopfen, bis die Haut rot ist. Ziel ist, die Durchblutung auf den betroffenen Hautstellen anzuregen und somit die Wärmezufuhr zu verbessern.

Lungen-Qi-Mangel

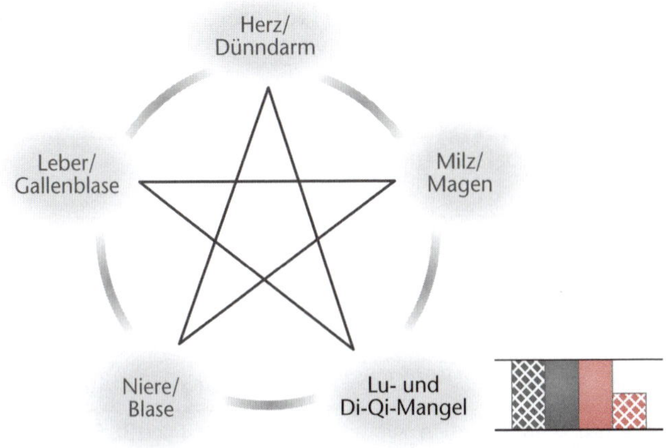

Abb. 3.13

Die Haut hat die Aufgabe, das Körperinnere zu schützen sowie die Muskeln und Sehnen vor äußeren klimatischen Faktoren zu bewahren. Gesunde Haut ist elastisch und weich; die Poren öffnen und schließen sich problemlos, um den Körper je nach Bedarf zu wärmen oder zu kühlen. Eine weitere Funktion der Haut ist die Regulierung der Talgabsonderungen, um die Haut feucht und geschmeidig zu halten.

Zu dünne Haut ist gegenüber klimatischen Faktoren überempfindlich und kann das Körperinnere nicht ausreichend schützen. Der Körper reagiert extremer auf Hitze, Kälte oder Wind, die leicht das Innere angreifen können.

Im Dickdarm macht sich Yin-Mangel durch Überempfindlichkeit auf Nahrungsmittel bemerkbar, es können leicht Irritationen auftreten mit dringendem, wässrigem, explosivem Stuhlgang.

Wenn sich die Poren durch Lungen-Qi-Mangel nicht entsprechend öffnen und schließen, kann ein Patient trotz Hitze nicht schwitzen, um den Körper zu kühlen. Die Hitze verbleibt im Körper, und die Patienten klagen hier oft über ein brennendes Gefühl auf der Haut, dass sich nicht kühlen lässt.

Dagegen können Patienten mit Qi-Mangel selbst bei Kälte schwitzen (manchmal sogar übermäßig). Der Schweiß tritt vor allem an kalten Körperstellen auf, sodass es ihnen noch kälter wird. Die Anpassungsfähigkeit an Temperaturschwankungen ist bei solchen Patienten durch die eingeschränkte Porenfunktion nur schwach ausgeprägt. Sie frieren, wenn die Temperatur um

2 °C fällt, oder empfinden einen Temperaturanstieg um 2 °C als unangenehm heiß. Bleibt die Temperatur jedoch konstant heiß oder kalt, können sich diese Patienten an das bestehende Temperaturniveau anpassen.

Der Dickdarm weiß bei Qi-Mangel oft nicht, ob der Darminhalt entleert oder gehalten werden soll, sodass phasenweise Diarrhö oder auch Obstipation auftreten können. Die Gründe für dieses Muster sind oft nicht nachvollziehbar. Reizdarm-Syndrom ist ein gutes Beispiel für ein solches Ungleichgewicht.

Akupunkturpunkte, die das Lungen-Qi tonisieren:
Punkte zur Behandlung von dünner Haut wurden bereits oben besprochen (s. S. 56).

Shu-Zustimmungspunkt	Bl 13
Tonisierungspunkt, guter Punkt zur Anregung des Immunsystems	Di 11
Wenn der Patient nicht schwitzen kann	Di 4
Wenn der Patient zu viel schwitzt	Lu 7
Zur Harmonisierung der Dickdarm-Funktion	Ma 25 und Ma 37
Bei hartem Stuhl	Di 5 und Ni 10
Zur Anregung der Dickdarm-Funktion	Di 4 und 3E 6
Bei Blähungen	Ma 25, Ren 4, Ren 12 und Ma 36

Hinweise für den Patienten:
- Wechselduschen
- Hautmassage
- Bei eingeschränkter Porenfunktion: Sauna während der Wintermonate

Bei der Behandlung von Lungen- oder Hauterkrankungen wird geraten, auf Meridian-Blockaden zu achten. So kann eine äußere Narbe den Meridianfluss unterbrechen. Manchmal ist auch ein innerer Knoten am Processus styloideus radii (bei Lu 8) tastbar, der ebenfalls den Meridianfluss beeinträchtigen und so eine Fülle- bzw. Mangel-Situation auf einer Seite der Blockade verursachen kann. Die Blockade kann einfach gelöst werden: Es werden begleitend zur Akupunkturbehandlung 2 Nadeln auf der Lungen-Leitbahn gesetzt – eine proximal, die andere distal zum Block – und nach ca. 20 Minuten gemeinsam mit den anderen Nadeln entfernt. Dieses Protokoll 8-mal wiederholen, um die Blockade wirksam zu beseitigen.

3.4 Element Wasser: Nieren und Blase

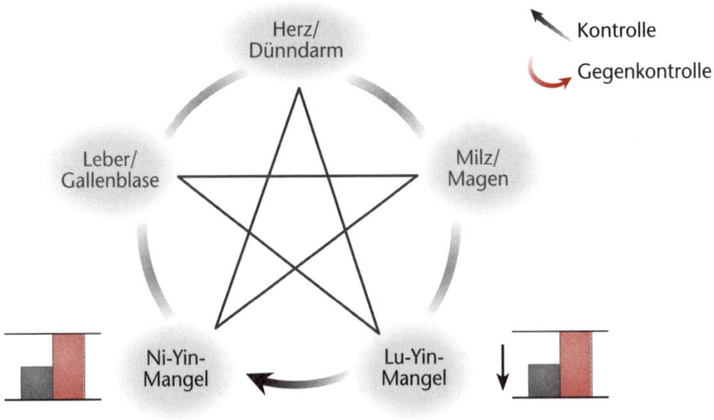

Abb. 3.14

Die Niere versorgt alle Gewebe mit Wasser und Lebensenergie. Nieren-Yin speichert Wasser, während Nieren-Yang den Körper mit diesem Wasser befeuchtet.

Wasser hält das Gewebe geschmeidig und beseitigt Verhärtungen. Ausreichend befeuchtete Haut ist weich und elastisch, die Poren können sich problemlos öffnen und schließen. Die Körperbehaarung ist weich und glänzend.

Nieren-Yin-Mangel

Nieren-Yin-Mangel bedeutet, dass dem Körper nicht genügend Wasser zur Verfügung steht. Entsprechend lässt sich eine allgemeine Trockenheit beobachten, der Urin ist dunkel und konzentriert, eventuell treten Nierensteine auf. Bei Nieren-Yin-Mangel „holt" sich die Niere Yin von der Lunge, ihrem Mutter-Organ. Über einen längeren Zeitraum führt dies zu Lungen-Yin-Mangel mit Symptomen wie trockener Haut, Nasenwegen und Kehle sowie trockenem Stuhl. Ein gutes Beispiel hierfür ist das postmenopausale Syndrom.

Die Menopause ist mit einem Rückgang der weiblichen Hormonproduktion verbunden, und da die Reproduktion von der Niere kontrolliert wird, kommt dieser Rückgang durch Nieren-Yin-Mangel zum Ausdruck. Eines der menopausalen Frühsymptome sind trockene Haut und Haare. Dies verursacht Faltenbildung, Haarausfall, Müdigkeit und intermittierende Hitze-Symptome (bedingt dadurch, dass das Yang durch den Yin-Mangel nicht ausreichend kontrolliert werden kann). Frauen, die bis zu Beginn der Menopause relativ jung aussahen, altern dann oft rascher. Frauen, die unter Nieren-Yin-Mangel leiden, klagen während der Perimenopause oft über kurze Menstruationszyklen mit starken Blutungen. Ferner besteht bei Nieren-Yin-Mangel auch eine größere Wahrscheinlichkeit für Osteoporose.

Allerdings altern nicht nur Frauen in der Menopause. Jeder, unabhängig von Alter und Geschlecht, kann aus unterschiedlichen Gründen von Nieren-Yin-Mangel betroffen sein. Hauptursache ist, dass zu wenig oder gar kein Wasser, manchmal zu viel Kaffee, Tee oder Alkohol getrunken wird, d.h. Diuretika, die die ausgeschiedene Urinmenge erhöhen und im Körper Trockenheit und Hitze verursachen (Alkohol führt zu Hitze in der Leber, Tee bzw. Kaffee zu Hitze im Herz, und alle drei verursachen Magen-Hitze).

Regelmäßiges Trinken von Wasser ist wichtig für das Nieren-Yin. Auch Kräutertees (z.B. Kamillentee) oder grüner Tee sind empfehlenswert. Es ist dabei wichtig, das Wasser in kleinen Dosen über den Tag verteilt zu trinken, nicht etwa 2 Liter „hinunterzustürzen", wenn man gerade dran denkt – letzteres führt nur Richtung Toilette, aber hilft dem Yin nicht viel. Kochen mit Wasser (z.B. dämpfen, einweichen usw.) ist besser als rösten oder die Zubereitung in der Mikrowelle.

Die Niere speichert die vitalen Essenzen während Ruhephasen und stellt vitale Energie während Aktivzeiten zur Verfügung, die dabei nach und nach verbraucht wird, ähnlich wie ein Auto Benzin verbraucht. Es ist daher notwendig, sich auszuruhen und von Zeit zu Zeit „aufzutanken". Eine Zunahme der Aktivphasen gegenüber den Ruhepausen führt zu einer Reduzierung des Nieren-Yin. Dagegen hilft es, in den Tagesverlauf kurze Ruhepausen einzubauen, wobei die Mittagszeit am besten geeignet ist – das Yang ist hier am höchsten. Zwar ist es nicht jedem möglich, sich eine solche Erholungspause zu gönnen, aber sie wird jedem empfohlen, der es nur irgendwie einrichten kann.

Nieren-Yin und das im Körper befindliche Wasser können leicht durch äußere Hitze beeinträchtigt werden. Daher sollten Patienten mit Nieren-Yin-Mangel direkte Sonneneinstrahlung und Hitze generall meiden, um eine weitere Schädigung des Yin zu verhindern. Menschen, die in tropischen Ländern leben, tragen bei Sonne einen Schirm. Aber wenn wir in solche Länder reisen, glauben wir, es ist in Ordnung sich der Sonne auszusetzen, solange wir ein Sonnenschutzmittel verwenden. Sonne und Hitze können das Yin verletzen, nicht nur das Yin der Haut, sondern im ganzen Körper, vor allem wenn bereits eine leichte Yin-Schwäche besteht!

Manche Leute trinken viel Wasser, aber können es nicht im Körper halten. Sie scheiden reichlich Urin aus, meist direkt nach der Flüssigkeitseinnahme. Hier liegt eventuell ein Nieren-Qi-Mangel vor – die Niere weiß nicht, wann sie Wasser halten soll und wann nicht. Sofern ausgeschlossen werden kann, dass der Grund nicht koffeinhaltige Getränke sind, die diuretisch wirken, wird empfohlen, die tägliche Salzeinnahme zu erhöhen.

Es ist eine weitverbreitete Meinung, dass salzige Speisen ungesund sind. Nach der Fünf-Elemente-Lehre sind alle Nahrungsmittel in ihrer natürlicher Form (das heißt nicht, dass Nahrungsmittel nur roh gegessen werden sollten, sondern dass sie nicht durch künstliche Zusatzstoffe modifiziert wurden), alle

Geschmacksrichtungen (auch hier gilt: natürlicher Geschmack, süßes Obst ist gesünder als Zucker), alle Emotionen (solange diese nicht unterdrückt werden, sondern „gefühlt" und verarbeitet werden) gut – solange sich dies in Maßen hält. Fehlt allerdings das eine oder ist es im Übermaß vorhanden, dann beginnen die Probleme.

Warum also sind salzige Speisen in Maßen gesund? Weil Salz hilft, das Wasser im Körper zu halten, vor allem wenn ein Patient große trockene Areale aufweist (z.B. Haut oder Schleimhäute), obwohl sie ausreichend Wasser trinken. Hier kann eine gemäßigte Salzeinnahme (am besten Meersalz) helfen, Wasser im Körper zu halten. Allerdings muss sichergestellt sein, dass der Patient keine Diuretika einnimmt bzw. nicht unter Bluthochdruck leidet.

Zu viel Salz in der Nahrung führt zu einer Verhärtung der Blutgefäße und zu Wasser-Akkumulation, begleitet von Mundtrockenheit und starkem Durst.

Chronischer Nieren-Yin-Mangel führt zu intermittierender Zunahme von Nieren-Yang. Bei einer Zunahme des Nieren-Yang versucht der Körper, dies durch eine Zunahme des Yin auszugleichen, z.B. starkes Schwitzen, wenn man sich heiß fühlt. Ist das Aufsteigen des Yang durch einen Yin-Mangel verursacht, besteht die einzige Ausgleichsmöglichkeit des Körpers darin, das überschüssige Yang zu beseitigen – nämlich durch starkes Bluten in der betroffenen Region. Bei einer Frau im menstruationsfähigen Alter könnte dies z.B. zu starken Regelblutungen führen.

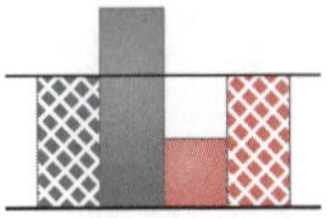

Nieren-Yin-Mangel verursacht ein Aufsteigen des Yang; der Körper beseitigt das überschüssige Yang durch Bluten

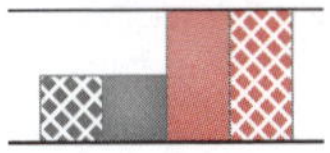

Starke Blutungen können zu Leber-Blut-Mangel führen, der sich im Intervall zwischen den Menstruationsblutungen bessert

Aus dem obigen Diagramm wird ersichtlich, dass starke Blutungen in Blut-Mangel resultieren können, der wiederum zu einer Zunahme der Trockenheit führt.

Akupunkturpunkte, die Nieren-Yin tonisieren:

Ni 7 ist hier vielleicht nicht der beste Punkt, da er Energie aus der Lunge bezieht und die Haut noch trockener macht; Ni 10 dagegen „holt" sich Energie vom Dickdarm-Yang und ist daher besser geeignet	Ni 10 und Ni 7
Ni 4 eignet sich vor allem für Hitze-Störungen, starke Menstruationsblutungen, Hitzewallungen etc.; Luo-Zustimmungspunkt der Niere	Ni 4
Mu-Alarm-Punkt der Niere	Gb 25

Hinweise für den Patienten:

- Über den Tag verteilt Wasser trinken
- Wasser beim Kochen verwenden; Körner, Hülsenfrüchte etc. über Nacht einweichen
- Weißfisch essen
- Mittagsschläfchen halten
- Baden statt duschen
- Schwimmen – mehr Zeit im Wasser verbringen
- Knochensuppe – vor allem bei Osteoporose

Wird das Nieren-Yin und das Blut mit den obigen Behandlungsvorschlägen genährt, verbessert sich auch automatisch die Haut. Dadurch, dass der Nieren-Mangel reduziert wird, sind die Nieren nicht länger auf die Lunge als einzige Wasser- und Nahrungsquelle angewiesen.

Nieren-Yang-Mangel

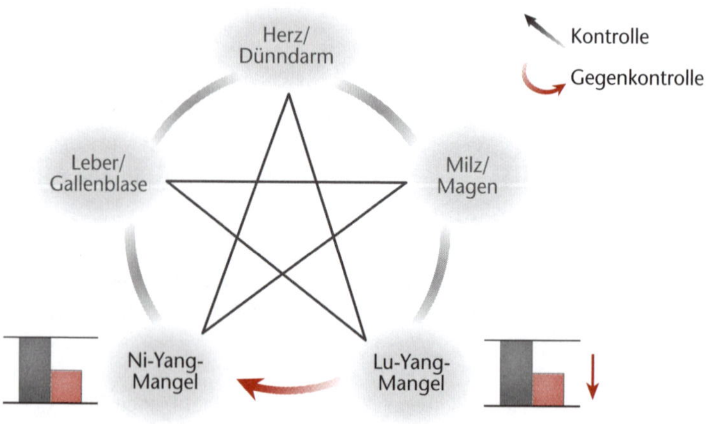

Abb. 3.15

Das Nieren-Yang versorgt uns mit vitaler und Lebens-Energie. Vergleicht man eine 20-jährige und eine 60-jährige Person, fällt auf, wie unterschiedlich beide hinsichtlich Erscheinungsbild, Körpersprache und energetischem Zustand sind. Die ältere Person bewegt sich langsamer, der Bewegungsspielraum ist eingeschränkter, die Haut ist faltiger und glanzloser und weist Altersflecken auf, die Kopfhaare sind matter und grau, eventuell ist auch weniger vorhanden. Die jüngere Person besitzt mehr Lebensenergie, jugendliche frische Haut, dichtes Kopfhaar, einen federnderen Gang und ist gelenkiger. Es ist das Nieren-Yang, dass diese „federnde“ Energie liefert, die wir in jungen Menschen beobachten können. Nieren-Yang bereichert unser Leben durch seine Energie, es weckt unser Interessse, erzeugt Libido, Aktivität und vieles mehr!

Nieren-Yang versorgt uns auch mit Wärme, vor allem die Knochen und Gelenke sowie die Beine und den Rücken. Es fördert die Funktionstüchtigkeit der Harn ableitenden Organe und des Fortpflanzungssystems. Es belebt die Kopfhaare und schärft das Gehör. Nieren-Yang erreicht seine optimale Wirksamkeit, wenn auch unsere Lebensenergie ihr Maximum erreicht hat.

Das folgende Diagramm veranschaulicht die Optimalzeiten der Lebensenergie für Frauen und für Männer (Abb. 3.16).

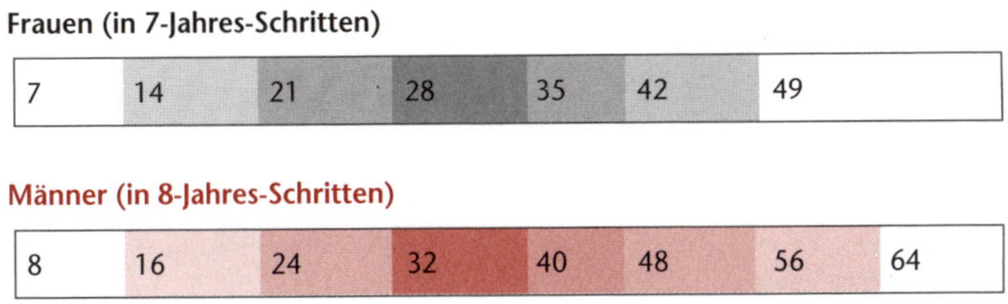

Abb. 3.16

Für die klinische Praxis bedeutet das, dass während der Optimalzeiten die Natur auf unserer Seite ist und die Behandlungen hier am wirksamsten sein werden. Bei der Behandlung von Patienten, deren Lebensenergie bereits abnimmt – und das ist der Großteil der Patienten, die zur kosmetischen Akupunktur kommen – müssen wir uns mehr anstrengen, um Veränderungen zu erzielen. Auch bedarf es der Kooperation der Patienten, um den gegenwärtigen energetischen Zustand zu erhalten sowie periodischer Behandlungen, um das energetische Gleichgewicht zu stützen.

Wie kann man nun das Nieren-Yang aktivieren? Im Gegensatz zum Nieren-Yin, das von einer kontinuierlichen Versorgung des Körpers mit Wasser abhängt, ist das Nieren-Yang zum Teil auf sportliche bzw. physische Aktivitäten sowie ein gesundes Sexualleben angewiesen. Wichtig ist hier das Maß, d. h. Ausgewogenheit ohne Übertreibung. Extreme körperliche Betätigung und zu viel Sex können das Nieren-Yin und das Blut erschöpfen, zu wenig Bewegung und Sex führen zu Nieren-Yang-Mangel, der dann die Lust am Sex oder an Bewegung weiter einschränkt. Stellen Sie sich jemand vor, der verliebt ist: Wer verliebt ist, strahlt vom Kopf bis zu den Zehen, die Körpersprache sprüht vor Lebensenergie und Zuversicht. Oder denken Sie an Leute, die regelmäßig Sport treiben: Auch hier fällt deren gesundes Aussehen und Jugendlichkeit auf, die nicht mit Cremes oder Massage gekauft werden können.

Für Frauen im Menstruationsalter sind ein regelmäßiger Zyklus und eine beschwerdenfreie Menstruation wichtig zur Erhaltung eines gesunden Nieren-Yang. Bestehen dagegen Menstruationsbeschwerden, kann deren Behandlung auch oft das Nieren-Yang verbessern.

Das Nieren-Yang kann leicht durch äußere Kälte angegriffen werden, vor allem wenn die unteren Körperpartien der Kälte ausgesetzt sind. Die Patienten sollten sich warm kleiden, vor allem Rücken und Beine warm halten und kalte Füße vermeiden. Wer zu kalten Füßen neigt, sollte vor dem zu Bett gehen ein warmes Fußbad nehmen (nicht mit kalten Füßen ins Bett gehen!).

Gutes Nieren-Yang kommt durch geschmeidige Haut und glänzende Haare zum Ausdruck, die Augen leuchten, die Wangen sind rosig und der Patient hat ein jugendliches Aussehen. Bei Nieren-Yang-Mangel dagegen ist die Haut fahl, die Haare matt, das Gesicht grau, die Augen ausdruckslos und uninteressiert – mit anderen Worten: Es ist einfach weniger Lebenskraft vorhanden. Auch wenn der Patient vielleicht erst 30 Jahre alt ist, kann er dennoch alt und abgestumpft wirken.

Nieren-Yang-Mangel verursacht zahlreiche andere Symptome:

- Frühzeitiges Ergrauen der Haare
- Das Blasen-Yang im Bereich des Rückens kann ebenfalls schwach sein und eine gekrümmte Haltung verursachen, da hier das Yang nicht kräftig genug ist, eine gerade Körperhaltung zu unterstützen.
- Patienten mit Nieren-Yang-Mangel sind oft faul und haben wenig Libido, sind generell nur wenig aktiv; es ist zu wenig Qi vorhanden, um Blut und Flüssigkeiten im Körper zu zirkulieren.
- Die Patienten leiden an Angst und Phobien – durch die Furcht werden sie noch passiver und frustrierter.
- Eventuell sind Wasser-Ansammlungen und Ödeme zu beobachten, die während des Tages zunehmen, nachts besser werden.
- Nieren-Yang-Mangel kann zu Nykturie führen, die den Schlaf beeinträchtigt und tagsüber Müdigkeit verursacht.
- Nieren-Yang-Mangel kommt häufiger in kalten Klimaregionen vor, da die Menschen hier verstärkt Kälte ausgesetzt sind.

Geschwächtes Nieren-Yang entzieht seiner Mutter, der Lunge, Energie. Resultat ist ein ebenfalls geschwächtes Lungen-Yang, das zu stumpfer Haut und Körperbehaarung sowie feucht-kalter Haut führt sowie das Immunsystem beeinträchtigt. Lungen-Qi sowie die Haut-Funktionen können sich verlangsamen.

Akupunkturpunkte zur Tonisierung von Nieren-Yang:

Shu-Zustimmungspunkt	Bl 23
Erd- bzw. Großmutter-Punkt	Ni 3
Tonisierungspunkt des gekoppelten Yang-Organs. Allerdings ist Bl 67 hier weniger angezeigt als Bl 23 und Ni 3, da dieser Punkt Energie von der Lunge bezieht, die bei Nieren-Yang-Mangel meist schon zusätzlich geschwächt ist	Bl 67
Yang in den zugeordeten Organen erhöhen und dadurch ermöglichen, dass mehr Yang der Niere zugute kommt	Di 11 und Ma 36

Hinweise für den Patienten:

- Regelmäßige, moderate Bewegung, die vor allem den Rücken und die Beine einbezieht
- Roter Fisch, Muscheln, rote Kidneybeans, gekochte Hühnerfüße oder Schweinshaxe (Tierfüße besitzen Nieren-Yang-Energie, da sie der unteren Körperhälfte entstammen, die ja auch den aktiveren Teil des Körpers darstellen)
- Fußmassage, warme Fußbäder, Radfahren

3.5 Element Holz: Leber und Gallenblase

Das Holz-Element wird durch die Leber und die Gallenblase repräsentiert, die genauso wie die anderen Organe einen wichtigen Einfluss auf die Lunge und die Haut haben.

Leber-Blut-Mangel

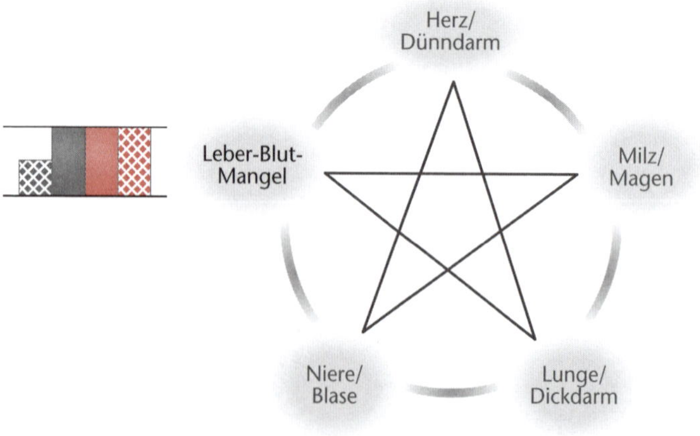

Abb. 3.17

Die Leber hat, wie das Herz, eine enge Verbindung zum Blut – das Herz synthetisiert das Blut, die Leber speichert und gibt Blut frei. Blut bezieht sich hier auf rotes Blut, das sämtliche Gewebe und auch die Haut mit Sauerstoff, Nährstoffen und Flüssigkeiten versorgt. Leber-Blut-Mangel verursacht wie Herz-Blut-Mangel Blässe, Schwindel und Kälte. Allerdings bestehen auch einige Unterschiede:

Leber-Blut-Mangel	**Herz-Blut-Mangel**
Blässe und Trockenheit am ganzen Körper	Blässe, Kälte und etwas Trockenheit, vor allem in der oberen Körperhälfte
Schwindel, trockene Augen, verschwommenes Sehen, einschlafende Hände und Füße (mit Bewegung besser), langer Menstruationszyklus mit wenig blassem Blut, trockene Haut und Kopfhaare, Haarausfall, brüchige Nägel, Muskel- und Sehnenschwäche, bei Stress reizbar	Geistige Erschöpfung, Konzentrationsmangel, Schlafstörungen, Depression, schwache Stimme, kalter Schweiß, vor allem an den Händen (diese für Qi- und Yang-Mangel typischen Symptoms sind Folge des Blut-Mangels)
Seitliche Zungenränder blass, seitlich eventuell nur wenig Zungenbelag; leerer, gespannter Puls	Blasse Zunge oder blasse Zungenspitze, leerer Puls

Akupunkturpunkte zur Behandlung von Herz-Blut-Mangel und Leber-Blut-Mangel:

Tonisieren Yin und Yang	Ren 14, Bl 15 (Mu- und Shu-Punkte des Herzens)
Verbessern Blut-Qualität und -Quantität	Bl 17 und Mi 10 (Meisterpunkt des Blutes und Meer des Blutes)
Tonisiert Knochenmark	Gb 39 (Meisterpunkt des Markes)
Tonisiert Leber-Yin, bessert Blutspeicherung	Bei Leber-Blut-Mangel zusätzlich Le 8 (Tonisierungspunkt)

Die Behandlung von Leber- bzw. Herz-Blut-Mangel ist sehr ähnlich, da Blut nur vom Herzen synthetisiert wird. Tonisiert man also nur die Leber, erhöht das nicht die Blutmenge.

Leber-Blut-Mangel kommt häufig im Zusammenhang mit Hauterkrankungen und kosmetischen Beschwerden vor. Leitsymptome sind trockene Haut am ganzen Körper sowie spärliche, schlecht genährte Körper- und Kopfbehaarung. Die Hautfarbe ist in der Regel nicht einheitlich, sondern rosa, bläulich bzw. blass marmoriert. Die Augen wirken oft eingesunken und sind trocken, Muskel- und Sehnenschwäche verursacht Hyperextension der Gelenke, der Patient ist kraftlos und sieht erschöpft und reizbar aus. Solche Patienten werden bei der Behandlung gerne „verwöhnt". Noch so viel „Liften" hilft hier meist wenig, dem Patient ein junges, frisches Aussehen zu verleihen. Dagegen zeigt eine energetische Behandlung meist gute Erfolge.

Ich erkläre solchen Patienten, dass ihr energetischer Zustand wichtiger als eine rein kosmetische Gesichtsbehandlung ist. Da die kosmetische Behandlung teurer ist, schlage ich in diesen Fällen zunächst vier allgemeine Sitzungen vor, um Energie und Blut aufzubauen. Auf dieser Basis ist kosmetische Akupunktur dann wesentlich effektiver:

Kosmetische Akupunktursitzungen beginnen mit einer 20-minütigen Energie ausgleichenden Behandlung. Dies macht die eigentlich kosmetische Behandlung wirksamer und sie hält länger vor. In Fällen mit einem schweren Leber-Blut-Mangel halte ich es jedoch für besser, erst nach 4 Sitzungen mit der kosmetischen Akupunktur zu beginnen.
Patienten kommen meist mit hohen Erwartungen zu uns. Diese können wir kaum erfüllen, wenn der allgemeine energetische Zustand des Patienten schlecht ist. Am besten ist hier ein Kompromiss: Wir klären den Patienten auf und können so eine gute Grundlage für weiteres therapeutisches Vorgehen schaffen.

Akupunkturpunkte, die Leber-Blut-Mangel tonisieren:

Für beide	Ren 14, Bl 15, Le 8
	Bl 17, Mi 10, Gb 39
Zur Verbesserung der allgemeinen Energie	Ren 6, Ma 36, Mi 6 und Lu 9
Bei Muskel- und Sehnenschwäche	Gb 34 für Leber

Hinweis für den Patienten:

- Eisenhaltige Präparate (ich empfehle in der Regel einen eisenhaltigen Kräutersirup)

Leber-Yin-Mangel, Leber-Feuer, Feuer-Hitze in der Leber

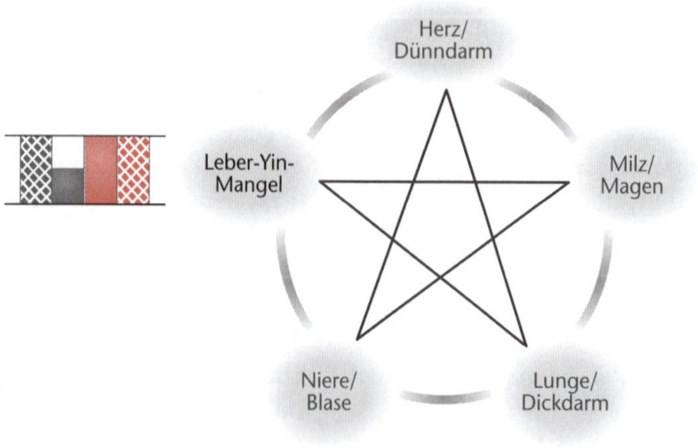

Abb. 3.18

Leber-Yin speichert das Blut in Leber und Blutgefäßen, Leber-Yang gibt das Blut zum Gebrauch aller Organe frei. Besteht nun ein Leber-Yin-Mangel, kann das Blut nicht in den Gefäßen gehalten werden, sodass sich bei Verletzung die Blutgerinnung verzögert. Solche Patienten bluten oft bei der Entfernung der Akupunkturnadeln.

Leber-Yang-Fülle und gleichzeitiger Leber-Yin-Mangel stellen ein ernstes Ungleichgewicht der Leber dar – wir sprechen hier von Leber-Feuer oder Feuer-Hitze in der Leber. Es können exzessive und spontane Blutungen in allen Organen und Geweben auftreten.

Während bei Leber-Yin-Mangel eher Blutungsstörungen bestehen, liegen bei Leber-Blut-Mangel eher Probleme mit dem Blut selbst vor. Beide verursachen generellen Blut-Mangel sowie trockene, schlecht ernährte Haut.

Leber-Yin-Mangel	Leber-Blut-Mangel
Trockenheit – Gefühl sandiger Augen, wiederkehrende Konjunktivitis, Brennen, Rötung	Blässe, unscharfes Sehen, Schwindel, leichter Kopf
Wiederkehrende Sehnenentzündungen, eingeschränkte Extension, Rupturanfälligkeit, schlechte Heilung, Muskelschmerzen bei Aktivität schlimmer, Muskelspannung Tendenz zu aufsteigendem Yang mit hohem Blutdruck, spontanen exzessiven Blutungen (Menstruation, Nasenbluten), verzögerte Koagulation, Spannung, Stress	Arme und Beine schlafen leicht ein, Taubheit wird durch Bewegung besser, Muskelschwäche Neigung zu Wind-Symptomen: nervöses Jucken, Niesen, wandernde Symptome, Lärm- und Lichtempfindlichkeit, plötzlich auftretende Symptome, lange Menstruationszyklen mit geringer Blutung
Kopfschmerzen während der Menstruation	Kopfschmerzen nach der Menstruation
Angespannte Person, kann aggressiv sein	Schwache, nervöse Person, reizbar
Trockene brüchige Nägel, Nagelbettentzündungen	Gekaute Fingernägel, weiße Flecken auf den Nägeln
Zungenränder brüchig, rote Papillen	Seitliche Zungenränder blass
Leber-Puls: tief und gespannt	Leber-Puls: tief und leer
Nervöse Tics und Tremor Erbrechen	Unkontrollierter innerer Tremor, nach oben starrende Augen Koliken
Behandlung	
• Leber-Yin tonisieren: Le 5 (Luo-Durchgangspunkt), Gb 40 sedieren, Ni 7 (oft ist die Mutter ebenfalls trocken) • Ni 7 (oft ist auch die Mutter trocken) • Wasser und salzige Nahrung sind zu empfehlen • Entspannung, Meditation • Du 20, Pe 6 • Fischöl, Sahne und süß-saure Nahrungsmittel • Vermeiden von Saurem und Alkohol	• Blut tonisieren: Bl 17 (Einflussreicher-Hui-Punkt Blut), Mi 10 (Meer des Blutes) • Ren 14 mit Bl 15 sowie He 9 mit Dü 3 (tonisieren Herz-Yin und -Yang) • Gb 30 (Einflussreicher-Hui-Punkt Knochenmark) • Wind beseitigende Punkte • Eisen • Vermeiden von Saurem und Alkohol

Aus der Tabelle geht hervor, dass bei **Leber-Yin-Mangel** Symptome wie Nervosität, Anspannung, Aggression und Hitze dominieren, während bei **Leber-Blut-Mangel** eher Symptome wie Trockenheit, Schwäche, mangelnde Ausdauer, Reizbarkeit und Kälte auftreten.

Beide Syndrome können zu Wind-Symptomen führen:

- **Leber-Yin-Mangel** führt eher zu Wind-Hitze-Symptomen.
- **Leber-Blut-Mangel** führt dagegen eher zu Wind-Kälte-Symptomen.
- Leber-Blut-Mangel verursacht oft Wind-Symptome, während Leber-Yin-Mangel aufsteigende Hitze verursacht, die wiederum Wind erzeugt.

Patienten, die zur kosmetischen Akupunktur kommen, klagen häufig über tiefe Falten auf der Stirn und zwischen den Augenbrauen. Botox-Injektionen können dieses Problem zwar kurzfristig lösen, aber verursachen eine vorübergehende Lähmung der örtlichen Muskulatur und wirken sich oft negativ auf die Nebenhöhlen aus.

Diese Falten können relativ gut mit Akupunktur behandelt werden. Auch besteht die Möglichkeit, bereits mit Botox geglättete Falten zu behandeln, bevor dessen Wirkung nachlässt. Zur Behandlung von Falten zwischen den Augenbrauen ist es besonders wichtig, deren Ursache festzustellen. Verspannt der Patient die Stirne, da er/sie angespannt oder gestresst ist? Bestehen Sehschwierigkeiten? Viele Leute sind zu eitel, eine Brille zu tragen, und müssen sämtliche Augenmuskeln anspannen, um einigermaßen sehen zu können. Leidet der Patient unter einer chronisch-allergischen Rhinitis oder Sinusitis, die sie/ihn veranlasst, die Gesichtsmuskeln anzuspannen? Bestehen Magenprobleme (der Stirnbereich hat auch eine Beziehung zum Magen)?

Nicht jeder, der Stress hat, ist angespannt oder nervös. Nicht jeder, der angespannt oder nervös ist, hat übermäßigen Stress. Vielmehr geht es um die Toleranz bzw. Einstellung des Patienten gegenüber Stress. Dominiert das Leber-Yang, treten meist verspannte Muskeln auf, aber die Person kann durchaus in der Lage sein, sich zu entspannen. Nimmt hingegen das Leber-Yin weiter ab, desto länger dauert es, bis sich die Person entspannen kann. Aus diesem Grund sind Patienten mit Leber-Yin-Mangel fast immer angespannt und gestresst, gleichgültig, wie viel oder wenig Arbeit sie zu bewältigen haben. Wenn solche Patienten Urlaub machen, brauchen sie in der Regel einige Tage, bis sie sich wirklich entspannen können.

Kommen bei einem Patienten Stress und Anspannung auch durch die Körpersprache zum Ausdruck, sollte diese Symptomatik gleichzeitig mit den Falten behandelt werden. Es ist hier notwendig, dass Leber-Yin zu tonisieren, einige beruhigende Punkte ins Programm aufzunehmen sowie die Augen und Nebenhöhlen entsprechend zu behandeln. Wird diese Strategie angewendet, hält der Behandlungserfolg länger an.

Akupunkturpunkte, die bei Stress und Anspannung Leber-Yin tonisieren:

Der Mu-Alarm-Punkt bzw. Rücken-Shu-Punkt wird hier gewählt, um die Energie im oberen des Dreifach-Erwärmers allgemein zu tonisieren; dies ist bei der Behandlung von angespannter Hals- und Gesichtsmuskulatur sehr erfolgreich. Die beiden Punkte sind eher bei blassen Patienten angezeigt, weniger bei Patienten mit einem geröteten Gesicht	Le 5, Lu 1, Bl 13, Lu 7, Pe 6 und Ren 14, Bl 15
Tonisiert Nieren-Yin (Mutter der Leber)	Ni 7
	Du 20, Bl 62
Für die Augen	Ex-HN 2 (Taiyang), Gb 14
Für Nase und Nebenhöhlen	Ex-HN 1 (Yintang) und Di 20 oder Ma 3 und Bl 2
Für Augen, Nase und Nebenhöhlen	Gb 20
Für allergische Beschwerden	Mi 10, Bl 17
Bei exzessivem Schleim	Ma 40

Leber-Qi – Leber-Wind

Wind ist Ausdruck einer Qi-Bewegung, die die Zirkulation von Blut, Energie und Flüssigkeiten im Körper ermöglicht. Die ungehinderte Zirkulation von Leber-Blut wird also durch Leber-Qi in Gang gehalten – auch Wind genannt – und ist eine wichtige Voraussetzung für gesunde Haut und Gewebe.

Wind wird oft als pathogener Faktor beschrieben, aber das ist nicht immer richtig. So ist eine Brise ein sanfter Wind, der notwendig ist, um die Bewegung von Blut, Flüssigkeiten und Energie im Körper hervorzurufen. Stellen Sie sich vor, Sie sitzen bei geschlossenen Fenstern in einem Raum mit 50 Personen. Die Luft ist stickig und alle warten sehnlichst darauf, dass Fenster und Türen geöffnet werden, um die Energie zirkulieren zu lassen. Zahlreiche Krankheiten, Hauterkrankungen eingeschlossen, verbessern sich durch Aufenthalte an der See. Dies zeigt, dass Wind bei Energieblockaden sowie Blut- und Flüssigkeits-Stagnation eine therapeutische Wirkung haben kann.

Wenn kein äußerer Wind verfügbar ist, um die freie Zirkulation in Bewegung zu halten, erzeugt die Leber inneren Wind. Dieser hat die wichtige Funktion, die Blut-, Flüssigkeits- und Energie-Zirkulation anzutreiben. Bei Leber-Qi-Mangel können daher sowohl die Energie- als auch Blut-Zirkulation blockiert werden (s. o. Leber-Qi-Mangel).

Leber-Qi-Mangel, Leber-Qi-Stagnation

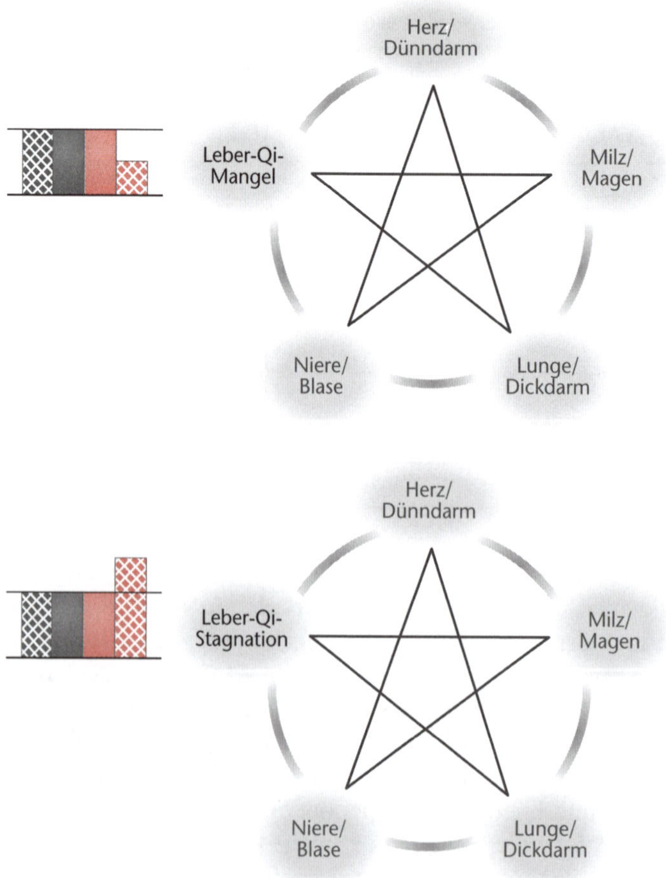

Abb. 3.19

Bei Leber-Qi-Mangel können sowohl die Energie- als auch Blut-Zirkulation blockiert sein. Es treten Symptome auf wie Globus hystericus (Fremdkörpergefühl im Hals), blockierte Emotionen, Obstipation, lokalisierte Ödeme, Krampfadern, durch Blut-Stagnation verursachte Muskelschmerzen, Dysmenorrhö oder unterschiedlich ausgeprägte Muskelverspannungen in beiden Körperhälften

Leber-Qi wird im Inneren durch Sport und harmonische Bewegungsübungen wie Tai-Chi oder Qigong usw. erzeugt. Langsame Dehnungsübungen (z.B. Pilates) sind ebenfalls empfehlenswert. Leber-Qi unterstützt insbesondere die venöse Blutzirkulation, den arteriellen Blutkreislauf (Herz) sowie die kapillare Blutversorgung (Milz). Wissenschaftliche Untersuchungen haben gezeigt, dass Leute, die Sport treiben, wesentlich weniger Herz- und Kreislaufprobleme haben. Auch sind solche Menschen mobiler und haben weniger motorische Störungen. Leber-Qi ist wichtig für elastische Blutgefäße und einen gesunden Blutdruck.

Leber-Qi hilft uns, mit Wut auf angemessene Art und Weise umzugehen. Wer gutes Leber-Qi hat, kann selbstbewusst, vernünftig und konstruktiv seine Unzufriedenheit zum Ausdruck bringen. Personen mit **Leber-Qi-Mangel** fressen Gefühle in sich hinein, sind in der Regel introvertiert und neigen zum Grübeln. Diese aufgestauten Gefühle bauen sich nach und nach auf und manifestieren sich schließlich in Symptomen wie Hypertonus, Kopfschmerzen, Urtikaria oder bronchialem Asthma.

Die Diagnose **Leber-Qi-Stagnation** wird in der klinischen Praxis wahrscheinlich zu oft gestellt – Therapeuten neigen dazu, Leber-Symptome, die nicht eingeordnet werden können, in diese Kategorie zu stellen. Problematisch ist hierbei, dass ein nicht richtig diagnostiziertes energetisches Ungleichgewicht nicht angemessen energetisch behandelt werden kann. Ich habe versucht, dies durch die nachfolgenden Diagramme zu verdeutlichen:

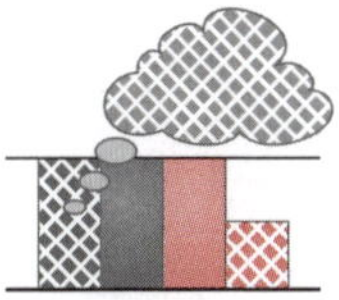

Hier fehlt die Willenskraft, aufgestaute Wut „herauszulassen". Es treten Symptome wie Hypertonus, Kopfschmerzen, Neurodermitis, Urtikaria und Tachykardie auf

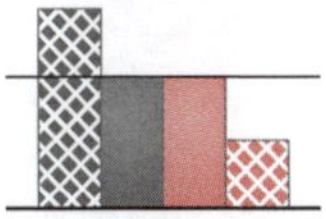

Diese Konstellation könnte zu schlechter venöser Zirkulation führen; es treten Krampfadern auf sowie Symptome, die Blut-Stagnation anzeigen wie klumpige Menstruationsblutungen oder Schmerzen durch Blut-Stagnation

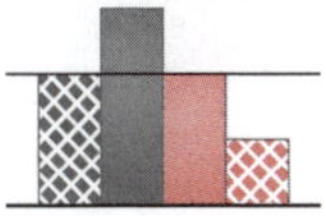

Hier stagniert Feuchte und Kälte entlang der Leber-Leitbahn, vor allem in der unteren Körperhälfte. Symptome: Feuchte, Schmerzen, Taubheit, genitaler Juckreiz, Hydrozele, Muskelkrämpfe

Die Symptome des im ersten Diagramm dargestellten Ungleichgewichts ähneln zwar der Leber-Qi-Stagnation, sind aber tatsächlich durch Leber-Qi-Mangel verursacht. Die folgenden Punkte sind hier zu empfehlen:

Akupunkturpunkte bei Leber-Qi-Stagnation durch Leber-Qi-Mangel:

Rücken-Shu-Punkt der Leber, verbessert die Leber-Funktion	Bl 18
Luo-Durchgangspunkt, beseitigt Stagnation	Gb 37
Der „große Ausscheider" hilft aufgestaute Wut und Frustrationen zu eliminieren	Di 4
Symptomatisch	Ma 40

Eine weitere Konstellation für Leber-Qi-Stagnation ist in der folgenden Abbildung dargestellt:

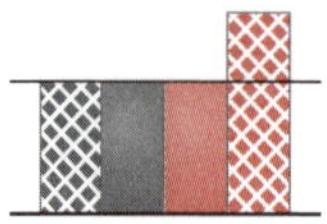

Energie (nicht Substanz!) kann sich im Mittleren Erwärmer (Leber!) stauen, ähnlich wie komprimierte Luft in einem geschlossenen Behälter. Diese gestaute Energie kann sich in Wind oder Hitze umwandeln und aufsteigen (Wind- bzw. Hitze-Symptomatik im Oberen Erwärmer); sie kann sich aber auch als Völlegefühl oder prämenstruell gespannte Brüste im Mittleren Erwärmer manifestieren

Behandlungsziel ist hier, Wind und Hitze sowie Fülle generell zu beseitigen. Ferner sind kühlende und beruhigende Punkte angezeigt.

Akupunkturpunkte bei Leber-Qi-Stagnation mit Qi-Fülle:

Leber-Yang sedieren	Gb 38, sedierend
Mit Wind eliminierender Sedierung (s. S. 91)	Wind-Punkte (s. S. 86); bester Punkt Le 2
Mit Hitze eliminierender Technik nadeln	Lokalpunkte
Harmonisiert die Leber	Le 3 Yuan-Quell-Punkt
Mu-Alarm-Punkt, kühlt und beruhigt die Leber	Le 14
Völlegefühl im Mittleren Erwärmer beseitigen	Di 4, Ma 25
Optimal mit ableitender Nadeltechnik (s. S. 88)	Mi 6
Fokussiert auf den Unteren Erwärmer	Ren 3

Pathologischer Leber-Wind

Pathologischer Leber-Wind kann aus vielerlei Gründen aufkommen:

- Durch Leber-Blut-Mangel
- Durch Leber-Yang-Fülle, die Wind und Hitze aufwirbelt
- Durch Leber-Qi-Stagnation

Leber-Blut-Mangel wirbelt Leber-Wind auf

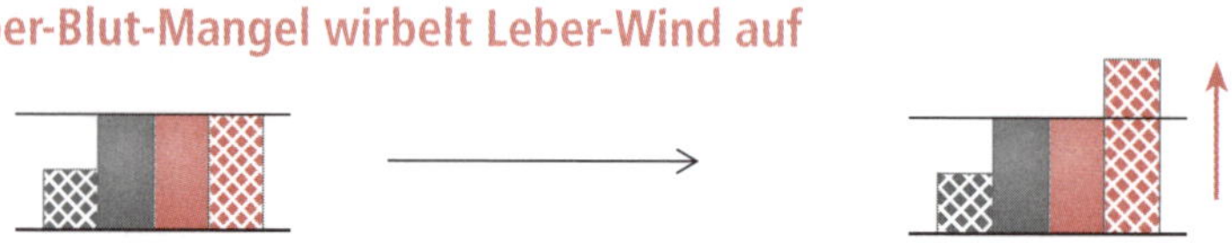

Leber-Blut-Mangel — Leber-Blut-Mangel wirbelt Leber-Wind auf

Dies ist eine häufige Ursache für chronische Fibromyalgie und chronisches Müdigkeitssyndrom, vor allem bei Frauen. Blut-Mangel ist bei Frauen durch den menstruationsbedingten Blutverlust sowie Geburten weiter verbreitet als bei Männern. Frauen arbeiten oft auch länger als Männer: Neben ihrem Beruf führen sie den Haushalt und kümmern sich um die Kinder. Die Anforderungen an die Energie von Frauen kann nicht durch Ruhephasen und Nahrungsaufnahme ausgeglichen werden. Dies führt dazu, dass die Essenz nicht aufgefüllt werden kann.

Es kommt zu Blut-Mangel, der wiederum Wind aufsteigen lässt.

Leber-Yang-Fülle lässt Leber-Wind aufsteigen

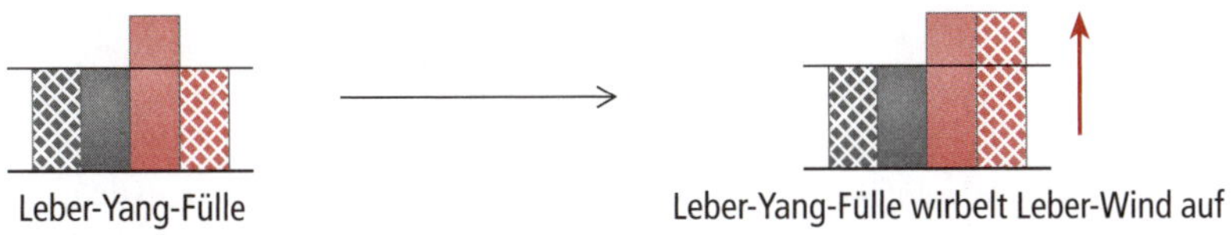

Leber-Yang kann aus zahlreichen Gründen aufsteigen – durch Wut, übermäßigen Alkoholgenuss, exzessive Irritation der Augen durch Computerarbeit oder Fernsehen. Wenn das Yang aufsteigt, irritiert dies den Wind und verursacht Wind-Hitze-Symptome, z.B. gerötete, juckende oder brennende Augen und Haut, verspannte Halsmuskulatur und Kopfschmerzen, Niesanfälle mit einer verstopften Nase usw. Der Wind kann ferner zu fleckigen Hautrötungen, Reizbarkeit und wandernden Schmerzen führen.

Leber-Qi-Stagnation (sowohl Leber-Qi-Stagnation als auch Leber-Qi-Mangel)

Ich habe diese beiden Störungen bereits im Zusammenhang mit der Symptomatik bei Leber-Qi-Stagnation beschrieben. In beiden Fällen steigt das Leber-Qi vom Mittleren zum Oberen Erwärmer auf und verursacht dabei aufgestaute Emotionen, extreme Anspannung, Kopfschmerzen, Hypertonus, Urtikaria, Neurodermitis usw. – also Wind-Symptome, die sich in der Leber und anderen vom Leber-Wind angegriffenen Organen manifestieren.

Wind-Symptome haben die folgenden Eigenschaften:

- **Irritierend:** Juckreiz, Niesen, Licht- und Lärmempfindlichkeit, Aversion gegen Wind auf der Haut, Reizbarkeit
- **Wandernd:** Hautläsionen oder schmerzhafte Körperstellen „wandern", sind nicht auf ein Körperareal fixiert
- **Paroxysmal:** Symptome erscheinen und verschwinden plötzlich (allergische Reaktionen, kolikartige Schmerzen, epileptische Anfälle usw.)
- **Blockierend:** Plötzlich auftretende Wind-Symptome können akute Bi-Syndrome verursachen (z.B. Hemiparesen)

Zahlreiche Hauterkrankungen manifestieren sich mit Juckreiz und wandernden Hautläsionen; oft sehen wir Patienten, deren eine Gesichtshälfte stärker angespannt ist als die andere; häufig auch ist das Gesicht durch Schmerzen vezerrt. Wann immer möglich, sollten wir zunächst den Wind eliminieren, Hitze zerstreuen und Schmerzen lindern. Das ist zwar keine einfache Aufgabe, aber so lange wir daran denken, dass wir ja den ganzen Patienten und nicht nur das Gesicht behandeln, sollten wir unsere Aufgabe zufriedenstellend erfüllen können!

Auf Seite 74 habe ich erklärt, warum Wind manchmal das Herz und manchmal die Lunge bzw. Haut angreift. Ohne bereits Gesagtes zu wiederholen, möchte ich nur daran erinnern, dass Wind ein Yang-Wesen besitzt, und obwohl Wind seinen Ursprung in der Leber hat, greift er an, wo immer er Yin- oder Blut-Mangel antrifft. Wird z.B. die Haut von Wind angegriffen, sollte zunächst der Wind in der betroffenen Region beseitigt werden, aber – je nach vorherrschendem Mangel – sollten auch das Blut oder Yin tonisiert werden.

Fallbeispiel Ein Patient mit Neurodermitis im Gesicht, am Hals und an den Händen; die Läsionen sind flach, gerötet und wandernd; die Haut trocken, schuppig und maskenhaft gespannt. Der Juckreiz verschlimmert sich bei Hitze und unter der Bettdecke. Der Patient ist ruhelos, nervös und leidet unter Schlafstörungen. Die Zunge hat in der Mitte einige Risse sowie rote Papillen an der Spitze.

Hier besteht offensichtlich Lungen-Yin-Mangel mit Wind-Hitze auf der Haut. Die Nervosität scheint durch den Lungen-Yin-Mangel verursacht zu sein, das Leber-Yang lässt den Wind aufsteigen und die Lunge angreifen, die ja bereits unter Yin-Mangel leidet.

Behandlung:

Leber ausgleichen	Gb 40 sedieren und Le 5 tonisieren (d.h. Yin tonisieren und Yang sedieren)
Wind beseitigende sedierende Nadeltechnik (s. S. 91)	Gb 20, Dü 12, Bl 12
Lungen-Yin tonisieren	Lu 1, Lu 8, Ren 17 und eventuell Ni 10

4 Die Beziehung zwischen Lunge und Haut und Körperflüssigkeiten

In diesem kurzen Kapitel möchte ich auf die für Hauterkrankungen so wichtige Beziehung zwischen Lunge, Haut und Körperflüssigkeiten eingehen

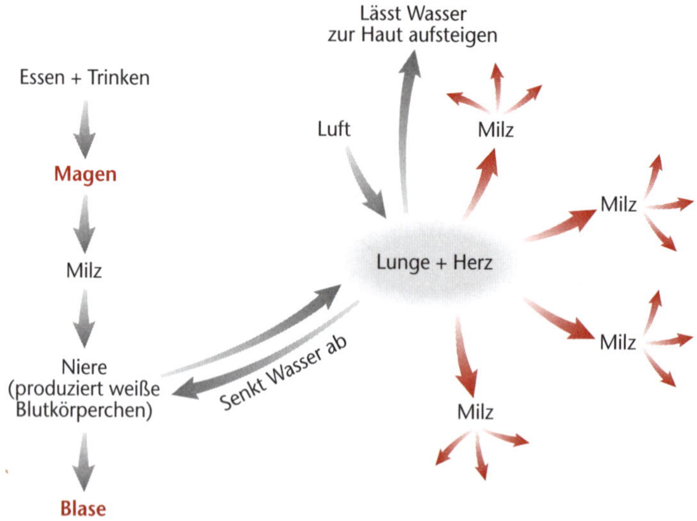

Abb. 4.1

Das Diagramm in Abbildung 4.1 verdeutlicht die Rolle, die Nahrung und Wasser bei der Blut-Synthese spielen. Die Milz absorbiert Nährstoffe aus Wasser und aufgenommener Nahrung und leitet diese abwärts zur Niere, die am Blut-Stoffwechsel durch die Herstellung von sauerstofffreiem Blut im Knochenmark beteiligt ist. Die Nieren wiederum senden Nährstoffe und Blut zur Lunge. Die Lunge und das Herz reichern das Blut mit Sauerstoff an („rotes Blut"). Dieses rote Blut wird zentral vom Herzen, peripher von der Milz zu allen Organen und Geweben gebracht.

Ist ausreichend Herz-Yang, jedoch nicht genügend Milz-Yang vorhanden, ist zwar der Körper warm, die Extremitäten sind dagegen kalt. Bei Milz-Qi-Mangel erhalten Hände und Füße zu wenig Blut und Nährstoffe. Dies verursacht Trockenheit, Taubheit und schlechte Wundheilung.

Wasser, das bei der Synthese des roten Blutes nicht verbraucht wurde, muss nun von der Lunge verarbeitet werden. Die Lunge hält gerade so viel Wasser zurück, wie zur Befeuchtung der Schleimhäute und Haut notwendig ist. Der Rest wird in zwei verschiedene Richtungen „verschickt":

- Ein Teil des Wassers steigt als Schweiß zur Körperoberfläche auf.
- Ein Teil des Wassers steigt zu den Nieren ab und wird dort nach Bedarf gespeichert oder ausgeschieden.

Beide Vorgänge (Herabführen bzw. Aufsteigen des Wassers) finden gleichzeitig und kontinuierlich statt. Allerdings schwitzen wir bei Hitze mehr, d.h. mehr Wasser muss aufsteigen, während wir bei Kälte größere Urinmengen ausscheiden, d.h. mehr Wasser muss herabgeführt werden.

Im Folgenden werden die Störungen dieser beiden Funktionen der Lunge beschrieben.

Lunge lässt Wasser aufsteigen und austreten

Ist die aufsteigende Funktion der Lunge gestört, wirkt sich dies hauptsächlich auf die Haut aus.

Dicke, trockene und schuppige Haut

Die Haut ist dick, trocken und schuppig, obwohl sich Feuchte und Flüssigkeiten unter der Oberfläche befinden. Aufgrund von Lungen-Qi-Mangel öffnen sich jedoch die Poren nicht, um die Flüssigkeiten auf der Hautoberfläche zu zerstreuen. Die absteigende Funktion der Lunge muss dabei nicht eingeschränkt sein, desgleichen kommen nicht unbedingt Atemwegsstörungen vor. Gute Beispiele sind Psoriasis und Myxödem.

Akupunkturpunkte zur Förderung des Aufsteigens von Wasser zur Oberfläche:

Lungen-Funktionen fördern (mit Shu-Zustimmungspunkt der Lunge)	Bl 13
Poren öffnen und Flüssigkeiten auf der Oberfläche zerstreuen	Di 4 und Di 11

Hinweis für den Patienten:

- Aufenthalte in feucht-heißem Klima bzw. Sauna oder Türkisches Bad

Dünne oder verhärtete, trockene und raue Haut

Dünne oder verhärtete, trockene und raue Haut zeigt an, dass zu wenig Wasser in der Lunge vorhanden ist. Dies weist in der Regel auf einen Lungen-Yin-Mangel hin, sodass hier oft begleitend trockene Schleimhäute sowie Trockenheit in Nase und Rachen auftreten. Es handelt sich hier also nicht wirklich um eine Störung der aufsteigenden Lungen-Funktion.

Akupunkturpunkte zur Tonisierung des Lungen-Yin:

Mu-Alarm-Punkt	Lu 1
Hauspunkt (mit tonisierender Technik tonisiert dieser Haus-[Yin-]Energie)	Lu 8
Meisterpunkt Atmungsorgane und Haut	Ren 17
Mit Fernpunkt des Thorax harmonisieren	Pe 6
Hauselement-Punkt, tonisiert Nieren-Yin	Ni 10

Hinweise für den Patienten:

- Wasserzufuhr erhöhen
- Mit Wasserdampf inhalieren

Kalte und schweißige Haut

Die Haut ist kalt und klamm, der Schweiß ist wässrig und tritt vor allem an kalten Körperstellen auf. Die Kälte ist hier auf einen Yang-Mangel an den betroffenen Körperbereichen zurückzuführen. Sind der gesamte Oberkörper sowie die Arme kalt, kann dies durch Herz-Blut-Mangel verursacht sein.

Schwitzt man bei Kälte, könnte dies an Lungen-Qi-Mangel liegen: Die Poren sind offen und zerstreuen Wasser, obwohl sie geschlossen sein sollten, um Hitze und Flüssigkeiten im Körper zu halten.

Noch wichtiger als die aufsteigende und zerstreuende Funktion ist es zu entscheiden, wann die Haut zerstreuen oder sich schließen sollte. Das korrekte Öffnen und Schließen der Poren dient dazu, die Körpertemperatur konstant zu halten. Dies ist abhängig von der Körpertemperatur. Die Funktion der Haut ist, die Körpertemperatur aufrechtzuerhalten.

Zerstreut die Haut nicht, obwohl der Körper heiß ist, oder schwitzt man, obwohl der Körper kalt ist, sind dies Anzeichen für Lungen-Qi-Mangel.

Akupunkturpunkte bei übermäßigem kaltem Schweiß:

Lungen-Qi stärken	Bl 13
Poren schließen, um Schwitzen zu stoppen	Lu 7 (tonisierend), Ni 7
Herz-Yang tonisieren (bei Kälte im Oberen Erwärmer)	Bl 15, He 3 und Dü 3
Bei Herz-Blut-Mangel: Herz-Blut nähren	Ren 14, Bl 15, Bl 17, Mi 10, Gb 39
Bei kalten Extremitäten: Meister-Punkt der Blutgefäße	Lu 9

Hinweis für den Patienten:

- Bei Herz-Blut-Mangel eisenhaltige Präparate einnehmen

Lunge senkt Wasser ab

Die absteigende Lungen-Funktion ist bei der Behandlung von Hauterkrankungen bzw. bei kosmetischer Akupunktur weniger von Belang. Der Vollständigkeit halber will ich diese jedoch im Folgenden kurz beschreiben.

Bei Störungen der absenkenden Lungen-Funktion treten hauptsächlich Schleim-Ansammlungen in der Lunge auf, die durch unterschiedliche Ursachen gekennzeichnet sind.

So kann sich in der Lunge wässriger, eventuell schaumiger, dünnflüssiger Schleim ansammeln, der leicht ausgeworfen werden kann. Begleitend treten Husten und Keuchatmung auf, vor allem bei kaltem und nassem Wetter sowie nachts oder früh morgens. Für diese Symptomatik kommen zwei Ursachen in Frage.

Die Lunge kann Wasser nicht absenken

Die Lunge kann Probleme haben, Flüssigkeiten abwärts zu senden, sodass sich zu viel Yin in der Lunge ansammelt und z.B. Lungenödeme entstehen. Behandlungziel ist hier, die absteigende Funktion der Lunge zu fördern.

Akupunkturpunkte, um Lungen-Yin zu sedieren und abwärts zur Niere zu senden:

Wasser-Punkt, Sedierungspunkt; durch Sedieren von Lu 5 kann exzessives Yin direkt von der Lunge zur Niere geleitet werden	Lu 5 sedieren
Schröpfen kann wirksam Flüssigkeit von den inneren Organen beseitigen. Hier wird zusätzlich zum Shu-Zustimmungspunkt der Lunge ein weiterer Shu-Zustimmungspunkt genadelt, da die Lunge ein großes Organ ist, sodass durch mehrere Schröpfgläser die Behandlung wirksamer ist	Bl 13, evt. Bl 17 (beide schröpfen)

Die Niere kann nicht mehr Wasser aufnehmen

Der andere Grund für Schleim-Ansammlungen in der Lunge kann darin bestehen, dass die Nieren bereits mit Yin saturiert sind, sodass eine weitere Wasseraufnahme nicht möglich ist. In einem solchen Fall kommen begleitend z.B. Beinödeme und wenig Urin vor. Die Ursache der Störung liegt hier also bei der Niere. Hier muss die Nieren-Funktion verbessert werden, um Nieren-Yin auszugleichen, sodass dieses absteigendes Yin von der Lunge aufzunehmen kann.

Akupunkturpunkte zur Verbesserung der Nieren-Funktion (Urinvolumen erhöhen)

Nieren-Funktion verbessern	Bl 23 (nadeln und schröpfen)
Wasserretention beeinflussen	Bl 58 (Luo-Verbindungspunkt)
Yang erhöhen (Erd-Punkt, Großmutter-Punkt der Niere)	Ni 3

Mangel an dünnen Flüssigkeiten

Ein weiteres Ungleichgewicht besteht in der Ansammlung von zähem, klebrigem, nur schwer auswerfbarem Schleim, der die Nasenwege, Nebenhöhlen oder Bronchiolen blockieren kann. In den Nebenhöhlen gebildeter Schleim kann in die Kehle laufen und dort Katarrh verursachen. Er kann ferner in den Bronchiolen und Alveolen stagnieren. Die Ursache hierfür ist Lungen-Yin-Mangel: Es fehlen dünne Flüssigkeiten, um den Schleim zu zirkulieren und auszuwerfen.

Akupunkturpunkte zur Tonisierung von Lungen-Yin, um den Schleim zu verdünnen:

Mu-Alarm-Punkt der Lunge	Lu 1
Haus-Element-Punkt	Lu 8
Meisterpunkt der Atemorgane	Ren 17 (in Richtung Gesicht nadeln)
Zirkulation verbessern	Ma 40
Haus-Element-Punkt, verbessert Yin allgemein	Ni 10
Trockenes Schröpfen fördert den Schleimauswurf	Bl 13, Bl 17
Schröpf-Kopfmassage fächerartig im Bereich zwischen hinterer Haaransatzlinie und dem Schulterblatt hilft bei Nebenhöhlen- und Rachenbeschwerden	Lokoregionale Behandlung

Hinweise für den Patienten:
- Regelmäßige Wasserzufuhr
- Dampfinhalationen, eventuell mit Ingwer (zerstreuende Funktion); Ingwer kann auch dem Wasser zum Trinken beigegeben werden.

5 Akupunkturpunkte und Stichtechniken

5.1 Häufig verwendete Akupunkturpunkte

Die im Folgenden genannten Punkte werden meist symptomatisch und ohne tiefer gehende Analyse eingesetzt, sind aber dennoch sehr wirksam und bieten unterschiedliche Herangehensweisen an die jeweilige Pathologie (Feuchte, Hitze, Ausscheidung, Unruhezustände). Da die meisten Hautkrankheiten mit Hautirritationen und Juckreiz verbunden sind, die durch Wind verursacht sind, spielen Punkte zur Beseitigung von Wind eine wichtige Rolle.

Punkte zur Beruhigung, bei Feuchte, Hitze und zur Ausscheidung:

Zur Beruhigung	Du 20, Pe 6, Anmian (Abb. 5.1)
Bei Nervosität	Le 3 oder Le 5 (Abb. 5.1)
Kühlen Blut-Hitze, reinigen das Blut, gegen Juckreiz	Mi 10, Bl 17 (Abb. 5.2)
Zerstreuen Hitze	Di 2, Dü 8 und 3E 10, jeweils sedieren, Bl 62 (Abb. 5.2)
Leiten Feuchte aus (durch Diurese)	Lu 5 (sedieren), Mi 9 (Abb. 5.3)
Zerstreuen Feuchte (durch Diaphorese)	Bl 13, Di 4 (Abb. 5.3)
Zirkulieren Feuchte	Bl 20, Ma 40, Bl 39 (Abb. 5.3)
Verbessern Ausscheidung (bei Obstipation)	Di 4, Ma 25, 3E 6 (Abb. 5.4)
Verbessern Ernährung und Feuchtigkeit der Haut	Lu 1, Ni 10 und Mi 3 (Abb. 5.4)
Meisterpunkt der Atemorgane, auch bei Hautstörungen einsetzbar	Ren 17 (Abb. 5.4)

Abb. 5.1 bis Abb. 5.5 zum Ausdrucken auf www.elsevier.de

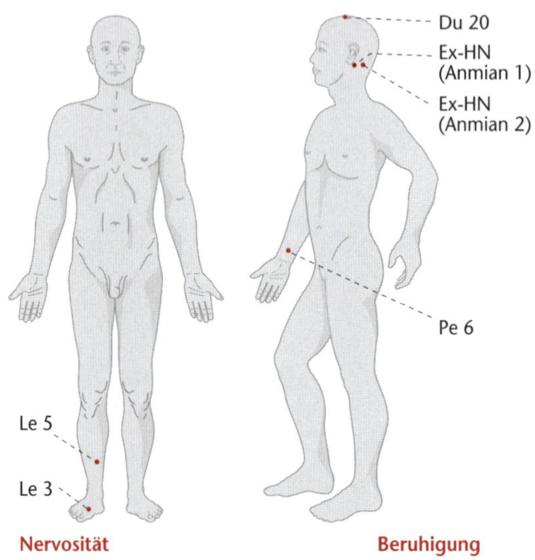

Abb. 5.1 Beruhigende Punkte

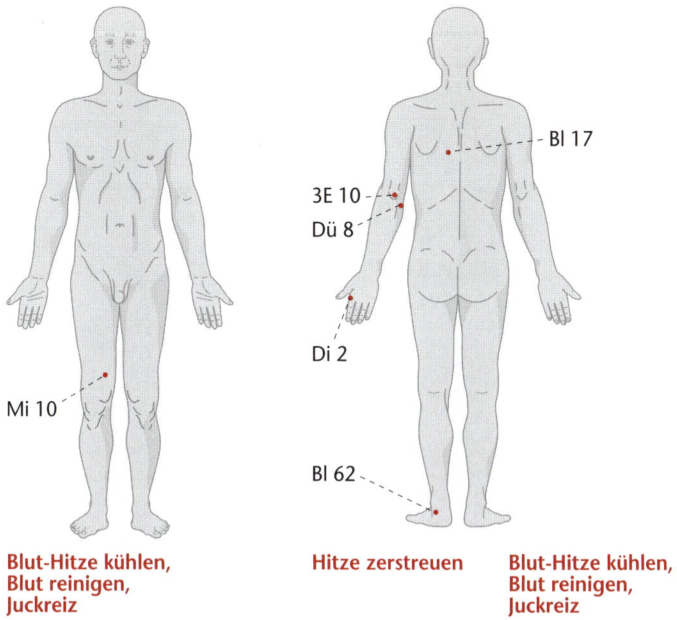

Abb. 5.2 Blut-Hitze kühlende Punkte

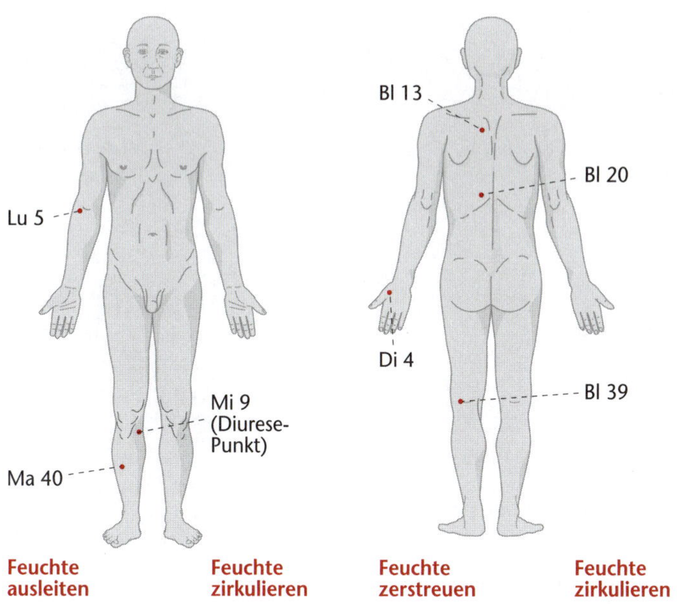

Abb. 5.3 Feuchte ausleitende und zerstreuende Punkte

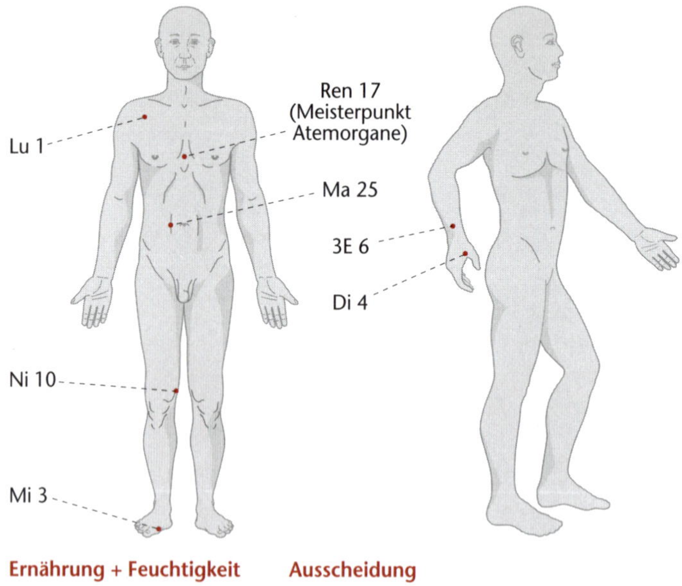

Abb. 5.4 Ernährung und Ausscheidung verbessernde Punkte

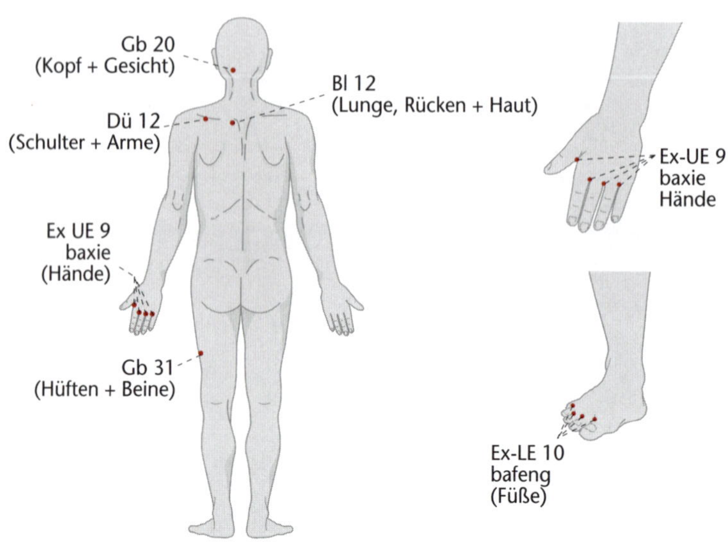

Abb. 5.5 Wind eliminierende Punkte

Punkte zur Beseitigung von Wind:

Für den Kopfbereich und das Gesicht	Gb 20
Für Lunge, Rücken und Haut	Bl 12
Für Schultern und Arme	Dü 12

Für die Hüften und Beine	Gb 31
Für die Hände	Baxie
Für die Füße	Bafeng

Bei Feuchte in der Haut werden z. B. oft zerstreuende Punkte **(Bl 13, Di 4)** oder die Zirkulation anregende Punkte **(Bl 20, Ma 40, Bl 39)** verwendet. Feuchte diuretisch ausleitende Punkte **(Lu 5, Mi 9)** werden eher bei Feuchte der inneren Organe eingesetzt.

Die „Obstipationspunkte" **(Di 4, Ma 25, 3E 6)** können nicht nur den Stuhlgang regulieren, sondern die Ausscheidung allgemein verbessern, beispielsweise von Talgabsonderungen der Haut, Menstruationsblut, aber auch von Emotionen. Aus diesem Grund eignen sie sich auch gut zur Klärung der Gesichtshaut.

Die Punkte **Mi 10** und **Bl 17** sind ausgezeichnete Punkte bei Allergien und Juckreiz. Sie wirken kühlend bei Blut-Hitze, sodass sie auch bei Akne, Karbunkeln, Follikulitis und ähnlichen, oberflächlichen Hautentzündungen nützlich sind. Diese beiden Punkte sind in der Regel bei fast allen Hauterkrankungen angezeigt, um das Blut und die Haut zu reinigen.

Hitze zerstreuende Punkte **(Di 2, Dü 8 und 3E 10, Bl 62)** werden hauptsächlich zum Ableiten von Hitze im Feuer- und Metall-Element verwendet. Bl 62 ist der Kardinalpunkt des Yang Qiao Mai, der den Körper kühlt.

Lu 1, Ni 10 und Mi 3 in Kombination kühlen, nähren und befeuchten die Haut. Nimmt der Patient zusätzlich ausreichend Wasser sowie nahrhaftes Essen zu sich, können diese Punkte zu einer wahren Metamorphose der Haut führen. Wenn ich einen Patienten mit dünner und trockener Haut behandle, nadle ich diese Punkte in jeder Sitzung.

Ren 17 ist der Meisterpunkt der Atmungsorgane. Die Haut mit eingeschlossen haben wir drei Lungen – insofern ist Ren 17 auch bei Hautproblemen angezeigt. Da dieser Punkt subkutan genadelt wird, muss man sich für eine Stichrichtung entscheiden: Zeigt die Nadelspitze in Fließrichtung des Meridians, erhöht dies das Yin der Haut und Atemwege; zeigt die Nadelspitze dagegen gegen die Fließrichtung, reduziert dies das Yin der Haut und Atemwege.

Die Wind beseitigenden Punkte werden bei irritierenden Symptomen wie Juckreiz, Wind-Aversion oder Kälte auf der Haut verwendet. Diese Punkte sind bei der Behandlung von allergischen Reaktionen (z. B. Niesen, Asthma, Urtikaria usw.) sowie von sämtlichen Störungen mit wanderndern oder plötzlich auftretenden Symptomen (z. B. Kopfschmerzen, Rheumatismus und Hautläsionen) von unschätzbarem Wert. Die entsprechenden Punkte werden je nach betroffener Körperregion ausgewählt und bei Wind-Hitze (das sind die meisten Hautstörungen) mit Wind beseitigender, sedierender Technik, bei Wind-Kälte mit Wind beseitigender, tonisierender Technik genadelt. (Die Differenzialdiagnose bei Wind-Hitze bzw. -Kälte und die jeweiligen Nadeltechniken sind auf S. 91 und 92 beschrieben.)

5.2 Spezielle Behandlungstechniken

Von der Punktauswahl abgesehen wird der Behandlungserfolg durch verschiedene Nadeltechniken sowie spezielle Behandlungstechniken beeinflusst. Folgende Techniken werden im Folgenden besprochen:

- Sedierende Technik
- Hitze eliminierende Technik
- Wind eliminierende Technik
- Hitze zuführende Technik
- Ableitende Technik
- Mikroaderlass
- Lokalpunkt-Nadelung
- Moxibustion
- Pflaumenblütenhämmerchen
- Schröpfen
- Elektrostimulation
- Gua Sha
- Laser

Sie möchten mich vielleicht fragen: Ist es wirklich notwenig, für eine wirksame Behandlung so viele verschiedene Techniken zu erlernen? Reicht es nicht aus, einfach einige Körperpunkte bzw. viele Punkte im Gesicht zu nadeln und die Dinge werden sich schon richten? Sollte da wirklich so viel Arbeit drin stecken?

Und hier meine Antwort: Behandelt man einen Patienten mit westlicher Medizin, würde man viele Tabletten, Mineralien, zahlreiche Injektionen und andere kosmetische Behandlungsverfahren anwenden, die mit schädlichen Nebenwirkungen verbunden sind und nur eine kurzfristige kosmetische Wirkung haben. Ist das nicht auch viel Arbeit? Bei der Akupunktur werden Tabletten und Injektionen durch Akupunkturpunkte und Nadeltechniken ersetzt. Zu diesen Techniken kommen energetisch ausgleichende Behandlungen dazu, um die Wirkung der Behandlung zu stabilisieren. Natürlich werden nicht alle Techniken an einem einzigen Patienten angewendet, sondern bei verschiedenen Patienten bzw. in verschiedenen Sitzungen. Wir sollten mit diesen Techniken vertraut sein, damit wir sie im Bedarfsfall anwenden können. Hat man diese Techniken einmal erlernt und verwendet sie regelmäßig, erscheinen sie nicht mehr so kompliziert und können wie selbstverständlich eingesetzt werden.

5.2.1 Sedierende Technik

Sedierende Nadeltechniken zerstreuen Energie weg von der betroffenen Körperregion, einem Meridian oder einem Organ. Es gibt zahlreiche Techniken, aber ich verwende hauptsächlich die im Folgenden beschriebenen beiden Techniken.

Nach Anwendung der Sedierungstechnik können die Nadeln bei akuten Problemen 5–10 Minuten liegen bleiben, bei chronischen Problemen 20–30 Minuten. Die Sedierung kann in diesem Zeitraum mehrmals und dann noch einmal kurz vor der Nadelentfernung wiederholt werden.

Stechen gegen die Fließrichtung eines Meridians

Diese Methode wird bei Punkten angewendet, die oberflächlich genadelt werden sollten, wie z.B. Lu 1 (durch die Nähe zur Lunge ein gefährlicher Punkt) oder Ren 17, Gb 14 oder Lu 7 (die direkt über einem Knochen liegen). Die Nadelspitze zeigt hierbei gegen die Fließrichtung, wenn man sedieren möchte (bei tonisierender Technik wird in Fließrichtung genadelt).

Vibration

Die zweite Methode ist die Vibrationstechnik. Die Nadel wird hier zunächst am gewünschten Punkt gesetzt, bis die Nadelsensation erreicht ist. Die Nadel wird dann mit möglichst vielen Fingern gehalten, die Hand ruht auf der Körperoberfläche des Patienten. Man lässt nun die Hand – und somit die Nadel – kontinuierlich für 30 Sekunden bis zu 2 Minuten vibrieren, je nachdem wie lange sediert werden soll. Für längeres Sedieren (und auch um Arbeitszeit zu sparen) empfiehlt sich Elektrostimulation (s. S. 104).

Die Vibrationstechnik kann verstärkt werden, indem die Vibration mit drehenden-zwirbelnden bzw. hebenden und senkenden Nadelbewegungen kombiniert wird. Die Intensität der Stimulation hängt von der Toleranz des Patienten ab. Zweck der Stimulation ist, Schmerzen zu stillen bzw. eine Energie-Fülle zu beseitigen, sie soll aber nicht so schmerzhaft sein, dass der Patient sonst nichts anderes mehr spürt.

5.2.2 Hitze eliminierende Technik

Diese einfache, aber sehr wirkungsvolle Methode kann an allen Akupunkturpunkten ausgeführt werden. Wird diese Technik z.B. am Sedierungspunkt Le 2 angewendet, wird die Hitze eventuell an das Sohn-Organ (He/Pe) weitergeleitet. Wird hingegen ein Punkt wie z.B. Ren 12 mit Hitze ausleitender Technik behandelt, zerstreut dies tatsächlich die Hitze nach außen und leitet sie nicht zu einem anderen Organ weiter.

Ren 12 eignet sich daher gut zur Zerstreuung von pathogener Hitze!

Vorgehen: Bei dieser Technik wird zunächst eine Nadel gesetzt und die Nadelsensation erreicht. Zum Ausleiten der Hitze wird die Nadel nun rasch durch alle drei Energieschichten (Himmel, Mensch, Erde) gesenkt und anschließend langsam von Schicht zu Schicht wieder gehoben – also Senken „in einem Rutsch“, dann Heben in drei Etappen. Dieses Vorgehen wird 6-mal wiederholt (6 ist die Zahl, die für Sedierung steht).

Mit dieser Nadeltechnik lässt sich jede Körperregion, aus der Hitze entfernt werden soll, kühlen. Sie kann z. B. bei Acne rosacea, menopausalen Hitzewallungen, Urtikaria, Ekzemen oder sogar bei Gastritis angewendet werden.

Die Wirkung der Hitze ausleitenden Nadeltechnik ähnelt der bei Mikroaderlass, hat aber den Vorteil, dass sie – anders als Mikroaderlass – in allen Körperregionen eingesetzt werden kann (Abb. 5.6).

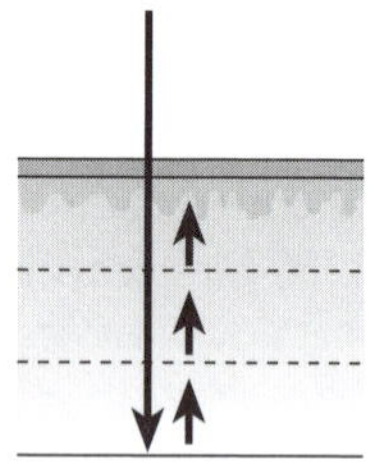

Abb. 5.6 Hitze eliminierende Technik

5.2.3 Hitze zuführende Technik

Diese Technik stellt das Gegenstück zur Hitze ausleitenden Technik dar. Mithilfe dieser Nadeltechnik lässt sich Yang von außen durch die drei energetischen Schichten dem Körperinneren zuführen. Auch diese Technik kann auf jedem Punkt angewendet werden, sie gibt ein eindeutiges Signal, was erreicht werden soll.

Vorgehen: Der zu behandelnde Punkt wird genadelt, bis eine Nadelsensation erreicht wird. Die Nadel wird dann jeweils 3-mal von Schicht zu Schicht in die Tiefe gesenkt (die Gesamttiefe hängt von der Dicke des Muskels bzw. Gewebes in der zu behandelnden Körperregion ab) und anschließend wieder bis zur oberflächlichen Schicht herausgezogen (Abb. 5.7). Dieses Vorgehen wird insgesamt 9-mal wiederholt (bzw. in Vielfachen von 9).

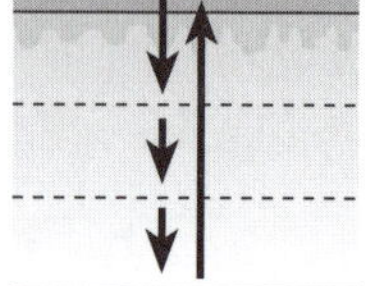

Abb 5.7 Hitze zuführende Technik

Der Patient hat während der Nadelung ein Wärmegefühl. Diese Technik eignet sich vor allem für Patienten, die den Moxa-Geruch nicht tolerieren können.

Je nachdem, welcher Punkt behandelt wird, lässt sich mit dieser Technik das Yang einer bestimmten Körperregion, eines Meridians oder eines Organs tonisieren:

- Auf Mu-Alarm- oder Shu-Zustimmungspunkten kann die Hitze zuführende Technik das Yang im jeweils zugeordneten Organ erhöhen.
- Anwendung auf Tonisierungs- oder Feuer-Punkten verursacht Hitze im entsprechenden Meridian bzw. Organ.
- Auf nicht-spezifischen Akupunkturpunkten mit Energie ausgleichendem Charakter wärmt diese Methode die Körperregion, in der sich der Punkt befindet.

5.2.4 Wind eliminierende Techniken

Hier werden zwei Techniken unterschieden:
- Die Wind eliminierende Tonisierung (bei Wind-Kälte)
- Die Wind eliminierende Sedierung (bei Wind-Hitze)

Im Zusammenhang mit Hautkrankheiten tritt Wind-Hitze häufiger auf als Wind-Kälte, sodass folglich die Wind eliminierende Sedierung häufiger zum Einsatz kommt. Allerdings ist die richtige Differenzierung von Wind-Hitze- bzw. -Kälte-Symptomen notwendig, um entsprechend die korrekte Behandlungsmethode zu wählen.

Wind-Kälte-Symptome	Wind-Hitze-Symptome
Blasse oder marmorierte Haut, schlechter bei kaltem Wetter; Hautsymptome eher konstant	Gerötete Haut, die sich heiß anfühlt; sich rasch ändernde Hautsymptome, ernster
Betroffene Hautstellen fühlen sich kalt an, eventuell Gänsehaut, Patient fühlt sich wohler, wenn die betroffenen Hautstellen bedeckt sind	Betroffene Hautstellen fühlen sich heiß an und verschlechtern sich bei Hitze, andere Hautstellen können gleichzeitig kalt sein
Wenig Durst, Bevorzugung von heißen Getränken	Viel Durst, Bevorzugung von kalten Getränken
Urin und Stuhl heller als gewöhnlich	Urin und Stuhl dunkler als gewöhnlich
Weißer Zungenbelag	Gelber Zungenbelag
Eventuell blasser Zungenkörper, vor allem an den Seiten	Der Zungenkörper kann an spezifischen Stellen gerötet sein
Der Puls ist drahtig (Wind) und langsam (Kälte)	Der Puls ist drahtig (Wind) und schnell (Hitze)
Erfordert Wind eliminierende, tonisierende Technik	Erfordert Wind eliminierende, sedierende Technik

Die Wind eliminierende Technik wird nur an Wind eliminierenden Punkten ausgeführt (S. 87). Wird die richtige Technik am richtigen Punkt angewendet, führt dies fast augenblicklich zum Erfolg. Ist jedoch die Diagnose falsch und es wird tonisiert, wo sediert werden sollte oder umgekehrt, wird es dem Patient augenblicklich schlechter gehen.

Wind eliminierende Tonisierung	Wind eliminierende Sedierung
Den Wind eliminierenden Punkt nadeln, die Nadel dabei so halten als würde beidseits genadelt, der Daumen ist unten (6 Uhr)	Selbes Vorgehen wie bei Wind eliminierender Tonisierung
Den Daumen zuerst zur Mitte drehen, dann weg von der Mitte, 9-mal wiederholen	Den Daumen von der Mitte wegdrehen, dann in Richtung zur Mitte, 6-mal wiederholen
1-mal heben, 3-mal senken (insgesamt 9-mal)	1-mal senken, 3-mal heben (insgesamt 6-mal)
Über den Nadelgriff von oben nach unten kratzen (9-mal)	Über den Nadelgriff von unten nach oben kratzen (9-mal)
Die Nadel 5 Minuten liegen lassen	Die Nadel 5 Minuten liegen lassen
Die Nadel beim Einatmen herausziehen	Die Nadel beim Ausatmen herausziehen
Das Nadelloch schließen	Das Nadelloch offen lassen

Neben Wind eliminierenden Punkten können auch andere Nah- oder Fernpunkte und Energie ausgleichende Punkte genadelt werden.

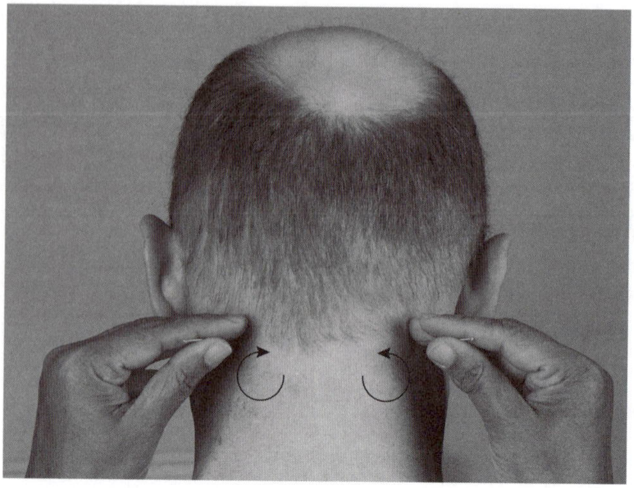

Abb. 5.8 Therapeut manipuliert Gb 20 beidseitig mit Wind eliminierender Sedierung. Bitte beachten Sie die Position der Daumen.

5.2.5 Ableitende Technik auf Mi 6

Diese Technik wird nur auf einem Punkt ausgeführt: Mi 6. Sie wird verwendet, um aufsteigende Energie – gleichgültig, welche Körperregion betroffen ist – in den Oberen Erwärmer abzusenken. In einer solchen Situation machen sich Hitze-Symptome insbesondere an Thorax, Hals, Armen und Gesicht bemerkbar, während die untere Körperhälfte weniger betroffen ist.

Bei der Behandlung von Hautproblemen eignet sich diese Technik insbesondere für Neurodermitis, Juckreiz oder allergische Reaktionen, die sich nur in der oberen Körperhälfte manifestieren.

Die ableitende Technik auf Mi 6 kann in der 1. Woche bis zu 3-mal, anschließend 1-mal wöchentlich durchgeführt werden. Sie ist kontraindiziert bei niedrigem Blutdruck, Bradykardie, Angina pectoris und Arrhythmie.

Vorgehen: Der Patient liegt bei dieser Behandlung auf dem Rücken und sollte nicht gleichzeitig weitere Nadeln im Körper haben. Die übrigen für die Behandlung vorgesehenen Punkte können entweder vorher oder nachher gestochen werden.

1. Schritt: Nadel bei Mi 6 beidseitig gerade so tief einführen, dass sie im rechten Winkel zur Haut stehen bleibt.

2. Schritt: Der Therapeut steht am Fußende des Patienten und kreuzt die Hände: die rechte Hand geht zum rechten Bein des Patienten, die linke Hand zum linken Bein. Die Nadeln werden gedreht:

- Bei Frauen: mit dem Daumen zuerst nach oben, dann nach unten – 6-mal.
- Bei Männern: mit dem Daumen zuerst nach unten, dann nach oben – 6-mal.

3. Schritt: Den Patienten durch die Nase einatmen, einmal schlucken (nicht Luft schlucken!) und durch die Nase wieder ausatmen lassen. Der Patient sollte dann auf diese Weise weiteratmen, bis er eine andere Anweisung bekommt.

4. Schritt: Die Nadel an Mi 6 ohne zu drehen so tief wie möglich einstechen; bei Kontakt zur Tibia nicht weiter vorschieben.

5. Schritt: Das Drehen in der tiefen Schicht wiederholen, mit dem Daumen zuerst nach unten, dann noch oben drehen (insgesamt 6-mal). Bei diesem Schritt gleiche Behandlung von Frauen bzw. Männern.

6. Schritt: Nadel 3-mal heben, 1-mal senken, mehrmals wiederholen, dabei allmählich oberflächlicher werden (s. Abb. 5.9).

7. Schritt: Ist die Nadel so oberflächlich, dass sie gerade noch steht ohne umzufallen, lässt man sie eine Minute lang unbewegt. Der Patient atmet weiter wie beschrieben.

8. Schritt: Nach einer Minute bereitet man das Herausziehen der Nadel vor. Der Patient sollte jetzt anders atmen: Die Hände auf den Magen legen, durch die Nase einatmen und kräftig durch Nase und Mund ausatmen, bei Ausatmen den Magen nach innen drücken. Beim 6. Ausatmen wird die Nadel entfernt.

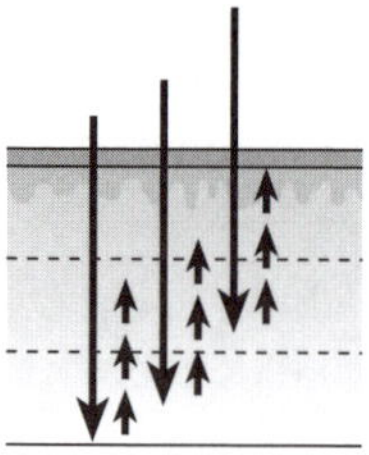

Abb. 5.9 Ableitende Nadeltechnik

Die Hautveränderungen können nach einigen Behandlungen mit der ableitenden Technik in die untere Körperhälfte wandern, wobei es sich allerdings um eine vorübergehende Erscheinung handelt, bevor sich die Haut gänzlich klärt. Dennoch ist es besser, den Patienten vorher auf diesen Umstand hinzuweisen.

Anmerkung: Diese Technik wirkt anfangs vielleicht etwas kompliziert, sodass bei den ersten Anwendungen eventuell das Buch mit zum Behandlungstisch genommen werden muss. Wenn Sie diese Technik ein paar Mal ausgeführt haben, gelingt es bald auch ohne Buch.

5.2.6 Mikroaderlass

Mikroaderlass wird in der Regel aus zwei Gründen angewendet:

- Zur Eliminierung von Hitze
- Zur Beseitigung von Blut-Stagnation

Mikroaderlass zur Eliminierung von Hitze

Hitze ist nicht immer als negativ anzusehen, im Gegenteil, wir brauchen Hitze, um den Körper zu wärmen und die Organfunktionen, den Stoffwechsel, das funktionale Qi usw. zu aktivieren.

Allerdings kann Hitze auch zum pathogenen Faktor werden. So kann sie eine Infektion oder Entzündung anzeigen. In solchen Fällen blockiert die Hitze das funktionale Qi und wird daher als pathogener Faktor angesehen, der eliminiert werden muss, auch, um dessen Übertragung auf weitere Organe zu verhindern.

Wird der Sedierungspunkt eines Meridians genadelt, um Hitze-Fülle zu zerstreuen, führt dies in der Regel dazu, dass die Hitze auf das Sohn-Organ übertragen wird, da der Sedierungspunkt eines Meridians auch dessen Sohn-Punkt ist. Lässt man den Sedierungspunkt jedoch bluten, kann die Hitze nach außen abgeleitet werden. Manchmal können hier selbst wenige Blutstropfen einen immensen Unterschied machen.

Mikroaderlass kann auf drei unterschiedliche Arten und Weisen angewendet werden.

Venöser Mikroaderlass

Venöser Mikroaderlass hat einen Effekt auf größere Körperareale, z. B. den gesamten Oberkörper. Er stellt insofern eine ideale Methode zur Behandlung von Urtikaria, akuten Hautentzündungen in der oberen Körperhälfte oder sogar von Lungenentzündung oder schwerer Bronchitis dar.

Fallbeispiel Ich habe vor einiger Zeit eine junge Frau (28 Jahre) mit akuter Psoriasis behandelt. Sie hatte an Armen, Hals, Gesicht und sogar auf den Brüsten entzündete rote Hautstellen mit brennender, juckender Haut. Der Ausschlag hatte plötzlich begonnen, als sie mit ihren beiden kleinen Kindern Urlaub bei ihren Eltern machte. Das ältere Paar fühlte sich durch die aktive Energie der Kinder gestört, und die Patientin wurde Zeugin, als ihr Vater eines ihrer Kinder schlug. Sie brachte diesen Zwischenfall nicht zur Sprache, sondern verkürzte ihren Urlaub. Sobald sie zu Hause ankam, brach die Psoriasis aus. Der Ausschlag war so schlimm, dass sie ihr Baby nicht stillen konnte.
Sie hatte zwei Behandlungen mit Mikroaderlass an Lu 5 sowie Lu 6 (mit Sedierung). Innerhalb von nur 3 Tagen hatte sich ihr Zustand um 95% verbessert.

Dieses Beispiel soll verdeutlichen, dass unterdrückte Wut in der Leber Wind-Hitze erzeugen kann, die dann die Lunge angreift und in den Oberen Erwärmer aufsteigt. Durch Mikroaderlass an Lu 5 war es möglich, die Hitze von der Lunge und dem Oberen Wärmer zu eliminieren.

Vorgehen: Mit einer Kanüle werden 3–5 ml Blut aus der Vene abgenommen, Einstich so nahe am Akupunkturpunkt wie möglich. Anschließend die Nadel entfernen und auf die Einstichstelle drücken, um die Blutung zu stillen.

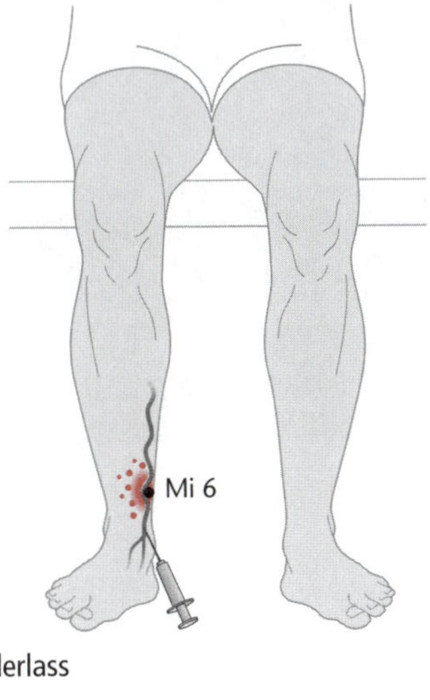

Abb. 5.10 Venöser Mikroaderlass

Mikroaderlass an den Finger- oder Zehenspitzen

Die Technik wird an den Finger- oder Zehenspitzen oder auch den Jing-Brunnen-Punkten der betroffenen Meridiane angewendet. Sie wäre z.B. bei sehr trockener Haut an den Händen sowie entzündeten, juckenden Handflächen angezeigt. Man könnte entweder die Fingerspitzen bluten lassen, vor allem den Punkt Pe 9, da der Perikard-Meridian direkt durch die Mitte der Handfläche zieht. 1–2-maliger Mikroaderlass reicht hier, um ausreichend Hitze aus der Hand freizugeben. Nadelt man zusätzlich noch den Punkt Pe 8, um Yin zu tonisieren, sollte die Haut nach ca. 3–4 Behandlungen weicher und feuchter sein.

Mikroaderlass an den Fingerspitzen ist ferner bei Entzündungen der kleinen Gelenke angezeigt und ist vor allem bei der Behandlung von psoriatischer Arthritis sehr wirksam (für beide Aspekte). Die Jing-Brunnen-Punkte eignen sich vor allem, um Hitze aus den Meridianen oder Sinnesorganen auszuleiten, z.B. Lu 11 bei Sinusitis oder Pharyngitis oder Ma 45 bei Herpes labialis usw.

Vorgehen: Den Finger im Bereich des distalen Phalanxgelenks pressen und mit einem Nadelschnäpper oder ähnlichem Instrument rasch die Fingerkuppe punktieren, den Finger weiter von proximal nach distal reiben und ca. 5–10 Tropfen Blut herausdrücken. Anschließend auf die punktierte Stelle drücken, um die Blutung zu stoppen.

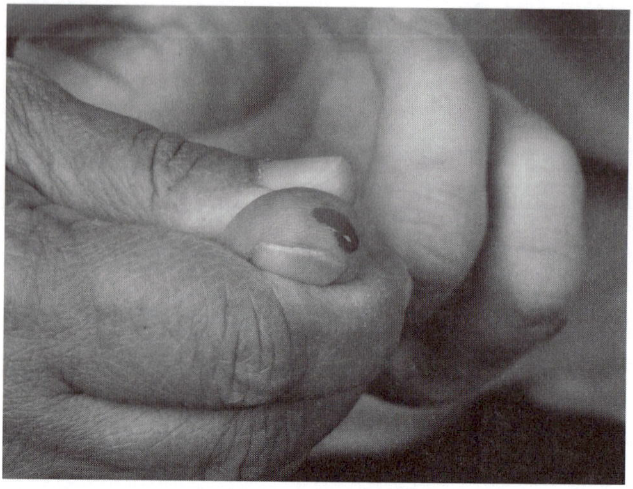

Abb. 5.11 Mikroaderlass an den Fingerspitzen (hier an Pe 9)

Mikroaderlass mit Pflaumenblütenhämmerchen

Hierbei handelt es sich um eine oberflächliche Mikroaderlasstechnik, die zur Beseitigung von Hitze verwendet wird, z.B. bei Hautproblemen mit dicken, trockenen Hautpartien oder bei Feuchte-Hitze. Eine gute Indikation für diese Technik ist z.B. die Neurodermitis mit dicken, erhabenen Läsionen in den Beugen, deren Ursache Feuchte-Stagnation ist, welche wiederum zu Hitze führt. Während die Feuchte mit Akupunkturpunkten behandelt werden kann, die die stagnierenden Flüssigkeiten zirkulieren, muss die Hitze von der Oberfläche eliminiert werden.

Das Pflaumenblütenhämmerchen hat 7 kurze Nadeln, mit denen die Hautoberfläche beklopft wird. Geschieht dies entsprechend kräftig, wird das Epithelium verletzt und es werden kleine Blutstropfen abgesondert. Die oberflächliche Hitze in der Haut wird dadurch nach außen freigegeben, was vom Patienten als sehr angenehm empfunden wird. Es ist ja auch oft zu beobachten, dass Patienten mit Ekzemen sich oft kratzen, bis sie bluten, um irritierende Hautstörungen zu lindern, wie z.B. bei Psoriasis.

Vorgehen: Das Pflaumenblütenhämmerchen wird am flexiblen Griff gehalten und die neurodermitischen Hautpartien werden mehrmals kräftig beklopft, bis an der Hautoberfläche eine Spur von Blut erscheint. Wenn die gesamte zu behandelnde Körperregion Blutstropfen zeigt, wartet man 1–2 Minuten und wischt dann das Blut ab.

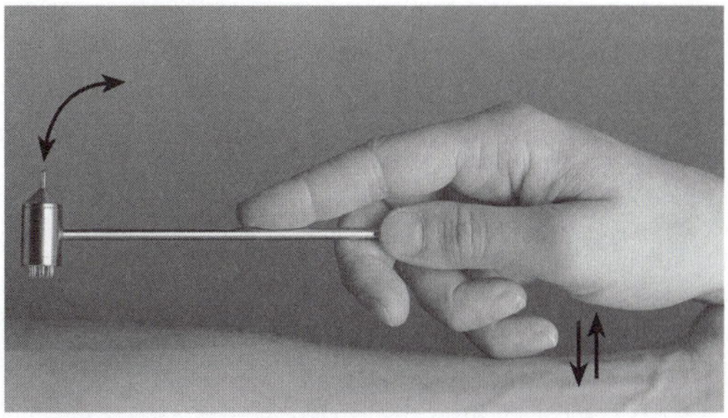

Abb. 5.12 Mikroaderlass mit Pflaumenblütenhämmerchen

Es empfiehlt sich, dem Patienten ein Pflaumenblütenhämmerchen mit nach Hause zu geben, sodass er es bei Bedarf selbst anwenden (lassen) kann. Diese Behandlungstechnik wird bereits am nachfolgenden Tag ein stark verändertes Erscheinungsbild der Haut zeigen: Die Haut ist flacher, rosa und glatter anstatt schuppig und rau, auch der Juckreiz ist reduziert.

Mikroaderlass zur Beseitigung von Blut-Stagnation

Bei der Behandlung von Schmerzen des Bewegungsapparates wird Mikroaderlass zur Linderung von tief sitzenden, stechenden, lokalisierten Schmerzen verwendet. Bei Hautproblemen findet diese Technik hautpsächlich bei der Behandlung von Varizenekzemen oder -geschwüren Anwendung. Durch die schlechte venöse Blutzirkulation entstehen in den Beinen Blut-Hitze sowie Ödeme. Es ist kaum möglich, den Zustand der Haut zu bessern, solange nicht auch die Zirkulation verbessert wird. In diesen Situationen stellt Mikroaderlass eine rasche und wirksame Methode dar, Blut-Hitze zu reduzieren.

Vorgehen: Der Patient sollte sitzen oder liegen, wobei eine Nierenschale zum Auffangen des Blutes bereitgehalten wird. Eine Spritze wird unterhalb bzw. distal eines knotigen Varizenclusters bzw. -ekzems nach oben in die Vene vorgeschoben. Man lässt sie 2–3 Minuten liegen und fängt das heraustropfende Blut in der Nierenschale auf.

5.2.7 Lokoregionales Nadeln

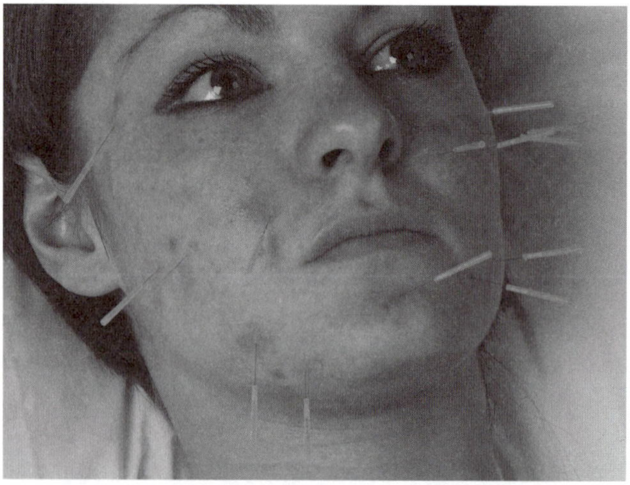

Abb. 5.13 Lokoregionales Nadeln am Beispiel Akne: Nadelinsertion auf gesunder Haut in der Nähe der Pusteln. Es können bis zu 15 Nadeln im Gesicht platziert werden.

Wir können oft beobachten, dass sich die Haut um eine Akupunkturnadel herum rötet. Dies zeigt an, dass sowohl Blut als auch Energie an der genadelten Stelle angekommen sind. Das lokale Nadeln von Punkten stellt eine Methode dar, um die Blutzirkulation in Körperregionen mit Stagnation und Qi-Mangel zu steigern. Diese Methode ist vor allem bei Acne vulgaris, Cellulitis und schlechter Wundheilung sehr wirksam.

Vorgehen: Es werden 15 mm 0,20-Nadeln verwendet.

- **Behandlung von Akne:** Es werden ca. 15 oberflächliche Nadeln im Gesicht angebracht. Die Nadeln werden in der Nähe der Akneeffloreszenzen gesetzt, gerade so tief, dass sie stehen und nicht umfallen. 20 Minuten liegen lassen.
- **Behandlung von Cellulitis:** Es wird die gleiche Nadellänge verwendet, aber hier wird die ganze Nadel in die Haut eingeführt. Es werden ca. 10 Nadeln auf jedem Schenkel verwendet und ca. 30 Minuten liegen gelassen.

Bei dieser Methode stellt sich die Wirkung direkt nach Entfernung der Nadeln ein: Die Haut sieht geschmeidiger und ebener aus, die betroffenen Körperstellen fühlen sich leichter an. Die Wirkung nimmt am Tag nach der Behandlung noch zu.

5.2.8 Moxibustion

Bei dieser weitverbreiteten Methode werden die Blätter von Artemisia vulgaris (Beifuß) im Frühjahr zwei Wochen in der Sonne getrocknet und anschließend zerstoßen. Die so hergestellte Moxalwolle wird wie Tabak abgebrannt – manchmal direkt auf der Haut (ohne Medium), manchmal indirekt mit Ingwer oder Knoblauch als Medium dazwischen. Bei Hautproblemen wird häufig die indirekte Moxibustion mit Ingwer durchgeführt.

Moxibustion ist eine Hitze-Behandlung, die in der Regel bei Störungen angewandt wird, die durch Kälte, Yang-Mangel oder Feuchte-Kälte gekennzeichnet sind. Warzen, Vitiligo sowie Psoriasis vom Kälte-Typ sind gute Indikationen.

Vorgehen bei Ingwer-Moxibustion: Frischer Ingwer wird in dünne Scheiben (ca. ⅛ cm) geschnitten, die man mit einer Akupunkturnadel durchsticht, sodass kleine Poren entstehen. Die Scheibe wird auf die zu behandelnde Stelle (Warze, Vitiligo oder Psoriasis) gelegt, darauf kommt ein kleiner Kegel aus Moxawolle, man an mehreren Stellen anzündet und abbrennen lässt. Wenn die Scheibe zu heiß wird, kann man sie seitlich anfassen und an eine andere Stelle verschieben. Es empfiehlt sich, eine Schale für zu heiß gewordene Ingwerscheiben bereitzuhalten.

Bei der Behandlung im Bereich unebener Körperstellen ist es schwierig, die rauchenden Ingerscheiben sicher zu platzieren. In solchen Fällen empfiehlt es sich, die betroffene Stelle mit frischem Ingwer einzureiben und mit einer Moxazigarre aufzuwärmen.

Die Verwendung von Ingwer zusätzlich zum Moxakraut verleiht der Behandlung einen stärkeren Yang-Charakter. Um das bestmöglichste Ergebnis zu erzielen, sollte die Behandlung täglich (so oft wie möglich) bis zu 14 Tagen ausgeführt werden.

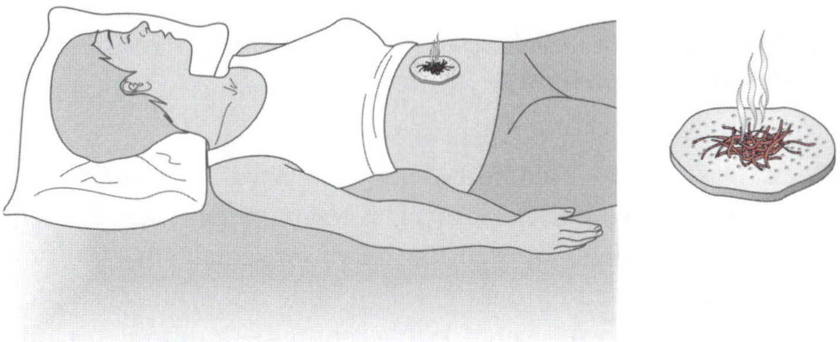

Abb. 5.14 Ingwer-Moxa

5.2.9 Pflaumenblütenhämmerchen

Das Pflaumenblütenhämmerchen hat 7 kurze Nadeln, die auf dem Kopf des Hämmerchens eng nebeneinander gruppiert sind. Die Haut kann damit unterschiedlich stark behandelt werden: Leichtes Klopfen führt zu einer Rötung der Haut, kräftigeres Klopfen führt zu Blutungen.

Hier möchte ich nur das leichte Klopfen besprechen (kräftiges Klopfen: s. Kap. 5.2.6). Diese Methode wird z.B. bei der Behandlung von Vitiligo eingesetzt oder wenn das Qi bewegt werden soll. Vor allem wichtig ist diese Methode aber zum Festigen des Bindegewebes, z.B. an Kinn, Unterbauch und „Fettreifen", die nie ganz verschwinden wollen. Therapiezonen und Linienführung mit dem Pflaumenblütenhämmerchen sind in Abbildung 5.15 dargestellt.

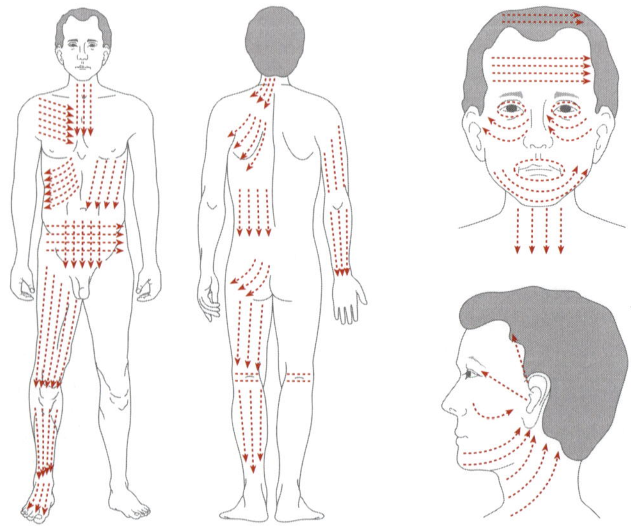

Abb. 5.15 Therapiezonen und Linienführung mit dem Pflaumenblütenhämmerchen.
Zum Ausdrucken auf www.elsevier.de

Vorgehen: Das Pflaumenblütenhämmerchen wird am Griff gehalten und die Haut entlang einer Linie beklopft. Das Klopfen sollte dabei nur in einer Richtung erfolgen (diese werden bei den einzelnen Behandlungplänen beschrieben). Nicht auf einer und derselben Linie hin- und herklopfen!

Alle 7 Nadeln sollten im rechten Winkel mit einem dumpfen Laut auf die Haut treffen. Die beklopften Punkte sollten dicht beeinander liegen, die Entfernung voneinander sollte nicht mehr als 1 cm betragen. Eine 8 cm lange Linie kann also nicht durch 4-maliges Klopfen behandelt werden.

Jede Linie muss mehrmals beklopft werden, in der Regel reicht 10–12-maliges Beklopfen zur Entstehung einer roten Linie aus, die sich meist innerhalb von 1–2 Minuten weiter ausbreitet. Nun kann man mit der Behandlung der nächsten Linie beginnen. Sollten Blutstropfen an der Hautoberfläche erscheinen, ist dies ein Zeichen, dass man zu fest klopft und die Klopfintensität reduzieren muss.

- Bei der Behandlung von Vitiligo muss man klopfen, bis sich die depigmentierten Hautstellen deutlich gerötet haben. Jede Stelle benötigt 10–14 Klopfbehandlungen, bevor die Pigmentierung einsetzt.
- Zum „Liften“ reichen 1–2 Sitzungen pro Woche aus. Sobald eine Besserung eingetreten ist: 1–2-mal monatlich unterstützende Behandlungen.
- Bei der Behandlung von „Reifen“ (d.h. Körperstellen, die fett und füllig bleiben, auch wenn der restliche Körper schlanker und beweglicher wird) ist es notwendig, das Qi an den betroffenen Körperstellen zu bewegen, sodass Stagnationen beseitigt und dadurch Blöcke gelöst werden können. Um das funktionale Qi zu bewegen, wird paravertebral auf Höhe der betroffenen Region geklopft, und zwar beidseits entlang einer vertikalen Linie von oben nach unten, ca. 1 cm lateral der Mittellinie (s.a. S. 197, Abb. 7.14):
  - „Reifen“ im Brustbereich: Klopfen im Bereich von C6 bis T7
  - „Reifen“ am Oberbauch: Klopfen im Bereich von T8 bis L2
  - „Reifen“ am Unterbauch und den Hüften: Klopfen im Bereich von L4 bis S4

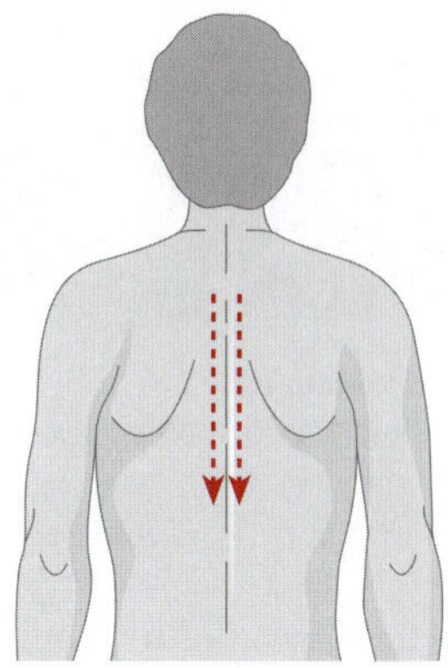

Abb. 5.16 Mit dem Pflaumenblütenhämmerchen entlang einer paravertebralen Linie Klopfen, ca. 10–15-mal – bis die Haut gerötet ist

5.2.10 Schröpfen

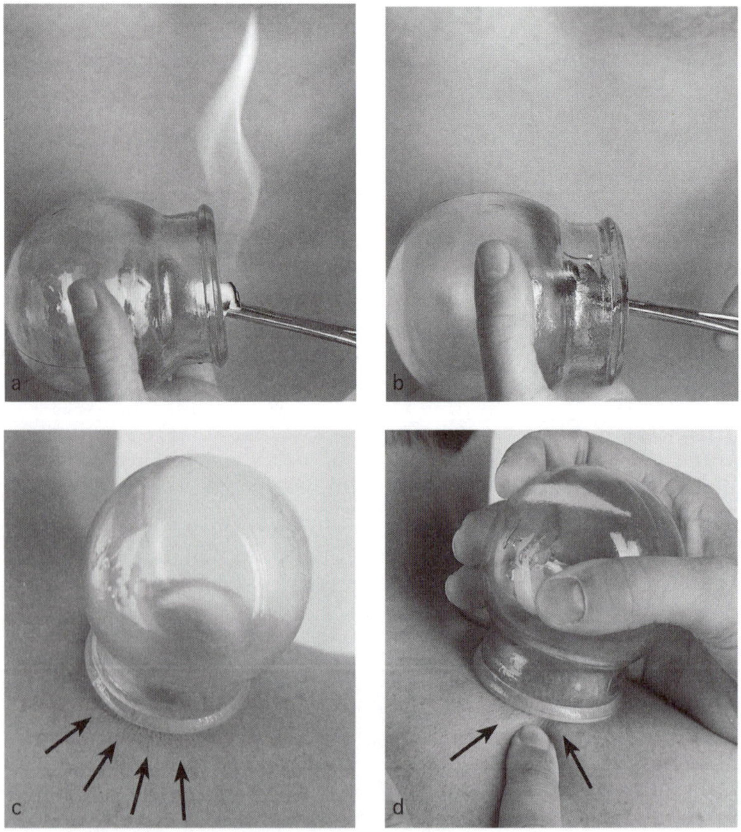

Abb. 5.17 Schröpftechnik (aus Focks, März 2005).
Videoclip zur Schröpftechnik (aus: Chirali, Schröpfen in der TCM, 2. Auflage, Elsevier München 2008)

Schröpfen ist eine traditionelle Therapieform, bei der früher Tierhörner oder später auch Bambusschalen und heute Schröpfgläser in verschiedenen Formen und Größen eingesetzt werden. Das Schröpfglas wird nach Erzeugung eines Vakuums auf die Haut gesetzt und saugt sich fest.

Schröpfen ist eine sehr wirksame Methode bei der Behandlung von Muskel- und Gelenkschmerzen, eignet sich durch den Saugeffekt jedoch auch zur Beseitigung von Feuchte. Für Beschwerden des Bewegungsapparates eignet sich Schröpfen am besten für solche Schmerzen, die nach einer Ruhepause schlechter sind und sich erst nach ca. 2–3 Stunden verbessern. Die körperliche Betätigung erzeugt das Qi, das zur Zirkulation stagnierender Feuchte nötig ist.

In der kosmetischen Akupunktur wird Schröpfen ebenfalls zur Verbesserung der Feuchte-Zirkulation eingesetzt. Die besten Ergebnisse zeigen sich dabei bei der Behandlung von Cellulitis (s. S. 191), wo Schröpfen zu Massagezwecken angewendet wird. Ferner lassen sich sehr wirksam Ödeme sowie Lymphödeme behandeln, entweder durch das Aufsetzen von Schröpfgläsern in den betroffenen Hautarealen oder durch Schröpfkopfmassage.

Vorgehen: Beim Aufsetzen der Schröpfgläser sind mehrere Arbeitstechniken möglich – einige sind im Folgenden beschrieben:

- **„Feuerschröpfen"**: Ein mit Alkohol getränkter Wattebausch wird mit einer Zange gehalten und angezündet, anschließend kurz in das Schröpfglas gehalten, sodass sich die Luft im Glas erhitzt. Dann wird das Glas schnell auf die zu behandelnde Hautstelle platziert – durch die abkühlende Luft entsteht ein Vakuum, sodass sich das Glas fest ansaugt. Je schneller dieser Vorgang ausgeführt wird, desto stärker ist die Saugkraft.
- **Schröpfglas mit Gummiball:** Hierbei handelt es sich um Schröpfglaser, an denen eine Gummiball befestigt ist. Der Ball wird zusammengedrückt und das Glas auf die Haut gesetzt. Durch Loslassen des Balls entsteht ein Vakuum, das das Glas an Ort und Stelle hält.
- **Schröpfgläser mit mechanischer Vakuumpumpe:** Diese Schröpfgläser sind erst seit kurzer Zeit erhältlich. Die Schröpfgläser besitzen ein Ventil, auf das eine Vakuumpumpe aufgesetzt werden kann. Das Glas wird auf die Haut gesetzt, mit der Pumpe kann dann die Luft abgesaugt werden. Die Saugintensität kann hier gut reguliert werden.
- **Schröpfkopfmassage:** Diese kann mit einfachen Schröpfgläsern (Feuerschröpfen) oder solchen mit Gummiball durchgeführt werden. Die zu behandelnde Hautstelle wird zunächst eingeölt. Ist eine Verbesserung der Zirkulation das Ziel der Massage, verwendet man am besten ein wärmendes Öl, z.B. Johanniskrautöl oder auch ein anderes, vorher aufgewärmtes Öl. Das Glas (nur eines!) wird an einem Ende der betroffenen Stelle entweder mit „Feuer" oder Saugkraft aufgesetzt und dann in vertikaler Richtung auf und ab bewegt, wobei 2-maliges Gleiten über die gleiche Stelle meist ausreicht. Der gesamte behandelte Körperbereich sollte mit breiten roten Streifen bedeckt sein (die Breite entspricht dem Durchmesser der Schröpfglasöffnung). Die Massage

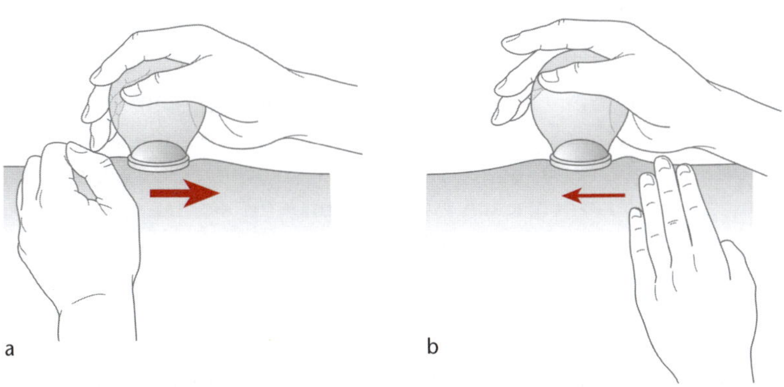

Abb. 5.18 Schröpfkopfmassage (aus Yuan 2004)

kann bei Verwendung von größeren Gläsern und entsprechender Saugkraft recht schmerzhaft sein. Für den Patienten ist die Benutzung von kleineren Gläsern und einem geringeren Vakuum angenehmer. Allerdings ist bei der Behandlung von stark ausgeprägter Feuchte (z.B. bei Cellulitis) für eine wirksame Behandlung ein stärkeres Vakuum notwendig.

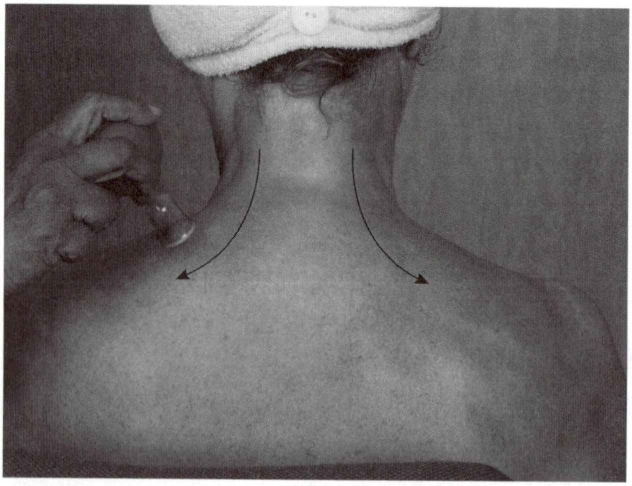

Abb. 5.19 Schröpfkopfmassage fächerförmig vom Haaransatz bis zur Skapula.

5.2.11 Elektrostimulation

Diese Behandlungsmethode, die in den 1960er-Jahren „erfunden" wurde, stellt eine Ergänzung zu den traditionellen Behandlungsmethoden der chinesischen Medizin dar. Ihr Hauptzweck besteht nach meiner Ansicht darin, Arbeit zu ersparen. Wieso?

Die klassische Methode der Stimulation erfordert, dass der Therapeut für die Dauer der Behandlung beim Patienten bleibt. Ist eine längere Nadelstimulation notwendig, ist das für den Therapeuten mit zeitlicher und körperlicher Belastung verbunden. Sollen mehr als zwei Punkte gleichzeitig stimuliert werden, dann braucht der Therapeut mehr als nur zwei Hände. Es ist daher so viel einfacher, die Nadelstimulation einer Maschine zu überlassen. Außerdem ist die manuelle Nadelstimulation für den Patienten schmerzhafter.

Elektrostimulation kann für verschiedene Zwecke eingesetzt werden. In der Dermatologie und kosmetischen Akupunktur wird sie hauptsächlich zum Kühlen der Haut und zur Festigung des Bindegewebes angewendet.

Vorgehen zum Kühlen der Haut: Zunächst werden an Körperstellen mit entzündeter oder heißer Haut Nadeln gesetzt. Die Nadelgriffe der jeweiligen Nadeln werden mit zwei Klemmen aus dem gleichen Ausgang des Elektrostimulationsgerätes verbunden und eine kontinuierliche Frequenz mit 5–10 Hz eingestellt. Die Behandlungsdauer beträgt ca. 20 Minuten.

Beispiele:

Bein, medial	Mi 10 und Mi 9
Arme	Di 11 und Lu 6
Arm medial	He 2 und Dü 7
Oberer Rücken	Bl 12 und Bl 17
Oberschenkel hinten	Bl 37 und Bl 40
Oberschenkel lateral	Gb 30 und Gb 31

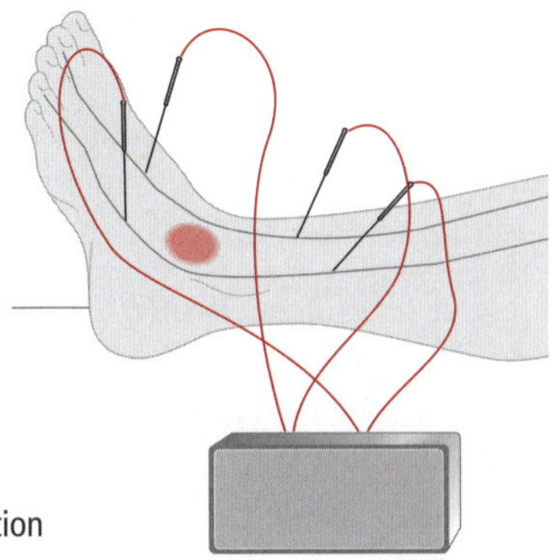

Abb. 5.20 Elektrostimulation

Fallbeispiel Eine sehr jung aussehende 62-jährige Frau kam wegen Schmerzen in beiden Füßen und im Steißbein zu mir in die Praxis. Diese Schmerzen hatte sie schon seit vielen Jahren. Seit drei Wochen litt sie jedoch zusätzlich unter einer Hautstörung, die vom Arzt als Urtikaria diagnostiziert wurde. Der Ausschlag hatte zunächst an beiden Knieinnenseiten begonnen und breitete sich nun weiter an den Innenseiten der Oberschenkel und an der Vorderseite der Beine aus. Als ich die Patientin sah, hatte der Ausschlag den Bereich um Mi 13 in der Leistenbeuge erreicht. Die betroffenen Stellen waren violett, geschwollen, juckend und verwandelten sich nach einigen Tagen zu einem trockenen Ausschlag mit verdickter Haut. Die Patientin berichtete, dass durch Kleidung verursachte Reibung an den betroffenen Hautpartien Schmerzen und die Sekretion von seröser Flüssigkeit verursachten.
Ich diagnostizierte Blut-Stagnation (violette und geschwollene Hautbereiche) mit Hitze (Hautjucken, Rötung, heiße Haut). Ich wählte die Punkte Ma 40 und Gb 37, um die Stagnation zu behandeln; die Punkte Mi 10 und Mi 9 behandelte ich mit elektrischer Stimulation, um die Hitze zu eliminieren. Die Symptome ließen nach nur einer Behandlung innerhalb von 4 Tagen allmählich nach.

Elektrostimulation ist bei Patienten mit Herzschrittmacher kontraindiziert. Darüber hinaus muss beim Anbringen der Klammern an den Nadelgriffen darauf geachtet werden, dass die zwei Klammern aus demselben Ausgang des Gerätes auf eine und derselben Körperseite angebracht werden und nicht über Kreuz, es sei denn es sprechen spezifische Gründe dafür.

5.2.12 Gua Sha

Gua Sha heißt wörtlich übersetzt „Schaben Sand". Es ist eine der traditionellen Zusatztherapien der Akupunktur. „Sha" bezieht sich auf Störungen, die durch den Angriff klimatischer Pathogene auf die Meridiane verursacht sind. Dies führt zu Blockaden und erzeugt Schmerzen, Kälte, Steifheit oder Taubheit in den Extremitäten oder auch Fieber, Erbrechen oder Diarrhö. Hält der Angriff der klimatischen Faktoren über einen längeren Zeitraum an, können diese weiter nach innen eindringen und sich auf ähnlich Weise auf das Körperinnere auswirken.

Sie haben sicher beobachtet, dass der Witterung ausgesetzte Haupartien schneller altern als bedeckte Hautstellen. Dies verdeutlicht die Auswirkungen der klimatischen Faktoren auf die Haut und die ihr zugeordneten Gewebe.

Das Bindegewebe bildet eine innere Hülle, die zwischen der Haut und den Muskeln liegt. Es verleiht Schutz und Festigkeit. Hier soll vor allem das fasziale Bindegewebe besprochen werden, dessen Aufbau und Funktionen anschaulich von Arya Neilson beschrieben werden:

> *„Die oberste Schicht der oberflächlichen Faszien ist die Fettschicht, die eine Isolationsfunktion hat und für eine konstante Körpertemperatur sorgt. Adipöses Gewebe ist metabolisch aktiv: Es speichert Fett als Treibstoff für Stoffwechselfunktionen und gibt Fett auf nervliche oder hormonelle Stimuli hin frei. Die Fettschicht entspricht in der chinesischen Medizin jener Lage, in der das Wei Qi (Abwehr-Qi) zirkuliert.*
> *Die tiefe Schicht der oberflächlichen Faszien liegt direkt über der tiefen Faszie und ist weniger dicht als diese. Hier befinden sich die Arterien, Venen, Nerven, Lymphgefäße und -knoten, die also nicht zwischen oberflächlicher und tiefer Faszie liegen. Diese Gefäße sind von der Faszie umgeben, durch die sie ziehen und werden dadurch miteinander verbunden und an ihrem Platz gehalten. Direkt unter und dicht anschließend an die oberflächliche Faszie befindet sich die tiefe Faszie. Sie bedeckt Muskeln, große Blutgefäße, alle großen Nerven und die tiefen Lymphgefäße und -knoten sowie verschiedene Drüsen.“* (Arya Neilson)

Die tiefe Faszie spaltet sich in Laminae auf, die die einzelnen Gefäße und Strukturen umgeben, und sich dann wieder vereinigen. Eine Schicht der tiefen Faszie kann sich weiterhin in zahlreiche Schichten aufspalten, um z.B. einen Hohlraum zu umhüllen. Es gibt keine Zelle oder keinen Raum, der nicht in das Bindegewebe integriert ist.

Die Fibrillen, die am Aufbau der Kollagenfasern beteiligt sind, besitzen einen Grad an Kristallinität; die abwechselnde Kompression und Expansion dieses Kristallgitters erzeugt einen piezoelektrischen Effekt. Die durch die willkürliche Muskelbewegung und auch die kontinuierliche Zellbewegung resultierende Kompression reicht aus, um ein elektrisches Feld zu erzeugen.

Oschmann (1987) konnte nachweisen, dass sich diese elektrischen Felder durch das Gewebe fortpflanzen können, wobei Signale zur Zellaktivierung freigesetzt werden. Die Zellen können diese Information in Stoffwechselprozesse (z.B. Ernährung und Unterhaltung des umgebenden Gewebes) umsetzen.

Hitze und Bewegung halten die Grundsubstanz in einem flüssigen Zustand und ermöglichen Transport und Weiterleitung. Mangel an Bewegung sowie Wärme können dazu führen, dass die Grundsubstanz geliert und die Kollagenfasern infolgedessen bündelweise verkleben. Dies wiederum resultiert in einer Verdickung und Verkürzung des Bindegewebes, eventuell sogar in einer Verklebung mit dem darunterliegenden Gewebe (Adhäsionen), was zu reduzierter Beweglichkeit, verlangsamtem Stoffwechsel und gestörter Immunität führt.

> *„Bewegung und Strecken bringen Leben in das Bindegewebe. Druck, Reibung, Massage, Akupunktur sowie andere taktile Stimulation schaffen fasziale Ereignisse. Piezoelektrische Signale führen zu chemischen Veränderungen und senden somit auch Signale an die Zellen aus. Gelierte Grundsubstanzen erwärmen und lockern sich und werden dadurch geschmeidiger. Dies erhöht Leitfähigkeit und Stoffwechsel. Exzessive statische Flüssigkeit wird adstringiert. Die Verklebung der Fibrillen und adhäsionsbedingte Konstriktionen werden verhindert. Die Immunfunktion des Bindegewebes wird angeregt.“* (Arya Neilson)

Das Bindegewebe wird zum Großteil von Milz-Blut genährt, während Milz-Qi für die Straffheit verantwortlich ist. Dabei ist die taktile Stimulation des Bindegewebes für die optimale Nutzung der Nährstoffe und Flüssigkeiten von größter Wichtigkeit. Das Gleiche gilt für den Erhalt der Festigkeit und eine gute Versorgung mit Qi. Dies erklärt, warum Gua Sha hier eine sehr nützliche Technik darstellt. Ich wende Gua Sha vor allem zur Belebung des Bindegewebes im Gesicht und am Hals an, besonders da, wo sich die Alterungsprozesse und Faltenbildung bemerkbar machen. Gua Sha steigert die Zufuhr von Nährstoffen, unterstützt die Bindegewebsfunktionen, wärmt und verleiht Geschmeidigkeit, aktiviert die Fibroblasten, sodass diese mehr Kollagen und Grundsubstanz herstellen.

Schlaffes Bindegewebe im Gesicht lässt sich durch Akupunktur gut liften, allerdings zeigen die kleinen Falten um Augen, Mund und am Hals bzw. Dekolleté oft nur wenig Veränderung. Hier liefert Gua Sha gute Ergebnisse, vor allem längerfristig.

Ein Nachteil der Behandlung mit Gua Sha besteht darin, dass die Hautrötung bis zu 2 Tage nach der Behandlung bestehen bleiben kann und dass es für den Therapeuten eine zeitaufwändige Behandlungsmethode darstellt.

Vorgehen

Auf die zu behandelnde Hautpartie wird Öl aufgetragen – ich verwende meist Johanniskrautöl, das sich für die meisten Patienten eignet. Bei Patienten mit sehr empfindlicher Haut kann es allerdings zur Bildung von Quaddeln kommen, sodass es sich hier empfiehlt, stattdessen neutrales Babyöl zu verwenden.

Öle mit kühlenden Eigenschaften (z. B. mit Minze, Aloe vera oder Teebaumöl) sollten vermieden werden.

Anschließend die Hände waschen und trocknen (damit sie nicht glitschig sind) und mit einer kleinen Schale mit abgerundeten Rändern, einem Keramiklöffel oder einem speziellen Gua-Sha-Instrument die Haut sanft immer in eine Richtung schaben (Abb. 5.21). Sobald die Haut gerötet ist, werden die behandelten Hautstellen mit einem speziellen Gua-Sha-Roller geglättet, um die Rötung gleichmäßig zu verteilen. (*Anmerkung:* Bei der Behandlung von myofaszialen Schmerzen mit Gua Sha wird solange geschabt, bis kleine rote Petechien an der Hauptoberfläche auftreten. Bei der kosmetischen Akupunktur sollte die Behandlung jedoch vor diesem Zeitpunkt oder mit dem Schaben aufgehört werden, wenn sich Petechien bilden. Ein weiterer Unterschied besteht darin, dass bei kosmetischen Behandlungen immer nach oben und nach außen geschabt wird [s. Abb. 5.22]).

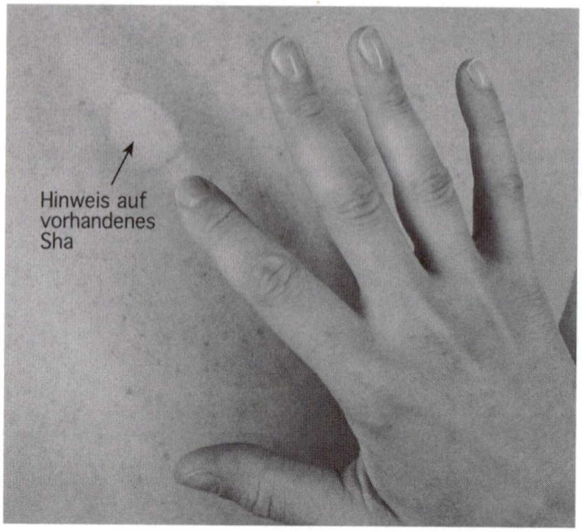

Abb. 5.21a Gua-Sha-Technik (aus Focks, März 2005).
Überprüfung auf vorhandenes Sha: Kurzfristig Druck auf die betroffenen Regionen ausüben, Finger schnell wegziehen und Entwicklung „weißer Flecken" beobachten.

Die Behandlung sollte zeitlich folgendermaßen durchgeführt werden:

- Die beiden ersten Male 2-mal wöchentlich
- Dann 1-mal alle 2 Wochen
- Anschließend 1-mal pro Monat, falls notwendig

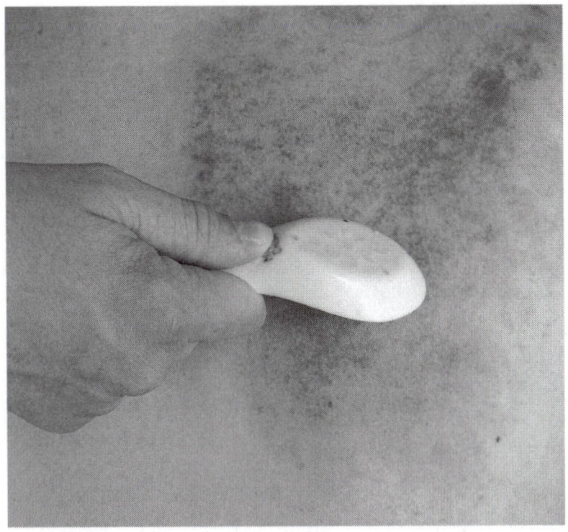

Abb. 5.21b Gua-Sha-Technik: Schabematerial in einem 30-Grad-Winkel zur Haut sanft über die Behandlungsregion drücken. Bei kosmetischer Behandlung mit dem Reiben aufhören, wenn sich Petechien zeigen (aus Focks, März 2005).

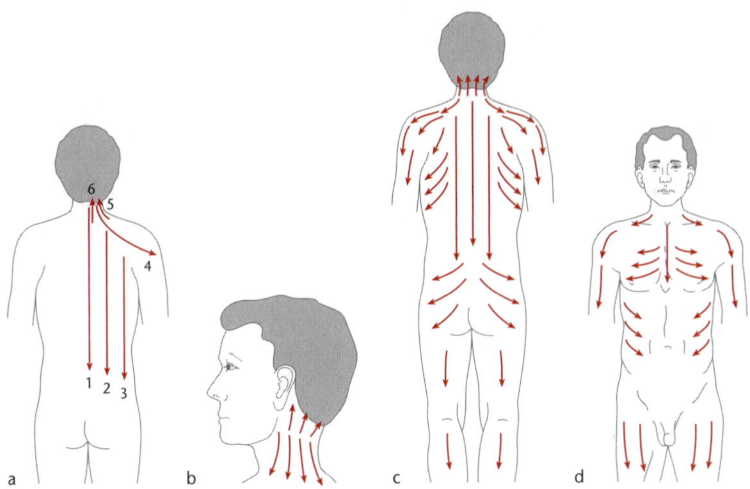

Abb. 5.22 Gua-Sha-Behandlungsrichtungen (aus Focks, März 2005).
Zum Ausdrucken auf www.elsevier.de

Der Patient wird angewiesen, direkte Sonneneinstrahlung auf den behandelten Hautstellen zu vermeiden, bis die Rötung zurückgegangen ist, um eine Hyperpigmentierung der Haut zu vermeiden.

5.2.13 Laser

Laser, die neueste Zusatztherapie in der kosmetischen Akupunktur, liefert in Kombination mit Akupunktur die besten Ergebnisse. Mit dem Laser ist es möglich, auf sanfte, schmerzlose Weise tiefer in das Gewebe einzudringen und die Zellen zu verjüngen. Laser ist vor allem auch bei der Behandlung von Hautkrankheiten wie Ekzemen, Akne, Varizenulzera usw. sehr wirksam. Die Sitzungsdauer ist nur kurz und die Patienten in der Regel mit den Ergebnissen sehr zufrieden.

Es gibt spezielle Lasergeräte für die kosmetische Akupunktur, die für die jeweiligen Behandlungen auf spezifische Frequenzen eingestellt werden können. Hat man sich erst mit der Handhabung des Gerätes vertraut gemacht, ist die Anwendung einfach.

Eines der neusten Geräte ist der Polylaser derma mit Alpha-Frequenz, der in Kombination mit hyaluronischer Säure zur Hautverjüngung eingesetzt wird und eine ausgezeichnete, ergänzende Therapie zur kosmetischen Akupunktur darstellt. Lasertherapie eignet sich vor allem für die kleinen Fältchen und unrein aussehende Haut – durch die Lasereinwirkung wird die Haut glatt und frisch. Die hyaluronische Säure wird nicht injiziert, sondern in die Haut einmassiert. Durch die Wärme öffnen sich die Poren und die Säure kann tiefer in die Haut eindringen, die Laserbehandlung fördert die Zellverjüngung (s. Behandlung S. 165).

Die Kombination dieser beiden Therapien verlangsamt damit nicht nur den Alterungsprozess, sondern glättet Falten und vehindert deren Bildung.

6 Hautkrankheiten

In diesem Kapitel beschreibe ich dermatologische Krankheiten, bei denen ich gute Behandlungsergebnisse erzielt habe. Jeder Abschnitt beginnt mit einer kurzen Zusammenfassung, die die Symptome und Behandlung der jeweiligen Erkrankung enthält und dem Leser zur raschen Orientierung dienen soll. Es folgt anschließend eine detaillierte Darstellung der jeweiligen Hautkrankheit.

An dieser Stelle möchte ich betonen, dass alle Hautprobleme in Beziehung zur Lunge stehen. Diese Hautprobleme treten jedoch bei verschiedenen Patienten an verschiedenen Körperstellen auf, da auch der Meridian, in dessen Verlauf sich die Störung manifestiert, eine Rolle spielt. In manchen Fällen ist das Problem ausschließlich auf eine Disharmonie im Meridian zurückzuführen und es würde ausreichen, das Gleichgewicht in diesem Meridian zu behandeln und zusätzlich Ren 17, den Meisterpunkt der Haut und Atmungsorgane, zu nadeln. Dieses Vorgehen kann bei allen Hautstörungen und Störungen des Bewegungsapparats angewendet werden.

6.1 Neurodermitis und Ekzem

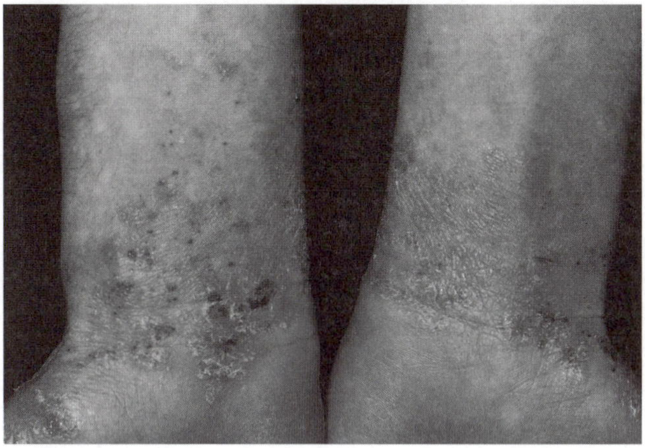

Abb. 6.1 Neurodermitis (aus Rassner 2006)

Bei Neurodermitis werden zwei Formen unterschieden: Wind-Hitze in der Lunge und Feuchte-Hitze in der Lunge. Natürlich können auch Mischformen oder andere, seltenere Formen auftreten.

6.1.1 Wind-Hitze in der Lunge

[Neurodermitis in der westlichen Medizin

Die beiden folgenden Ausprägungen sind mit dem Wind-Hitze-Typ vergleichbar.

Die **atopische Neurodermitis** ist eine chronische, juckende, oberflächliche Entzündung der Haut, meist bei Menschen mit allergischen Erkrankungen in der Familienanamnese (Asthma, Heuschnupfen, Ekzem). Es handelt sich zwar um eine genetische Erkrankung, der Ausbruch wird jedoch von verschiedenen Faktoren getriggert. Die atopische Neurodermitis kommt häufiger bei jungen Menschen vor, 10–20 % von Kindern leiden zu irgendeinem Zeitpunkt während ihrer Kindheit darunter.

Hautinfektionen, aber auch systemische Infektionen, können zu einer Verschlechterung führen, möglicherweise durch einen Superantigeneffekt. Aggressive Waschmittel, Chemikalien sowie Wollkleidung können eine irritierende Wirkung haben. Das Zahnen ist ein weiterer Faktor, der bei Kindern zu einer Verschlechterung führen kann. Wichtige auslösende Faktoren sind ferner Angstzustände und Stress. Katzen- und Hundehaare spielen ebenfalls eine Rolle, sowohl als Allergene als auch durch mechanische Reizung. Auch Nahrungsmittelallergien kommen als Auslöser in Frage, wobei Milchprodukte vor allem bei Säuglingen zu einer Verschlimmerung des Ekzems führen können.

Das **senile Ekzem bzw. Winter-Ekzem** zeichnet sich vor allem durch trockene, rissige, erythematöse Haut aus. Es tritt häufiger bei älteren Menschen auf, meist an den Unterschenkeln und den Händen und vor allem während der Wintermonate.

Lichen simplex (Neurodermitis) beschreibt eine Gruppe chronischer Hauterkrankungen, bei der die betroffenen Hautareale verdickt und lichenifiziert sind, sodass sie ein ledriges Aussehen annehmen, fast wie Moroccoleder.

- Das Krankheitsbild manifestiert sich in Form juckender, erythematöser, schuppiger und unscharf begrenzter Flecken, die bei älteren Kindern und Erwachsenen typischerweise in der Ellen- und Kniebeuge, an den Lidern, am Hals und an den Handgelenken auftreten. Bei kleineren Kindern beginnen die Läsionen im Bereich von Gesicht und Kopfhaut und breiten sich über den ganzen Körper aus. Durch Kratzen wird die Haut wund und verdickt. Bei dunkelhäutigen Patienten können die betroffenen Hautstellen hyper- oder hypopigmentiert sein.]

Neurodermitis

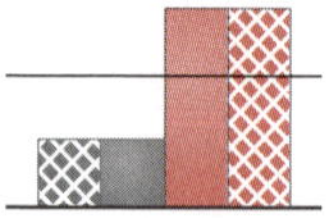

Wind-Hitze in der Lunge

Symptome

- Dünne, trockene Haut, wenig Körperbehaarung, wandernde, trockene Läsionen ohne deutliche Ränder
- Erscheinungsbild der Haut sowie Pruritus verschlechtern sich durch Alkohol, saure Nahrungsmittel, Stress und heißes Wetter
- Nervosität, Gefühlsschwankungen
- Leidet u. U. auch unter Heuschnupfen oder allergischem Asthma
- Besserung während der Schwangerschaft sowie bei feuchtem, kühlem Wetter
- Stuhl eher hart, eventuell abdominale Koliken

Behandlung

- Zur Beruhigung: Du 20, Le 3
- Blut-Hitze kühlen: Mi 10, Bl 17
- Dünne und trockene Haut: Ni 10, Mi 3
- Wind beseitigende Punkte mit sedierender Nadeltechnik
- Energetisch ausgleichende Punkte: Lu 1, Lu 8, Ren 17 (in Richtung Gesicht nadeln) Dü 8, 3E 10 und Gb 38 mit sedierender Technik
- Mikroaderlass an den Finger- oder Zehenspitzen oder venöser Aderlass an Lu 5
- Kein Alkohol, keine Zitrusfrüchte, eingelegte und saure Nahrungsmittel vermeiden

Behandlungsverlauf

- 3–4 Wochen: 2-mal/Woche; 4–6 Wochen: 1-mal/Woche
- 2 Monate: 1-mal alle 2 Wochen; 6 Monate: 1-mal/Monat

Erklärung der Akupunkturpunkte

Durch Behandlung mit Kortisonsalbe oder oral verabreichtem Kortison trocknet die Haut zusätzlich aus und wird schuppig. Wird Neurodermitis auf diese Weise unterdrückt, kann sie tiefer eindringen und zu Asthma führen.

Die beste Methode, einen energetischen Ausgleich herzustellen, besteht darin, Yin und Blut zu verbessern und dadurch die Wind-Hitze zu beruhigen. Der Wind-Hitze-Typ ist der schlimmere der beiden Neurodermitistypen: Oft sind hier große Hautareale betroffen, der Juckreiz und die damit verbundenen Irritationen sind ausgeprägter. Dennoch ist es dieser Typ, der oft mit dramatischen Verbesserungen auf die Behandlung mit Akupunktur reagiert.

Um das Lungen- und Haut-Yin zu tonisieren werden die Punkte **Lu 1** (Mu-Alarm-Punkt), **Lu 8** (Metall-Punkt bzw. Hauselement-Punkt) gewählt. **Ren 17** ist der Meisterpunkt der Atmungsorgane, was auch die Haut mit einschließt (die Haut ist unsere dritte Lunge!). Er wird in Richtung des Meridianflusses genadelt, um das Yin zu tonisieren.

Ni 10 (Wasser- bzw. Hauselementpunkt) ist ein weiterer Punkt, der sehr wirksam das Haut-Yin erhöht. Er tonisiert auch das Nieren-Yin, sodass diese den ganzen Körper befeuchten können. Zudem entzieht Ni 10 dem Dickdarm Yang – Niere und Dickdarm liegen auf der Organuhr gegenüber. Dies reduziert indirekt Lungen-Yang, da der Dickdarm mit der Lunge gekoppelt ist.

Die **Punkte Lu 1, Ni 10** und **Mi 3** habe ich bereits als eine gute Kombination zur Behandlung von dünner und trockener Haut beschrieben (s. S. 161). Lunge (und Haut) erhalten Yin von der Niere und ihre Nährstoffe (Blut) von der Milz. Aus diesem Grund wird hier auch Mi 3 als Erd- und damit Hauselement-Punkt in das Behandlungsprotokoll aufgenommen.

Die Hauselement-Punkte werden hier verwendet, um die Haus-Energie des jeweiligen Organs zu tonisieren:

- Mi 3 tonisiert Milz-Yin und -Blut
- Lu 8 tonisiert Lungen-Yin
- Ni 10 tonisiert Nieren-Yin

Bei allen diesen Organen handelt es sich um Yin-Organe.

Anweisungen an den Patienten

Ist der Patient bereit, zusätzlich seine Ernährung umzustellen, steigert dies die Wirksamkeit der Behandlung sehr. Empfohlen werden mehr Eiweiß, z.B. Milch oder Buttermilch (Cave: Fleisch und Fisch, auf die eventuell eine Allergie besteht, vermeiden), Öl bei der Zubereitung von Salaten und Marinaden sowie Reis (weißer Reis verbessert das Lungen-Blut).

6.1.2 Feuchte-Hitze in der Lunge

Zwischen Wind-Hitze-Typ (s. 6.1.1) und Feuchte-Hitze-Typ bestehen große Unterschiede. Wenn Unsicherheit besteht, kann ein Dermographietest auf der Unterarminnenseite durchgeführt werden: Bei Allergikern entsteht eine erhabene rote Linie, bei Patienten mit Lungen-Yin- und -Blut-Mangel eine weiße, nicht erhabene Linie.

Dieser Ekzem-Typ zeigt einen typischen Yin-Charakter: Die Symptome sind relativ ortsfest und verändern sich kaum. Aufgrund von veränderten Hautstrukturen in den betroffenen Hautarealen sowie deren Lokalisation – meist im Bereich von Nacken sowie Knie-, Leisten- und Ellenbeugen – bricht die Haut hier oft auf und blutet. Dies ist schmerzhaft, der Heilungsprozess ist zudem nur langsam. Kleidung, die die betroffenen Stellen bedeckt, klebt oft an dem von den Läsionen abgesonderten serösen Exudat, sodass sie bei Bewegung Schmerzen verursachen.

Ekzem

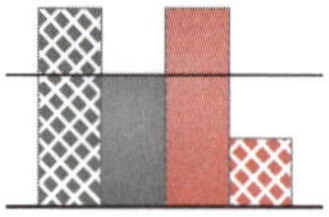

Feuchte-Hitze in der Lunge mit Lungen-Qi-Mangel

Symptome

- Verdickte, schuppige, hyperpigmentierte und lichenifizierte Hautareale. Beginnt mit intensivem Pruritus, Kratzen und Reiben macht die betroffenen Hautstellen wund; schlechter bei feuchtem Wetter und mit Feuchte produzierender Nahrung
- Schlechter während der Schwangerschaft und prämenstruell, melancholische Person
- Evtl. verstopfte Nasenwege oder „Yin-Asthma"
- Stuhl oft halbfest

Behandlung

- Allgemeine Punkte: Du 20, Le 3
- Für Blut-Hitze und Pruritus: Mi 10, Bl 17
- Energie ausgleichende Punkte:
  - Zur Unterstützung der Ausscheidung: Di 4, 3E 6, Ma 25
  - Gegen Feuchte: Ma 40, Mi 9
  - Um Feuchte abzuleiten und die Haut-Funktionen zu verbessern: Lu 5, Bl 13
- Mikroaderlass mit Pflaumenblütenhämmerchen auf betroffenen Hautstellen
- Keine Milchprodukte, Süßigkeiten und kalte, rohe Nahrung

Behandlungsverlauf

- 8 Wochen: 1-mal wöchentlich
- 1-mal zweiwöchentlich über 3 Monate
- Bei guten Resultaten: 1–2 Monate Intervall, dann neue Behandlungsserie anfangen

[Aus westlich-medizinischer Sicht entsprechen die folgenden drei Hauterkrankungen westlich-medizinischer Diagnose am ehesten dem Typ „Feuchte-Hitze in der Lunge":

- **Seborrhoische Dermatitis:** Diese kann bei Neugeborenen auf dem Kopf („Grind" oder „Kopfgneis") sowie auf dem Torso und vor allem im Windelbereich als erythematöser, schuppiger Ausschlag auftreten. Bei jungen Erwachsenen können sich erythematöse Schuppen an den Nasenflügeln, den Augenbrauen, um die Augen und im vom Kopfhaar bedeckten Teil des Kopfes bilden. Letzteres manifestiert sich sowohl in Form trockener als auch fettiger Schuppen.
- **Diskoides (nummuläres) Ekzem:** Dieses stellt eine morphologische Variation dar. Es zeichnet sich durch scharf abgegrenzte, schuppige Plaques aus, die leicht mit Psoriasis verwechselt werden können. Das diskoide Ekzem kommt häufiger bei Erwachsenen vor, sowohl bei allergischen als auch bei nicht-allergischen Patienten. Es verläuft eher in akuten Schüben mit subakuten Intervallen und wird weniger chronisch. Oft ist eine Infektion beteiligt.
- **Varizenekzeme (Stauungsekzeme)** treten vor allem an den Beinen auf. Sie werden durch den chronisch erhöhten venösen Druck verursacht, der bereits über längere Zeit besteht. Die genaue Ursache ist nicht bekannt. Eine Theorie besagt, dass es durch die venöse Insuffizienz zu einer Hyperplasie des Endothels mit Extravasation von roten und weißen Blutkörperchen kommt, was zu Entzündungen, Purpura und Veränderungen der Hautpigmentation führt.]

Erklärung der Akupunkturpunkte

Dieser Ekzem-Typ reagiert augrund seiner Yin-Natur leider nicht schnell auf Akupunktur. Die Behandlungsstrategie zielt auf die Zirkulation und Eliminierung von Feuchte ab. Auch wenn Obstipation nicht als Symptom im Vordergrund steht, werden die Obstipationspunkte **Ma 25, 3E 6** und **Di 4** zusammen mit **Mi 9** für die Diurese und **Ma 40** zur Zirkulation von Flüssigkeit eingesetzt. Diese Punkte reduzierten die dicken Flüssigkeiten in der Haut.

Bl 13 und **Di 4** unterstützen die Funktion der Haut, Flüssigkeit an der Oberfläche zu zerstreuen. **Lu 5** senkt Flüssigkeit zur Niere ab und reduziert/beeinflusst damit die Flüssigkeitsstagnation.

Spezielle lokale Behandlung

Die Hitze hat ihren Ursprung in der stagnierenden Feuchte und verschwindet daher von selbst, wenn die Feuchtigkeit beseitigt wird. Es kann jedoch eine oberflächliche Behandlung zur Beseitigung von Hitze angewandt werden: Das Beklopfen der betroffenen Hautstellen mit dem Pflaumenblütenhämmerchen. Es wird dabei solange beklopft, bis in den juckenden Arealen Blutströpfchen auftreten, die abgewischt werden. Dies verändert das Erscheinungsbild der betroffenen Hautstellen positiv für mehr als einen Tag nach der Behandlung. Die betroffenen Hautareale sind rot (nicht purpurn) und viel glatter und weicher. Der Patient kann das Pflaumenblütenhämmerchen mit nach Hause nehmen und immer dann einsetzen, wenn er sich kratzen möchte (Abb. 6.2).

Lokale Behandlung bei beiden Typen:	
Trockene und juckende Handflächen	Pe 8
Trockene und juckende Fußsohlen	Ni 4 mit Hitze eliminierender Nadeltechnik
Trockene und juckende Kniekehlen	Ni 10 und Bl 40 nadeln
Trockene und juckende Ellenbeugen	Lu 5 mit Hitze beseitigender Nadeltechnik
Gerötete, juckende, scharf abgegrenzte Läsionen auf einem Meridian	Jeweils eine Nadel oberhalb und unterhalb der Läsion auf den Meridian platzieren; sind zwei Meridiane betroffen, beide behandeln

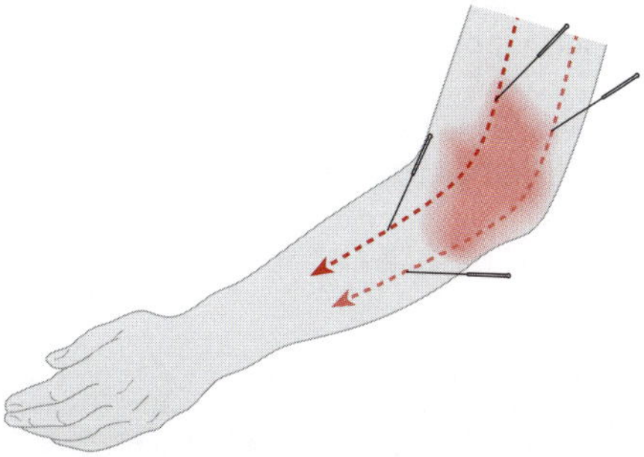

Abb. 6.2
Lokale Behandlung bei Dermatitis

6.2 Akne

Es werden Symptome und Behandlungsstrategien von drei Aknetypen beschrieben, deren Differenzierung auf meiner klinischen Erfahrung beruht.

6.2.1 Acne vulgaris

[**Akne aus westlich-medizinischer Sicht**

- Durch erhöhte Sebumproduktion entsteht fettige Haut.
- Es kommt zur Proliferation kommensaler, parasitischer Bakterien, die zumindest teilweise durch die erhöhte Sebumproduktion bedingt ist.
- Die Follikelöffnungen werden durch Hyperkeratose des Epitheliums in den Follikelkanälen blockiert – damit ist die Ausgangssituation für die Entstehung von Komedonen geschaffen.
- Durch die kommensalen Bakterien und die Hyperkeratose wird eine Entzündungsreaktion ausgelöst.
- Bei Frauen spielt ein erhöhter Androgenspiegel eine Rolle, vor allem im Zusammenhang mit polyzystischen Ovarien (PCO-Syndrom).]

Die Acne vulgaris manifestiert sich mit großen, tiefen Pickeln bzw. Eiterpusteln. Vor allem betroffen sind das Gesicht, der Hals, das Dekolleté und der obere Rücken. Im Zuge des Abheilungsprozesses färben sich die Pusteln dunkel, es entstehen tiefe bleibende Narben, die die Haut uneben erscheinen lassen. Der Vernarbungsprozess mit Pigmentveränderungen kann bis zu einem Jahr dauern (Abb. 6.3).

Akne

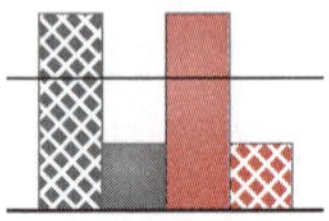

Feuchte Hitze in der Lunge mit Lungen-Yin- und -Qi-Mangel

Symptome

- Dicke, ölige Haut: Feuchte in der Lunge (und Milz)
- Tiefe bleibende Narben, die Haut erscheint uneben: Anzeichen für Yin-Mangel, die dicken Flüssigkeiten sind zu zäh
- Eingeschränkte Ausscheidungsfunktion der Haut: Lungen- (und Dickdarm-)Qi-Mangel
- Entzündungen: Lungen-Yang-Fülle

Behandlungsverlauf

12 Sitzungen 2-mal wöchentlich

Behandlung

- Feuchte reduzieren: Lu 5 mit sedierender Technik, evtl. Mi 9
- Zirkulation verbessern: Bl 13, Ma 40, viele Lokalpunkte nadeln
- Ausscheidung verbessern: Di 4, Ma 25, 3E 6
- Hitze kühlen: Mi 10 oder Bl 17
- Hitze zerstreuen: venöser Mikroaderlass an Lu 5
- Milchprodukte und raffinierte Süßigkeiten vermeiden

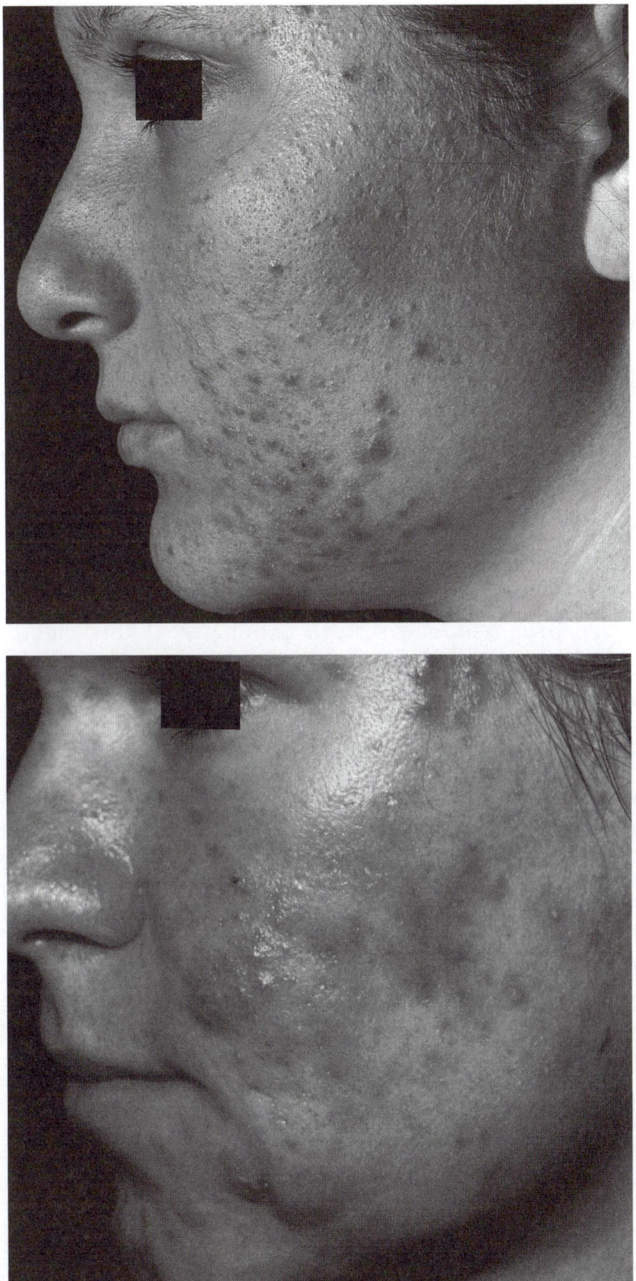

Abb. 6.3 Acne vulgaris (aus Rassner 2006)

Die Acne vulgaris kommt vor allem bei Teenagern vor und verschlechtert sich durch Süßigkeiten und Milchprodukte. Allerdings kann Akne auch im Erwachsenenalter auftreten.

Spezielle lokale Behandlung

Highlight bei der Aknebehandlung mit Akupunktur ist das lokoregionale Nadeln.

Vorgehen: Ich benutze hierzu 15 mm lange 0,20-Nadeln. Der Patient liegt auf dem Rücken. Es werden zahlreiche subkutane Nadeln im Bereich der betroffenen Hautstellen (in gesunde, nicht in entzündete Hauptareale) gesetzt. Die Nadeln werden gerade so tief gestochen, dass sie noch stehen und nicht umfallen. Es können bis zu 15 Nadeln im Gesicht verwendet werden (s. S. 98). Die Nadeln werden zusammen mit den Körpernadeln 20 Minuten liegen gelassen. Es findet keine Manipulation statt und es wird keine De-Qi-Sensation hervorgerufen.

Diese Methode führt bei Akne zu optimalen Behandlungserfolgen, die Haut klärt sich nach jeder Behandlung. Die Patienten sind von der Wirkung so beeindruckt, dass sie nicht über eventuelle Schmerzen klagen. Die Ursache für die Wirksamkeit dieser Methode besteht darin, dass die Blut- und Flüssigkeitszirkulation durch das lokoregionale Nadeln erhöht wird.

Das primäre Problem bei Acne vulgaris besteht darin, dass die Haut durch die erhöhte Talgproduktion verdickt und fettig ist. Dieser Umstand wird durch eine Ernährung, die viel Feuchte produziert (Süßigkeiten, Milchprodukte, fettige Speisen und üppige Mahlzeiten am Abend), verschlechtert. Die Feuchte hat ihren Ursprung in der Milz und wirkt sich ebenfalls auf die Lunge und die Haut aus. Die Punkte **Mi 9** und **Ma 40** sind hier sehr hilfreich. Die Patienten sollten strikte Anweisungen bekommen, welche Nahrungsmittel zu vermeiden sind. Werden diese Anweisungen befolgt, verbessert sich die Haut sehr, was wiederum motivierend auf die Ernährungsumstellung wirkt. Kehren sie jedoch zu ihren alten Essgewohnheiten zurück, werden sie bemerken, wie sich die Haut wieder verschlechtert. Wir werden oft gefragt, wie lange der Behandlungseffekt anhält – dieser hält solange an, wie der Patient sich den Anweisungen entsprechend ernährt.

Natürlich haben auch viele Menschen fettige Haut, ohne dabei unter Akne zu leiden. Probleme treten dann auf, wenn die Talgabsonderung eingeschränkt ist, sodass der Talg unter der Haut verbleibt und dort zu Feuchte-Stagnation führt. Es kommen zwei Ursachen für diese Situation in Frage:

- Durch Lungen-Qi-Mangel ist die Öffnungsfunktion der Poren eingeschränkt. Dies wirkt sich auch auf die Ausscheidungsfunktion aus – die Feuchte kann nicht durch die Haut eliminiert werden.
- Die dicken Flüssigkeiten der Talgabsonderungen enthalten nur wenig dünne Flüssigkeiten (Yin-Mangel), sodass die dicken Flüssigkeiten noch zäher werden. Dies wirkt sich negativ auf die Zirkulation aus und erschwert die Absonderung der dicken Flüssigkeiten. Diese Konstellation wirkt sich ebenfalls auf den Heilungsprozess aus, es bleiben lange nachdem die Pusteln abgeheilt sind tiefe Narben zurück.

Das Behandlungsziel bei Lungen-Qi-Mangel besteht darin, die Elimination zu verbessern. Interessanterweise leiden Patienten mit unzureichender Ausscheidung durch die Haut auch oft unter Obstipation. Behandelt man diese, verbessern sich automatisch auch die Hautfunktionen. Dies ist der Grund, warum die Punkte **Di 4** (der „große Ausscheider"), **Ma 25** und **3E 6** verwendet werden. Paravertebrales Beklopfen mit dem Pflaumenblütenhämmerchen bis zur Hautrötung im Bereich L4–S4 regt ebenfalls den Stuhlgang an. Die Punkte **Bl 13** und **Di 11** aktivieren das Qi und haben so eine direkte Wirkung auf die Haut.

Die Punkte **Mi 10** bzw. **Bl 17** kühlen Hitze und eignen sich auch zur Behandlung von Entzündungen. Sie wirken ausgezeichnet bei sämtlichen Irritationen oder Entzündungen der Hautoberfläche. Sind großflächige Hautareale betroffen, wird 1–2-maliger Mikroaderlass an **Lu 5** empfohlen.

Anweisungen an den Patienten

Gute Hauthygiene ist bei der Behandlung von Akne ein Muss. Viele Patienten verwenden Make-up, um die Akne abzudecken, aber entfernen es nicht ausreichend. Dies blockiert die Poren und verschlimmert die Situation. Wir sollten unsere Patienten anweisen, das Gesicht morgens und abends zu reinigen – am besten mit einem Dampfbad oder einer Gesichtssauna – und anschließend eine leichte Feuchtigkeitscreme auftragen.

Liegt Yin-Mangel vor, muss das Yin tonisiert werden. Patienten sollten über den Tag verteilt mehr Wasser trinken (am besten warmes Wasser). Dies verdünnt die dicken Flüssigkeiten (Sebum), verbessert die Zirkulation und regt die Ausscheidung an. Der Punkt **Lu 1** verdünnt wirksam die Sebumabsonderungen.

Anmerkung: Zahlreiche Patienten, die unter Acne vulgaris leiden, nehmen über lange Zeiträume orale Antibiotika ein. Oft beenden solche Patienten zu Beginn einer Akupunkturbehandlung die Einnahme der Antibiotika, es kommt dann oft zu akuten Akneschüben. Die Akupunkturtherapie setzt damit aber zum schlecht möglichsten Zeitpunkt ein, d.h. die ersten Sitzungen sind eher eine Verschwendung, da der Körper kaum auf die Behandlungen reagiert. Wesentlich günstiger ist es, die Einnahme der Antibiotika einen Monat vor Behandlungsbeginn einzustellen und während dieser Zeit topische Cremes zur Symptomlinderung zu verwenden.

6.2.2 Acne rosacea

Acne rosacea

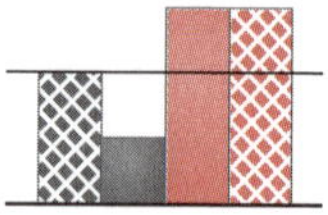

Lungen-Yin-Mangel mit Wind-Hitze

Symptome
- Eher blasse Haut: Lungen-Yin-Mangel (eventuell Herz-Blut-Mangel)
- Plötzliches Auftreten von geröteten Hautstellen im Gesicht, eventuell begleitet von einem brennenden oder irritierenden Gefühl: Aufsteigendes Lungen-Yang
- Symptome treten nach Alkoholgenuss oder bei Angst auf: Wind
- Im fortgeschrittenen Stadium eher permanente Erytheme: Hitze

Behandlung
- Lokale Nadeln um die Pusteln – wie bei Acne vulgaris
- Lungen-Yin tonisieren: Lu 1, Lu 7, Ren 17
- Nieren-Yin tonisieren: Ni 10
- Aufsteigende Hitze ableiten: Mi 6 mit ableitender Technik
- Wind-Hitze eliminieren: Gb 20 mit Wind beseitigender, sedierender Technik
- Bei sehr blassen Patienten auch Herz-Blut tonisieren: Ren 14, Bl 15, Mi 10, Bl 17, Gb 39, Le 8 und Pe 6

Behandlungsverlauf
- In der 1. Woche 2 Behandlungen
- Dann 4 Wochen lang 1-mal wöchentlich
- Anschließend 1-mal alle 10–14 Tage, je nach Verbesserung

Patienten, die unter Acne rosacea leiden, haben häufig – aber nicht immer – eine blasse Gesichtsfarbe, vor allem in den ersten Jahren der Erkrankung. Hier ist es notwendig, festzustellen, ob ein Leber- oder Herz-Blut-Mangel vorliegt. Einige der Aknesymptome können nämlich durch Wind verursacht sein – und Wind-Symptome treten i.d.R. wesentlich häufiger im Zusammenhang mit Blut- als mit Yin-Mangel auf. Klagt der Patient also zusätzlich über Extremitäten, die leicht einschlafen, aber mit Bewegung besser sind, verschwommenes Sehen, schwache Menstruationsblutungen und lange Zyklen, schwache Muskeln und müde Augen, zeigt dies Leber-Blut-Mangel an. Treten hingegen Symptome wie Konzentrationsmangel, Vergesslichkeit, Schlafstörungen, Hitze- oder Kältesensationen mit kaltem Schweiß, eine schwache Stimme sowie endogene Depression auf, handelt es sich eher um Herz-Blut-Mangel. Beide Fälle können mit den folgenden Punkten behandelt werden: **Ren 14, Bl 15, Mi 10, Bl 17, Gb 39, Le 8** und **Pe 6.** Zusätzlich sollte der Patient einen eisenhaltigen Kräutersirup oder andere eisenhaltige Präparate zu sich nehmen.

Sind hingegen keine Symptome feststellbar, die auf einen Blut-Mangel hinweisen, kann dieser Teil der Behandlung ausgelassen werden.

Da Acne rosacea ein Wind-Hitze-Symptom darstellt, ist hier der Punkt **Gb 20** wichtig. Dieser wird mit Wind beseitigender Technik genadelt.

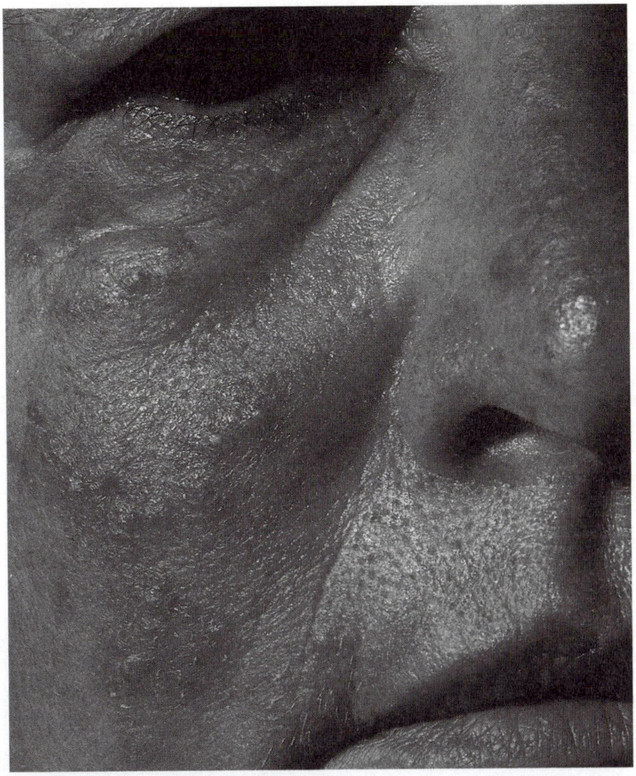

Abb. 6.4 Acne rosacea (aus Rassner 2006)

Das Auftreten der Wind-Hitze-Symptome auf der Haut und im Gesicht, weist auf Lungen-Yin-Mangel hin. Wäre kein Lungen-Yin-Mangel vorhanden, wäre nicht die Lunge, sondern ein anderes Organ mit einer Schwäche betroffen. Lungen-Yin kann mit den Punkten **Lu 1** und **Lu 7** tonisiert werden. Lu 1 ist der Mu-Alarm-Punkt der Lunge und kühlt die Lunge. Lu 7 ist der Luo-Verbindungspunkt. Dieser tonisiert nicht nur das Yin, sondern sediert auch Lungen- und Dickdarm-Yang. **Ren 17**, der Meisterpunkt der Atmungsorgane und der Haut, wird zur Yin-Tonisierung in Richtung des Meridianflusses genadelt. In Kombination tonisieren diese drei Punkte das Lungen-Yin, sedieren Lungen-Yang und verhindern, dass Wind-Hitze Lunge und Haut angreift.

Da die Wind-Hitze hier hauptsächlich in der oberen Körperhälfte auftritt, kann man sie auch als aufsteigendes Symptom beschreiben. Es ist daher wichtig, die Wind-Hitze abzuleiten. Dies wird durch erreicht, indem **Mi 6** (als Fernpunkt des Unteren Erwärmers) mit ableitender Nadeltechnik behandelt wird (s. S. 92). Diese Technik – kombiniert mit der Tonisierung von Nieren-Yin – bringt mehr Yin in den Unteren Erwärmer und verhindert, dass die Wind-Hitze in den Oberen Erwärmer aufsteigt. Mi 6 mit ableitender Technik sowie die Tonisierung von Nieren-Yin sind auch bei Hitzewallungen während der Perimenopause sehr wirksam. Der Behandlungserfolg kann noch gesteigert werden, wenn der Patient zusätzlich über den Tag verteilt reichlich Wasser trinkt und exzessiven Kaffee- oder Alkoholgenuss vermeidet.

Differenzierung: Acne vulgaris und Acne rosacea

Acne vulgaris	Acne rosacea
• Peak in der Pubertät (mittlere bis späte Teenagerzeit) • Papeln, Pusteln, weiße bzw. schwarze Komedonen und Knoten • Narbenbildung • Besser in der Sonne • Kann auch auf der Brust und am Rücken auftreten	• Peak bei Patienten im Alter 40–70 Jahren • Fleckige Gesichtsrötung, Brennen, später Bildung von Papeln und Pusteln, Blepharitis • Bindegewebswucherungen, Rhinophym • Schlechter in der Sonne • Meist auf das Gesicht beschränkt

Im Spätstadium der Acne rosacea sind die Erytheme dauerhaft. Es treten ferner geweitete Blutgefäße, Entzündungen der Lidränder (Blepharitis), Keratitis und hypertrophierende Talgdrüsen auf. Das Behandlungsprinzip bleibt bestehen, außer dass zusätzlich Regionalpunkte in der Nachbarschaft der betroffenen Hautstellen genadelt werden.

6.2.3 Stachelhitze

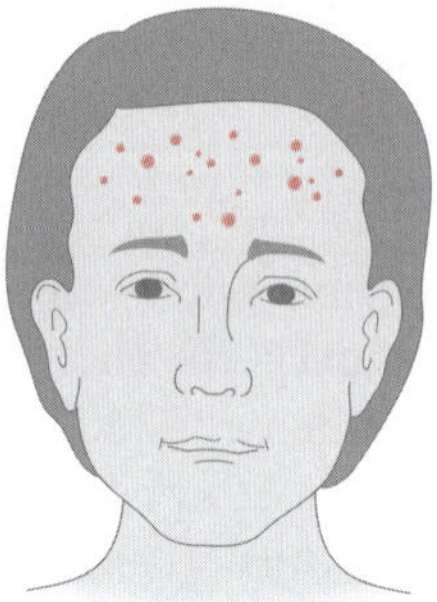

Abb. 6.5 Stachelhitze

Ich bezeichne diese Hautstörung als „Stachelhitze", da ich keinen passenderen Ausdruck kenne und das Erscheinungsbild an Hitzeausschlag erinnert. Die Papeln sind relativ klein und bilden kleine, spitze Erhebungen. An den betroffenen Stellen fühlt sich die Haut rau und wie feiner Schotter an. Jungen im Teenageralter sind häufiger betroffen als Mädchen, im Erwachsenenalter kommt diese Ekzemform fast nie vor. Die Papeln treten meist im Gesicht, auf der Stirne nahe dem Haaransatz und an den Schläfen auf. Sie können durch ihre Lage oft mit Haargel oder -spray in Berührung kommen. Dies kann, ebenso wie Schweiß, zu einer Verschlimmerung führen. Die Haut ist in der Regel blass und mehr oder weniger dünn.

Stachelhitze

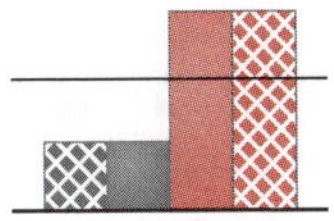

Lungen-Blut- und -Yin-Mangel

Symptome

- Blasse, dünne Haut: Lungen-Blut- und Yin-Mangel
- Zahlreiche kleine rote Papeln, wenige oder keine Pusteln
- Papeln können bluten, wenn vom Patienten daran herumgedrückt wird
- Abgeheilte Papeln hinterlassen keine Narben, die Haut kehrt zum Normalzustand zurück
- Papeln können jucken

Behandlung

- Lungen-Yin tonisieren; Lu 1, Lu 7, Ren 17 (in Richtung Gesicht nadeln)
- Lungen-Yang sedieren: Di 2 mit sedierender Nadeltechnik
- Blut klären und Hitze kühlen: Mi 10, Bl 17
- Wind beseitigende Nadeltechnik an Gb 20 und anderen geeigneten Punkten
- Mehr Wasser trinken, weißen Reis essen, mehr schlafen, Kaffee vermeiden

Behandlungsverlauf

- In der Regel führen 3–4 Sitzungen 2-mal wöchentlich zu einer grundlegenden Verbesserung
- Die Behandlung kann danach eingestellt werden, oder, falls notwendig, wird die Behandlung mit 2 Sitzungen pro Monat fortgesetzt

Ähnlich wie bei der Behandlung von Acne rosacea werden keine Lokalpunkte genadelt, außer es sind Pusteln vorhanden. Die Hauptziel der Behandlung ist, Yin zu tonisieren und – sollte Blut-Mangel vorliegen – auch Blut zu tonisieren. Das beschriebene Behandlungsprotokoll ist so wirksam, dass bereits vor Entfernen der Nadeln nach der ersten Behandlung ein Rückgang der Rötung feststellbar ist.

6.3 Psoriasis

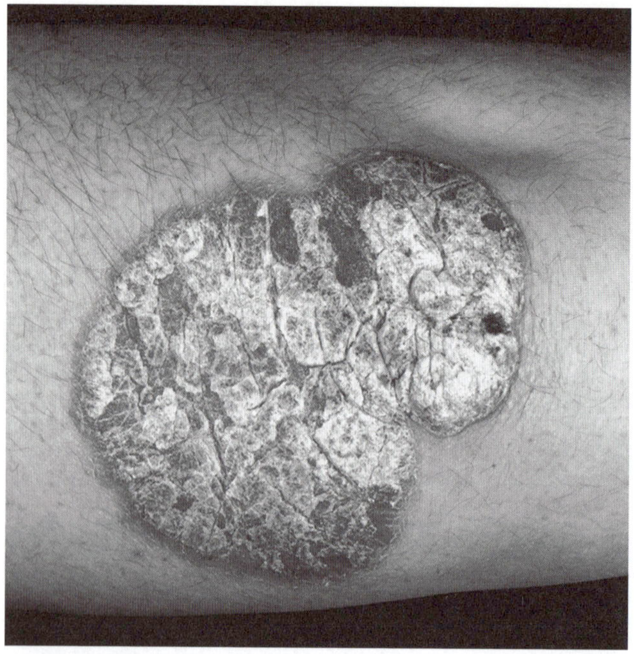

a

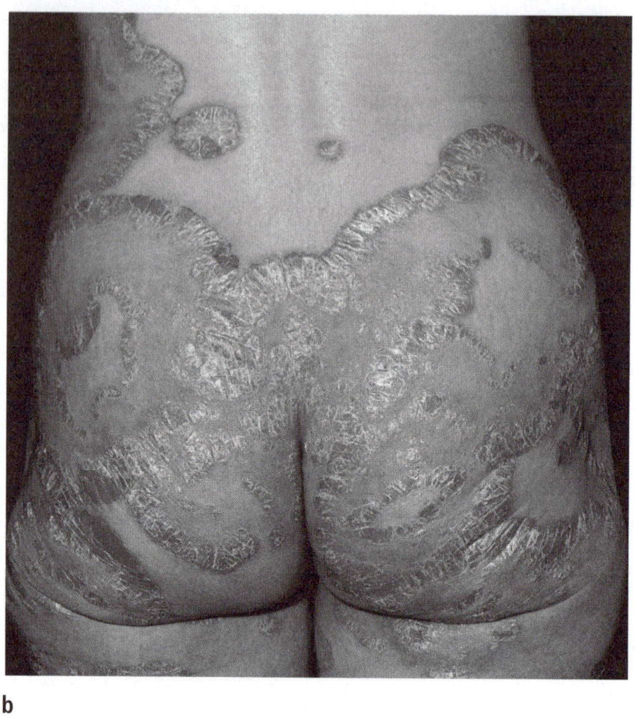

b

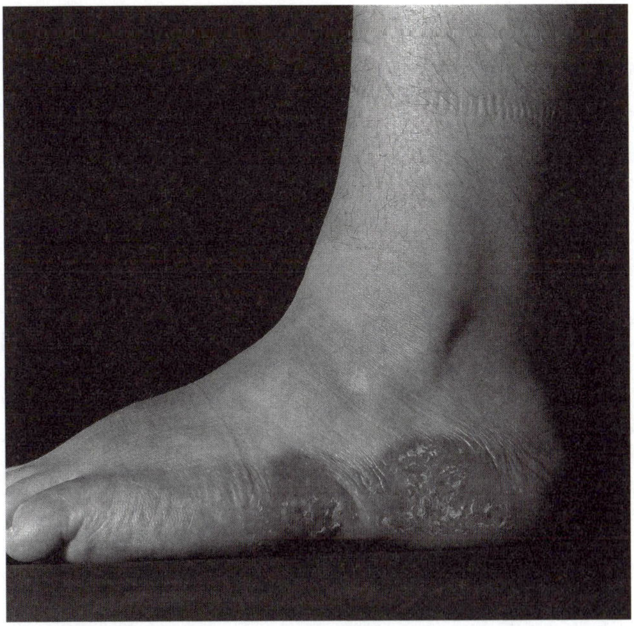

c

Abb. 6.6 a–c Psoriasis (a aus Meves 2006, b–c aus Rassner 2006)

[Bei Psoriasis handelt es sich um eine entzündliche papulosquamöse Hautkrankheit mit scharf abgegrenzten, erythematösen, schuppigen Plaques, von der ca. 2% der Bevölkerung betroffen sind. Hauptmerkmal ist das überschießende Wachstum der hautbildenden Zellen (ca. 10-mal schneller). Frauen und Männer sind gleichermaßen betroffen. Psoriasis bricht meist entweder im Alter von ca. 16–22 Jahren aus oder aber auch erst im Alter von ca. 55–60 Jahren, wobei der erste Typ häufiger verbreitet ist.

Im Folgenden beschreibe ich zwei Formen der Psoriasis: Den Feuchte-Kälte-Typ und den Feuchte-Hitze-Typ.]

6.3.1 Psoriasis: Feuchte-Kälte-Typ

[**Psoriasis vom Feuchte-Kälte-Typ aus westlich-medizinischer Sicht**

Psoriasis punctata guttata: „Regentropfenförmige" Psoriasis tritt hauptsächlich bei Kindern und jungen Erwachsenen auf. Sie kann z.B. durch eine von Streptokokken verursachte Halsentzündung explosiv ausgelöst werden. Typisch sind zahlreiche sehr kleine, runde oder ovale Plaques hauptsächlich im Bereich des Rumpfs.

Psoriasis vulgaris (chronische Plaque-Psoriasis)

Dies ist die häufigste Form der Psoriasis. Sie ist charakterisiert durch rötliche, schuppige Plaques insbesondere auf den Streckseiten von Knie und Ellenbogen. Auch der Rücken, die Ohren und die Kopfhaut können betroffen sein. Neue Plaques entstehen auf verletzten Hautarealen.]

Psoriasis: Feuchte-Kälte-Typ

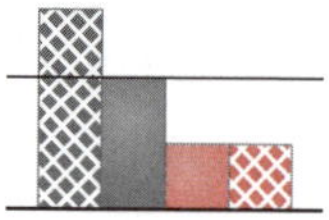

Feuchte-Kälte im betroffenen Meridian (kleine Hautareale betroffen)
Feuchte-Kälte in der Lunge (große Hautareale betroffen)

Symptome

- Erhabene, raue, gerötete Hautpartien, die von feinen, silbrigen Schuppen bedeckt sind
- Die Schuppen lösen sich ständig ab und finden sich in der Bettwäsche und Kleidung
- Nach einem Bad ist die Haut in der Regel für kurze Zeit stärker gerötet, dafür weniger schuppig
- Die Haut verschlechtert sich im Winter und vebessert sich im Sommer, vor allem in warmem Salzwasser
- Der Patient leidet eher durch das Erscheinungsbild der Haut, weniger unter Juckreiz oder Hautirritationen
- Während des Heilungsprozesses findet zunächst eine Depigmentierung der Haut statt, dann erst stellt sich die normale Hautfarbe ein

Behandlung

- Sind nur **kleine Hautareale** betroffen (Meridian): Ingwer-Moxa auf den betroffenen Hautstellen
- Sind **größere Hautpartien** betroffen (Lunge): Lu 13, Di 11, Lu 10
- Ausgedehnte Psoriasis: Di 4, Ma 25, 3E 6, Ma 40, Mi 9; Lu 5 mit sedierender Technik; absolutes Rauchverbot!
- Je größer die betroffenen Hautareale sind, desto schwieriger wird die Behandlung. Hilfreich sind die lokale Behandlung mit Ingwer-Moxa auf den betroffenen Hautstellen, regelmäßige Bäder in stark gesalzenem Wasser und Sonnenlicht

Behandlungsverlauf

- Empfohlen werden Behandlungsserien mit 12–14 Sitzungen
- Die erste Serie mit 2 Sitzungen pro Woche
- Folgende Serien mit wöchentlichen Behandlungen

Feuchte-Kälte Psoriasis ist in der Regel latent. Meist treten kein Juckreiz oder andere Hautirritationen auf, aber sie bereitet dem Patienten Unbehagen durch das Erscheinungsbild der Haut. Hauptsächlich betroffen sind die Ellbogen und die Knie, oft ist Psoriasis auch mit Arthritis assoziiert. Diese Form der Psoriasis lässt sich wirksam mit Akupunktur behandeln, vor allem, wenn nur wenige und eher kleine Plaques vorhanden sind. Ziel der Behandlung ist, die Feuchte zu zirkulieren und zu beseitigen sowie die betroffenen Hautpartien zu wärmen. Hat der Patient nur 1–2 Plaques können diese örtlich mit Ingwer-Moxa (keine Nadeln!) behandelt werden. Diese Methode ist ausführlich auf S. 99 beschrieben. Je größer die betroffenen Hautareale sind, desto wichtiger ist es, die Feuchte zu eliminieren. **Mi 9** und **Lu 5** leiten Feuchte ab und beseitigen sie; kleinere Plaques werden gewärmt, um die Feuchte zu zirkulieren.

Die Punkte **Bl 13, Di 11** und **Lu 10** werden genadelt um Lungen-Yang und -Qi zu tonisieren. Bl 13 ist der Shu-Zustimmungspunkt der Lunge; Di 11 ist der Tonisierungspunkt des gekoppelten Organs und Lu 10 ist der Feuer- bzw.

Großmutter-Punkt der Lunge, der somit den Yang-Aspekt der Lunge tonisieren kann.

Das lokoregionale Nadeln ist bei Feuchte-Kälte Psoriasis ebenfalls sehr wirksam. Es werden Nadeln subkutan um die Plaques gesetzt – sie erreichen gerade noch die psoriatrisch veränderte Haut – um – wie bei Moxa – die Blutzirkulation in den betroffenen Arealen zu erhöhen (Abb. 6.7).

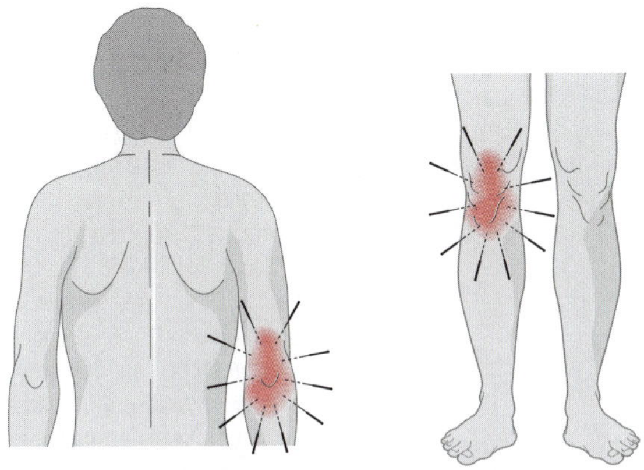

Abb. 6.7 Lokale Behandlung der Psoriasis

6.3.2 Psoriasis: Feuchte-Hitze-Typ

[**Psoriasis vom Feuchte-Hitze-Typ aus westlich-medizinischer Sicht**
Die **flexurale Psoriasis** tritt meistens erst im Erwachsenenalter auf und ist durch scharf abgegrenzte, rote, glänzende Plaques charakterisiert, die sich in der Regel auf Falten beschränken (Leisten, submamillare Region, Rima ani etc.). Die Schuppenbildung ist meist gering.

Die **Psoriasis pustulosa** und **erythrodermische Psoriasis** stellen die schwerwiegendsten Formen der Psoriasis dar und sind durch ausgedehnte Entzündungsherde gekennzeichnet. Sie können im Zusammenhang mit einem Fieberschub, allgemeinem Krankheitsgefühl sowie Zirkulationsstörungen auftreten.
Die Psoriasis pustulosa ist eine eher örtlich begrenzte Variante und ist auf Hände und Füße beschränkt. Schwere systemische Symptome fehlen. Dieser Typ tritt vor allem bei starken Rauchern auf.]

Nach meiner Erfahrung ist dieser Psoriasis-Typ wirksam schwieriger zu behandeln als der Feuchte-Kälte-Typ. Der Feuchte-Hitze-Typ befällt meist ausgedehntere Hautpartien, die Plaques sind dicker und reagieren weniger gut auf Nadelstimulation. Handelt es sich bei dem Patienten um einen Raucher (und das kommt häufig vor!), wird die Therapie keine Resultate erbringen. Ich kläre die Patienten **vor** Behandlungsbeginn über diesen Umstand auf und mache deutlich, dass Akupunktur nur dann sinnvoll ist, wenn der Patient bereit ist, mit dem Rauchen aufzuhören. Der Patient muss diese Entscheidung treffen, bevor wir mit den Sitzungen beginnen.

Psoriasis: Feuchte-Hitze-Typ

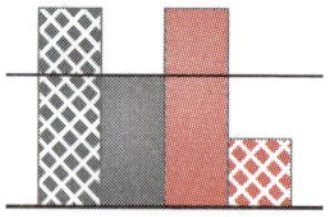

Feuchte-Hitze in der Lunge

Symptome
- Verhärtete, erhabene und gerötete Plaques mit weißen Schuppen
- Pruritus mit Bluten oder Entzündung
- Plaques an den Armen und Beinen, Torso, Hals und Kopfhaut
- Wandernde, sich rasch ausbreitende Plaques

Behandlung
- Ähnliche Behandlung wie Neurodermitis Feuchte-Hitze-Typ
- Allgemeine Punkte: Mi 10, Bl 17, Du 20; Dü 8 und 3E 10 mit sedierender Nadeltechnik
- Feuchte zirkulieren und eliminieren: Di 4, Ma 25, 3E 6; Mi 9, Ma 40, Lu 5
- Hitze eliminieren: entweder Feuer zerstreuende Technik (s. S. 89) oder Pflaumenblütenhämmerchen auf den betroffenen Hautstellen oder venöser Mikroaderlass an Lu 5
- Milchprdukte, fettige Speisen vermeiden; wenig rotes Fleisch

Behandlungsverlauf
- 8 Wochen: 2-mal wöchentlich
- Dann 6–8 Wochen 1-mal wöchentlich
- Anschließend die Behandlungsfrequenz allmählich verringern

Das Behandlungsziel besteht darin, Feuchte zu eliminieren, aber auch Hitze zu zerstreuen. Die Punkte **Dü 8** und **3E 10** werden hier eingesetzt, um das Herz- und Perikardium-Yang durch die mit ihnen gekoppelten Organe auf indirekte Weise zu sedieren. Die Hitze kann durch Mikroaderlass an **Lu 5**, Beklopfen betroffener Hautstellen mit dem Pflaumenblütenhämmerchen oder die Hitze zerstreuende Nadeltechnik (s. S. 89) zerstreut werden.

Als zusätzliche Maßnahme zur Beseitigung der Feuchte werden die Punkte **Di 4, Ma 25** und **3E 6** – die „Obstipations-Punkte" – genadelt, ferner **Mi 9** und **Lu 5**, die beide Feuchte diuretisch ausleiten. Der Punkt **Ma 40** zirkuliert stagnierende Flüssigkeiten.

Der nächste Schritt, um die Behandlung voranzutreiben, wäre distaler Mikroaderlass, d.h. an den Finger- bzw. Zehenspitzen oder Jing-Brunnen-Punkten der Meridiane, die die betroffenen Hautstellen durchziehen. In Frage kommt auch venöser Mikroaderlass distal der Läsion, aber im selben longitudinalen Bereich.

Anweisungen an den Patienten

Bei Feuchte und Hitze, ist die Feuchte meist die zugrunde liegende Ursache, während die Hitze durch die stagnierende Feuchte entsteht. Es ist daher äußerst wichtig, dass der Patient bereit ist, sich an eine strenge, Feuchte beseitigende Diät zu halten. Da die Feuchte der Haut immer von der Milz kommt, gibt es keinen anderen Weg, als zu ihrer Eliminierung sämtlich Feuchte produzierenden Nahrungsmittel zu reduzieren und auf üppige Mahlzeiten am Abend zu verzichten. Beginnt die Feuchte zurückzugehen, wird die Hitze ebenfalls von selbst abnehmen.

Leichte Baumwollbekleidung und so viel frische Luft und Wind wie möglich unterstützen die Bewegung der Feuchte-Stagnation. Sehr empfehlenswert ist Baden in Meerwasser oder hoch-saline Bäder zu Hause (ca. 1–2-mal wöchentlich) eliminieren Feuchte osmotisch.

Werden alle diese zusätzlichen Maßnahmen befolgt, sind die Erfolgsraten mit der Akupunktur relativ gut. Erfahrungsgemäß ist nach 12–14 Sitzungen eine ca. 50- bis 75%ige Verbesserung zu erwarten. Verbesserungen stellen sich in der Regel zunächst in den Yang-Bereichen des Körpers ein, d.h. Kopfhaut, Hals, Arme und Rumpf; die Haut in den Yin-Bereichen (Gesäß, Leistenbeugen, Beine) klärt sich dagegen etwas langsamer. Hat sich eine ca. 50%ige Verbesserung eingestellt, wird die örtliche Behandlung der Plaques angeraten.

6.4 Warzen

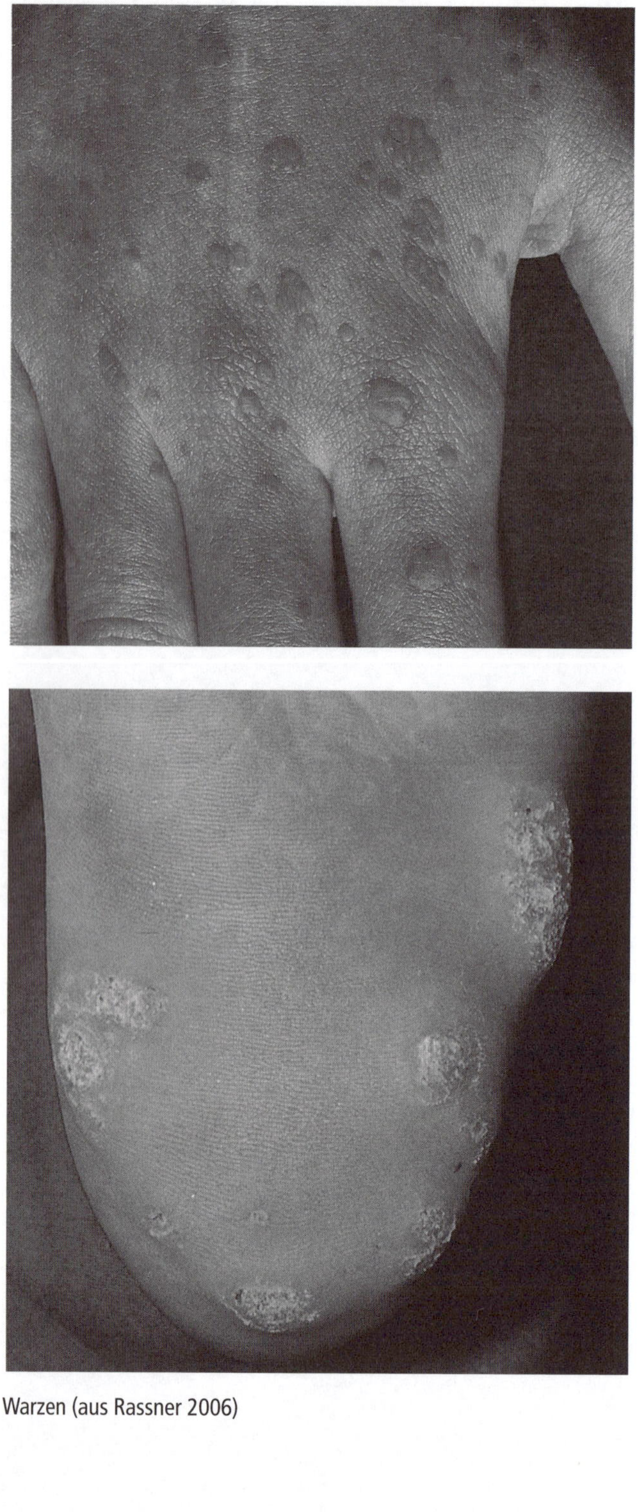

Abb. 6.8 Warzen (aus Rassner 2006)

[**Warzen aus westlich medizinischer Sicht**
Warzen sind kleine, feste, meist leicht erhabene Geschwülste der Haut, die durch eine Infektion mit einen der zahlreichen humanen Papillomaviren verursacht sind. Sie gehen oft nach mehreren Monaten von selbst zurück, können aber auch jahrelang bestehen oder auch rezidivieren. Warzen sind stark infektiös und schätzungsweise 10% der Bevölkerung sind davon betroffen. Vor allem bei Kindern und Jugendlichen werden sie in der Schule leicht durch Spiele und Händehalten übertragen oder auch durch Barfußgehen beim Sportunterricht und in Schwimmbädern.

Gewöhnliche Warzen treten vor allem an Handrücken, Fingergrundgelenken und Knien auf. Gelegentlich vermehren sich diese Warzen beetartig auf der Haut. Strukturell handelt es sich um gebündelte Gewebsfasern, die durch Wucherungen der Papillen in der Lederhaut entstehen. Jedes Bündel ist von einer Kappe aus verhornten Zellen umgeben, die die Oberfläche der Epidermis bedecken. Mehrere Bündel sind wiederum von einem Ring aus verdickter Epidermis umgeben.

Flache Warzen sind weich und flach und kommen hauptsächlich im Gesicht und auf den Handrücken vor.

Plantare Warzen sind eher bei älteren Kindern oder Jugendlichen auf den Fußsohlen zu finden.

Weiche Warzen bestehen aus kleinen Hautanhängen und treten meist an Hals, der Brust, Ohren oder Augenlidern auf. Meist ist ihre Entstehung mit langwährenden Hautirritationen verbunden.

Feigwarzen kommen im Genitalbereich vor.]

Warzen kommen in unterschiedlichen Größen und Formen vor, manchmal einzeln oder aber auch zu Hunderten. In diesem Zusammenhang möchte ich den Fall von einem meiner Patienten vorstellen.

Fallbeispiel Ein Arzt, der an einem meiner Akupunkturseminare teilgenommen hatte, brachte seinen 14-jährigen Sohn in meinen Kurs, der unter Warzen litt – wir hatten zuvor in einem der Seminare über die Wirksamkeit von Akupunktur in der Behandlung von Warzen gesprochen. Der Junge hatte extrem große Warzen auf beiden Handflächen und Fußsohlen, die eher großen Blasen und nicht „soliden" Warzen ähnelten. Er fühlte sich durch die Warzen offensichtlich sehr befangen, saß auf seinen Händen und versteckte seine Füße.
Wir diagnostizierten übermäßige Feuchte in der Haut und, da beide Hände und Füße betroffen waren, auch in der Milz – die Milz ist für die periphere Zirkulation der Körperflüssigkeiten zuständig. Wir verwendeten die Punkte Mi 9, Ma 40 und Bl 20 um die Feuchte in der Milz zu reduzieren. Die Hände und Füße wurden mit Ingwer-Moxa behandelt. Auf die Hände konnten wir dünne Ingwerscheiben mit Moxawolle platzieren, die Fußsohlen wurden mit Ingwer eingerieben und mit einer Moxazigarre aufgewärmt. Der Vater wurde beauftragt, die Moxabehandlungen zu Hause fortzusetzen, aber, wie das ja oft bei vielbeschäftigten Ärzten der Fall ist: Für den eigenen Sohn blieb keine Zeit. Der Junge hatte statt 2 Behandlung pro Woche nur eine Behandlung innerhalb von 2 Wochen! Nichtsdestotrotz klärte sich die Haut innerhalb weniger Wochen völlig und als ich ihn nach 6 Monaten wiedersah, war er gänzlich frei von Warzen.

Warzen

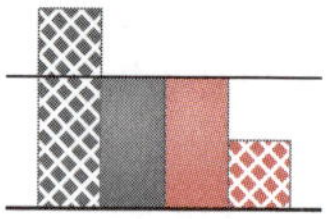

Auftreten in kleinerem Bereich, z. B. Handrücken: Feuchte-Stagnation im betroffenen Meridian
Auftreten in größeren Bereichen: Feuchte-Stagnation in der Lunge

Behandlungsprinzip
- Yang tonisieren
- Meridian-Yin sedieren

Behandlung
- Lokale Behandlung: um die Warze herum nadeln oder
- Feuernadel-Behandlung in der Warze
- Lokalbehandlung mit Moxa oder Ingwermoxa

Behandlungverlauf
- 2-mal wöchentlich
- Insgesamt 8–12 Behandlungen

6.4.1 Plantare Warzen

Luo-Verbindungspunkt	Bl 58
Rücken-Shu-Punkt	Bl 23
Bei starker Ausbreitung der Warzen	Lu 5 sedieren

Außerdem: Ingwermoxa auf der Fußsohle.

Warzen kommen häufig bei Kindern und Jugendlichen vor und treten hauptsächlich an den Händen und im Gesicht auf. Warzen sind infektiös und können ansteckend sein. Alle weichen, gewöhnlichen Warzen lassen sich in der Regel gut behandeln.

Sind die Warzen auf ein kleines Hautareal begrenzt, reicht meist eine örtliche Behandlung aus. Hier ist vor allem Moxa zu empfehlen, insbesondere Ingwermoxa. Man kann entweder Moxawolle auf dünnen Ingwerscheiben abbrennen oder aber auch die betroffenen Hautstellen mit Ingwer einreiben und dann mit einer Moxazigarre aufwärmen.

Der Behandlungserfolg kann noch verbessert werden, wenn vor der Moxibustion zwei subkutane Nadeln ganz in der Nähe der Warze gesetzt werden. Dies erhöht die Blut- und Qi-Zirkulation in der Umgebung der Warze und trägt zur Auflösung der Stagnation bei. Die örtliche Behandlung mit Moxa kann täglich vom Patienten selber oder einem Familienmitglied durchgeführt werden. Normalerweise verschwinden die Warzen von selbst nach ca. 8–12 Behandlungen. Oft gehen sie auch erst nach Beendigung der Behandlungsserie zurück, nicht immer während der Therapieperiode.

Spezielle lokale Behandlung

Feuernadel

Das Stechen mit der Feuernadel konnte ich während meines Aufenthaltes in China oft miterleben und habe es dort auch erlernt. Diese Methode wird dort oft bei kalten Tumoren, Schilddrüsentumoren und Warzen angewendet. Nach der Behandlung scheint der Tumor bzw. die Warze innerhalb von Tagen zu schrumpfen, verschwindet aber nicht ganz. Allerdings ist diese Technik recht blutig (nicht bei der normalen Warzenbehandlung!), was für den Patienten nicht sehr angenehm ist. Wenn Sie die folgende Beschreibung dieser Technik lesen, werden Sie verstehen, warum ich diese Methode in meiner Praxis nicht mehr anwende!

Vorgehen: Der Metallgriff einer Nadel wird mit etwas Gaze umwickelt (um die Hand vor Hitze zu schützen), anschließend wird die Nadelspitze (ca. 1–1,5 cm) in eine Flamme gehalten (in China haben wir meistens einen Spiritusbrenner verwendet). Wenn die Nadelspitze glühend rot ist, wird die Spitze blitzschnell in die Warze gestochen und sofort wieder herausgezogen. Man kann dabei buchstäblich die Haut brutzeln hören! Jede Warze wird auf diese Weise einmal behandelt. Die Warzen trocknen danach allmählich aus und schrumpfen, bis sie gänzlich verschwunden sind.

Da die Fußsohlen hauptsächlich mit der Niere assoziiert sind, werden **plantare Warzen** als Feuchte-Stagnation der Niere angesehen. Nieren-Qi wird mit **Ni 3** und **Bl 23** (Rücken-Shu-Punkt) tonisiert. Ni 3 kräfigt als Großmutter-Punkt den Yang-Aspekt der Niere. **Bl 58**, der Luo-Verbindungspunkt wird hier eingesetzt, um die energetische Verschiebung – gleichzeitig Yin sedieren und Yang tonisieren – zu ermöglichen.

6.4.2 Warzen auf dem Handrücken

Kommen die Warzen hingegen hauptsächlich **auf dem Handrücken** vor, wird der Dreifach-Erwärmer-Meridian zur Behandlung herangezogen. Es werden **Bl 22** (Rücken-Shu-Punkt des Dreifach Erwärmers), **3E 6** (Hauselement-Punkt) und **3E 5** (Luo-Verbindungspunkt) genadelt.

6.4.3 Warzen auf der Handfläche

Warzen auf der Handfläche können über den Lungen-Meridian therapiert werden, da dieser die Handfläche durchzieht. Das Punkteprotokoll umfasst hier **Bl 13** (Shu-Zustimmungspunkt der Lunge), **Lu 10** (der Großmutter-Punkt) sowie **Di 6** (Luo-Durchgangspunkt).*

Aber beachten: Wenn man innerhalb eines Elementes eine energetische Verschiebung von Yin nach Yang herbeiführen möchte (d.h. Yin sedieren und Yang tonisieren), wird immer der Luo-Verbindungspunkt des gekoppelten Yang-Meridians gestochen.

Sind die Warzen sehr zahlreich oder aber sind mehrere Meridiane betroffen, ist es notwendig, Lungen-Yin mit Lu 5, dem Sedierungspunkt zu sedieren.

6.5 Alopezie

[**Alopezie aus westlich-medizinischer Sicht**
Erblich bedingter Haarausfall wird durch das androgene Hormon Dihydrotestosteron (DHT) verursacht. Androgene spielen eine wichtige Rolle für die männliche sexuelle Entwicklung vor der Geburt und auch während der Pubertät. Androgene besitzen weiterhin bedeutende Funktionen sowohl bei Frauen als auch Männern, z.B. regulieren sie Haarwuchs und Sexualität.]

Es gibt verschiedene Formen der Alopezie. Bei Männern beginnt Haarausfall häufig im Schläfenbereich oder am Scheitel und kann bis zur vollständigen Glatzenbildung fortschreiten. Bei Frauen wird das gesamte Kopfhaar eher dünn, ohne dass die Haaransatzlinie zurückweicht (Abb. 6.9).

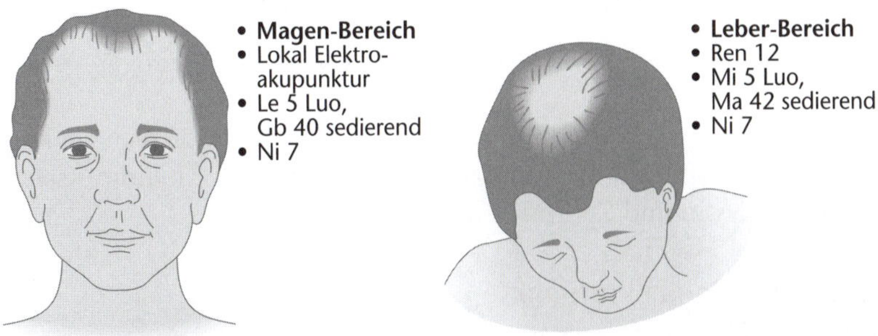
• **Magen-Bereich**
• Lokal Elektro-akupunktur
• Le 5 Luo, Gb 40 sedierend
• Ni 7
• **Leber-Bereich**
• Ren 12
• Mi 5 Luo, Ma 42 sedierend
• Ni 7

Abb. 6.9 Alopezieformen

Das Kopfhaar wird von Nieren-Yin und Leber-Blut ernährt. Daher wird Haar bei Blutverlust oder Anämie oft dünner oder fällt aus, aber auch wenn der Patient überarbeitet oder viel Stress ausgesetzt ist. Auch ein sehr trockenes Klima kann sich auf das Haar auswirken. Trockenheit macht das Haar spröde und verursacht gespaltene Haarspitzen. Blut-Mangel, der durch Stress oder zu viel Arbeit verursacht sein kann (Stress verbraucht Leber-Blut!), macht das Haar dünn und stumpf. Die mechanische Beanspruchung beim Haare waschen, kämmen oder durch Kopfbewegungen auf dem Kopfkissen kann ausreichen, um büschelweise Haare zu verlieren.

Bei der Behandlung von Haarausfall ist es wichtig, das Haar zu nähren und zu befeuchten, um so den Haarwuchs anzuregen. Am besten fängt man mit der Behandlung an, sobald die ersten Symptome einsetzen. Ist die Glatzenbildung bereits in fortgeschrittenem Stadium, ist eine erfolgreiche Behandlung kaum noch möglich.
Ich möchte im Folgenden vor allem allgemeinen Haarverlust sowie Haarverlust in bestimmten Bereichen näher besprechen, da ich vor allem bei diesen beiden Formen gute Ergebnisse mit Akupunktur erzielen konnte. Meistens behandle ich Haarverlust sowohl mit energetisch ausgleichenden Punkten als

Alopezie

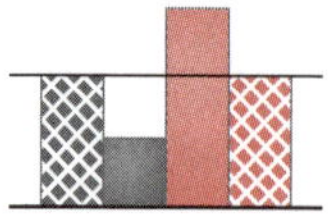

Hyperaktives Yang im Meridian (exzessive Hitze im Kopfbereich)

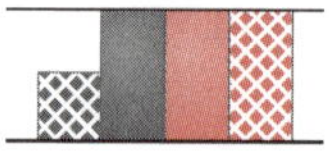

Leber-Blut-Mangel

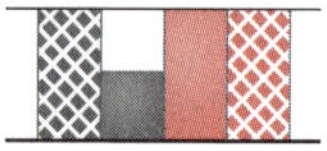

Nieren-Yin-Mangel

Alopezie-Bereiche und betroffene Meridiane

- Stirn und Schläfen: Ma, Di
- Scheitel: Le, Pe
- Seiten: Gb, 3E
- Okziput: Bl, Dü
- (jeweils der erstgenannte Meridian ist häufiger betroffen)

Lokale Behandlung

- Elektrostimulation oder Mikroaderlass mit Pflaumenblütenhämmerchen
- Ni 7
- Mehr Wasser trinken und Ruhe
- Yang sedieren, Yin des betroffenen Kopfbereichs tonisieren

auch mit lokoregionaler Akupunktur. Der Patient sollte zusätzlich ein kombiniertes Vitamin-Aminosäuren-Präparat einnehmen, das Thiamin, Calciumpantothenat, Cystin und Keratin enthält.

Erklärung der Akupunkturpunkte

Bei jeder Form von Haarausfall muss zunächst das Nieren-Yin tonisiert werden, optimal hierfür ist **Ni 7**. Zusätzlich wird dem Patienten geraten, regelmäßig über den Tag verteilt mehr Wasser zu trinken. Sofern möglich sollte ein Mittagsschlaf gehalten werden.

Aus energetischer Sicht ist die Mittagszeit die schlechteste Zeit für Patienten mit Nieren-Yin-Mangel. Wenn Nieren-Yin-Mangel vorliegt, kann das Nieren-Yang unkontrolliert zum Kopf aufsteigen.

Leidet der Patient unter Leber-Blut-Mangel, sollte Blut mit den Punkten **Ren 14, Bl 15, Bl 17, Mi 10** und **Gb 39** tonisiert werden. Ferner sind Eisenpräparate empfehlenswert.

Spezielle lokale Behandlung

Der nächste Behandlungsschritt ist die lokale Behandlung der vom Haarausfall betroffenen Stellen sowie der Organe/Meridiane, die mit diesen Stellen assoziiert sind.

Zunächst sollte die betroffene Kopfhautregion genau untersucht werden. Ist noch etwas Haar vorhanden und besitzt die Kopfhaut eine normal Rauigkeit, sollte Elektrostimulation angewendet werden, um die Kopfhaut zu kühlen.

Elektrostimulation

Auf die zu behandelnde Stelle werden 4 subkutane Nadeln gesetzt, und zwar 2 auf jeder Seite. Dieser werden mit 2 Anschlüssen des Stimulationsapparates verbunden (wichtig: jeweils 2 Nadeln auf der gleichen Körperseite mit einem Anschluss verbinden). Die Nadeln werden 20 Minuten lang mit kontinuierlicher Frequenz (ca. 10 Hz) stimuliert. Diese Form der Behandlung ist relativ schmerzhaft, und wird daher nicht mehr als 2-mal wöchentlich wiederholt (2 Wochen lang), anschließend 4–8 weitere wöchentliche Sitzungen (Abb. 6.10).

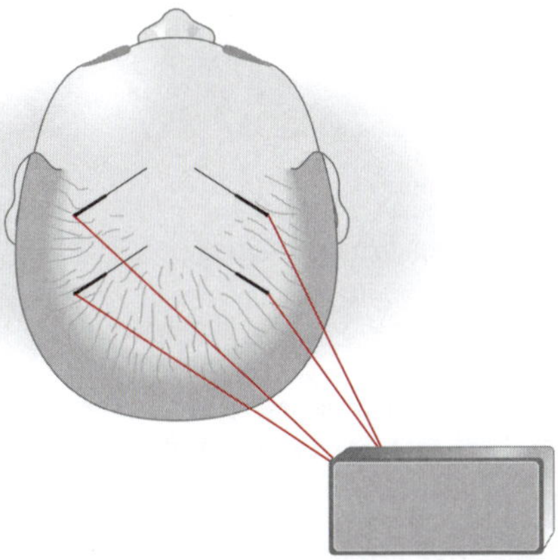

Abb. 6.10 a

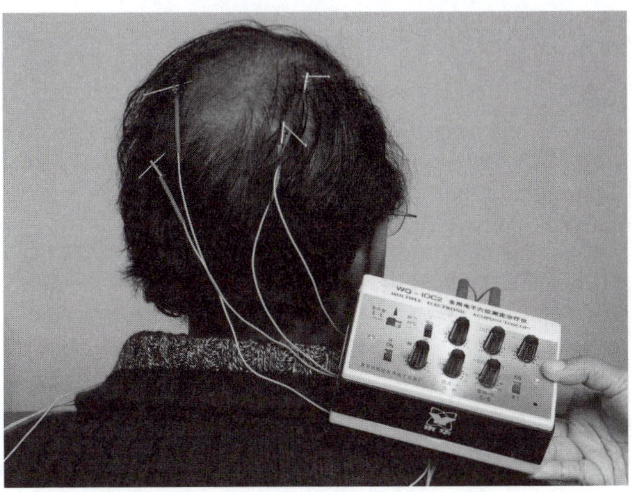

Abb. 6.10 b

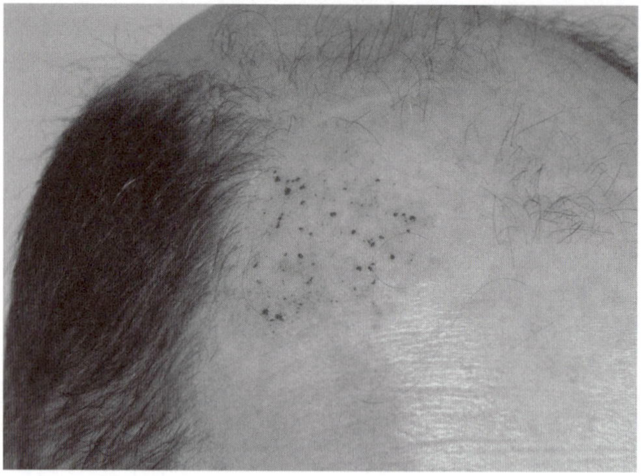

c

Abb. 6.10 a–c Elektroakupunktur bei Alopezie.
a) Prinzip der Behandlung.
b) Elektroakupunktur im Bereich des Scheitels. Bitte beachten Sie, dass sich jeweils zwei Nadeln ein und denselben Ausgangs auf einer Körperseite befinden.
c) Behandlung mit dem Pflaumenblütenhämmerchen. Es muss kräftig geklopft werden, damit es zu Blutungen kommt. Die Haut sollte nach der Behandlung nicht bedeckt werden.

Pflaumenblütenhämmerchen

Mikroaderlass mit dem Pflaumenblütenhämmerchen wird vor allem dann angewendet, wenn auf der betroffenen Stelle keinerlei Haare mehr vorhanden sind. Diese Behandlungsform ist sehr wirksam, wenn die Bereiche mit Haarausfall eher klein sind, z.B. bei Alopecia areata. Wenig Erfolg ist dagegen bei größeren kahlen Stellen oder einer vollkommenen Glatze zu erwarten.

Die Kopfhaut wird 2 Wochen lang täglich intensiv beklopft, bis die gesamte Stelle mit Blutströpfchen bedeckt ist (diese abwischen!). Es ist dabei nicht notwendig, beim Beklopfen eine bestimmte Richtung einzuhalten.

Ca. 14 Tage nach Behandlungsbeginn sollte sich die erste Flaumbildung einstellen. Die ersten Haare sind meist grau und unterscheiden sich in der Färbung vom übrigen Kopfhaar. Innerhalb von 1–3 Monaten sollten die Haare kräftiger werden und mehr Farbe annehmen.

Sobald sich der erste Flaum zeigt, die Behandlung mit dem Pflaumenblütenhämmerchen einstellen. Von diesem Zeitpunkt an ist keine lokale Behandlung mehr notwendig. Falls angezeigt, kann mit Elektrostimulation weiterbehandelt werden.

Behandlung der mit dem Haarausfall assoziierten Organe

Meistens setzt der Haarausfall an den Schläfen und am Scheitel ein, bei Alopecia areata hingegen kann er überall auftreten.

Empirisch werden unterschiedliche Kopfbereiche unterschiedlichen Organen zugeordent. Daher kann ein Ungleichgewicht in einem bestimmten Organ durch Kopfschmerzen, Haarverlust, Ergrauen oder Hautproblemen in der jeweils assoziierten Kopfpartie zum Ausdruck kommen.

So besteht ein Zusammenhang zwischen Stirnbereich (und Schläfen) und dem Magen bzw. Dickdarm (Leuchtendes Yang, Yangming). Daher treten z. B. Kopfschmerzen durch Hunger oder niedrigen Blutzuckerspiegel meistens in diesem Bereich auf. Das Gleiche gilt für Kopfschmerzen bei Gastritis. Haarverlust im Stirnbereich ist auf exzessive Hitze im Magen, eventuell auch im Dickdarm zurückzuführen. Haarwuchs hat an Körperstellen, die der Kälte ausgesetzt sind, eine Isolier- und Wärmefunktion. Analog kann Haarausfall an warmen Körperbereichen auftreten, um diese zu kühlen.

Um hier energetisch auszugleichen, wird Yin tonisiert und Yang sediert. Das Yin muss hier genährt werden, da es sich um ein langwährendes Ungleichgewicht handelt, sodass ein Mangel zu erwarten ist. Da Hitze vorhanden ist, betrifft der Mangel offensichtlich den Yin-Aspekt.

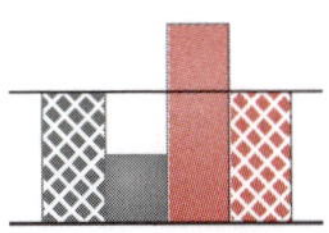

Magen-Yin-Mangel sowie -Yang-Exzess

Behandlung: Energie ausgleichende Punkte bei Haarausfall im Stirnbereich

Behandlungsprinzip: Magen-Yin-Mangel sowie Magen-Yang-Fülle ausgleichen

- Ren 12: Alarm-Mu-Punkt Magen
- Mi 4, Ma 42 (sedieren): Die Kombination Luo-Durchgangs-Punkt des Yin-Organs und Yuan-Quell-Punkt des Yang-Organs (letzterer mit sedierender Technik) tonisiert Yin und sediert Yang
- Nahrungsmittel vermeiden, die den Magen irritieren können und damit zu mehr Hitze führen: Alkohol, starker Kaffee, Gewürze usw.

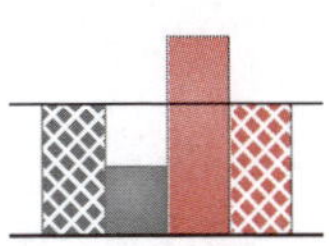

Leber-Yin-Mangel sowie -Yang-Exzess

Behandlung: Energie ausgleichende Punkte bei Haarausfall im Bereich des Scheitels

Behandlungsprinzip: Leber-Yin-Mangel und Leber-Yang Exzess ausgleichen

- Le 5, Gb 40 sedieren: Den Luo-Durchgangs-Punkt des Yin-Organs, kombiniert mit dem Yuan-Quell-Punkt (sedieren) des Yang-Organs
- Vermeiden: saure Speisen, Alkohol, Stress. Diese steigern den Yang-Aspekt der Leber

Sowohl bei Haarausfall als auch bei ergrauendem Haar (letzteres ist ein Ausdruck von Nieren-Yang-Mangel) kommen die Patienten oft erst dann in die

Klinik, wenn die Symptome schon weit fortgeschritten sind. In der TCM sind wir dagegen mehr über Tendenzen besorgt als über extreme Symptome. Das hat einen einfachen Grund: je chronischer und fortgeschrittener ein Ungleichgewicht ist, desto schwieriger ist die Korrektur. Erkennen wir jedoch Ungleichgewichte ganz am Anfang, sind diese nicht nur leichter zu behandeln, sondern wir können verhindern, dass sich ein chronischer Zustand entwickelt.

Etwas Haarausfall während der jahreszeitlich bedingten Klimaveränderungen (etwa 2-mal jährlich) sowie bei trockenem Wetter ist normal. Das Haar regeneriert sich in der Regel rasch. Bemerkt man jedoch den Verlust größerer Haarmengen, z.B. morgens auf dem Kissen oder im Abfluss der Dusche – sollte man dies nicht ignorieren, sondern behandeln lassen. Selbst wenn das Haar von selbst wieder zu wachsen beginnt, ist es dann meist dünner und schütterer und kann sich allmählich verschlechtern. Ist der Haarausfall durch zu viel Arbeit, schlechten oder zu wenig Schlaf oder durch einen schlechten Allgemeinzustand verursacht, ist eine Behandlung zu empfehlen.

Anweisungen an den Patienten

Zu empfehlen

- Eine sanfte Kopfhautmassage (1-mal wöchentlich) mit etwas Kokos- oder Sesamöl kühlt und nährt die Haarwurzeln und ist schonender als Pflegespülungen. Das Öl ca. 30 Minuten einwirken lassen (oder auch über Nacht), dann auswaschen
- Multivitaminpräparate
- Bei Blut-Mangel eisenhaltige Präparate
- Vor Mitternacht schlafen gehen
- Frauen in der Menopause oder Männer in diesem Lebensalter sollten, wann immer möglich, einen Mittagsschlaf halten (bei Nieren-Yin-Mangel hat die Hitze die Tendenz, zum Kopf aufzusteigen)
- Viel und regelmäßig Wasser trinken, desgleichen wasserhaltige Speisen sowie grünes Gemüse
- Den Kopf kühl (aber nicht kalt!) halten. Hat man einen heißen Kopf und gleichzeitig kalte Füße, kann ein warmes Fußbad dies umkehren!

Zu vermeiden

- Nicht zu oft die Haare waschen – 2-mal wöchentlich reicht aus. Sind die Haar zu fett, liegt das wahrscheinlich an der Ernährung, eventuell zu viele Milchprodukte, Käse, Wurst, fettiges Fleisch, Speisen mit viel Öl sowie Süßigkeiten
- Eng anliegende Kopfbedeckungen vermeiden – diese erhöhen die Feuchte-Hitze im Kopfbereich
- Bei wenig Kopfhaar sollte der Föhn nicht dazu dienen, die Haare fülliger erscheinen lassen. Ein Föhn trocknet die Haarwurzeln aus. Die Haare nur

dann mit dem Föhn trocknen, wenn man kurz nach dem Haare waschen ausgehen muss. Immer einen akzeptablen Abstand zur Kopfhaut einhalten! Weisen Sie auch Ihren Friseur darauf hin.

- Direkte bzw. zu lange Sonneneinstrahlung vermeiden. Wenn Sie sich länger in der Sonne aufhalten müssen, am besten einen Schirm mitnehmen
- Kaffee und Alkohol vermeiden

6.6 Hyperhidrose

Übermäßiges Schwitzen stellt für viele Patienten ein Problem dar und viele Patienten haben schon mehrere Therapieversuche hinter sich.

Die Störung ist gekennzeichnet durch eine abnormal erhöhte Schweißproduktion, die das Ausmaß an Schwitzen, das zur Temperaturregulierung notwendig ist, übersteigt. Patienten, die unter Hyperhidrose leiden, haben das Gefühl, keinerlei Kontrolle zu haben, da sie unabhängig von der Temperatur und ihrem gefühlsmäßigen Zustand am ganzen Körper schwitzen.

[Man unterscheidet zwischen primärer und sekundärer Hyperhidrose. Erstere betrifft als lokale Hyperhidrose in der Regel gesunde Menschen; der Sekundärtyp der generalisierten Hyperhidrose kann unabhängig vom Lebensalter auftreten und verschiedene Ursachen haben, z.B. eine Schilddrüsen- oder Hypophysenstörung, Diabetes mellitus, Tumore, Gicht, menopausales Syndrom oder Medikamente. Angst, bestimmte Nahrungsmittel oder Getränke, Nikotin, Koffein sowie bestimmte Gerüche kommen ebenfalls als Auslöser in Frage.]

Hyperhidrose kann entweder örtlich begrenzt oder generalisiert vorkommen. Hände, Füße, die Achseln sowie die Leistenbeugen sind die aktivsten Regionen durch die relative hohe Konzentration von Schweißdrüsen.

Hyperhidrose wird schulmedizinisch recht aggressiv behandelt, oft werden Botulinum-Injektionen gegeben. Dies unterdrückt zwar die Schweißabsonderung an den ursprünglich betroffenen Stellen, verlagert aber oft das Problem kompensatorisch an andere Körperstellen.

Hyperhidrose lässt sich relativ gut mit Akupunktur behandeln, wobei generalisiertes Schwitzen besser als eine örtlich begrenzte Transpiration (z.B. in den Achselhöhlen) auf die Behandlung anspricht. Wichtig ist vor allem zu entscheiden, ob es sich um eine Hitze- oder Kälte-Störung handelt.

„Heißes" Schwitzen

Es ist durchaus normal, bei Hitze zu schwitzen. Die Behandlung besteht hier darin, Hitze durch Sedieren zu zerstreuen oder aber Hitze durch Yin-Tonisierung zu kühlen. Die Patienten haben meist ein gerötetes Gesicht, fühlen sich heiß, sind rastlos und schwitzen stark. Zunge und Puls weisen ebenfalls Hitzezeichen auf. Bei Yin-Mangel können ferner konzentrierter Urin sowie harter Stuhl vorkommen.

- Sind sowohl Hitze als auch Schwitzen durch Yin-Mangel verursacht, dann treten diese in der Regel intermittierend auf und verschlechtern sich während der Nacht (nachts erholt sich das Yin meist, sodass genügend Flüssigkeit zur Schweißabsonderung vorhanden ist).
- Sind sowohl Hitze als auch Schwitzen mehr oder weniger permanent und verschlechtern sich bei Aktivität (z.B. Sprechen), zeigt dies erhöhtes Yang an.

Exzessives „heißes" Schwitzen

Allgemeine Punkte: Lu 7*, Ni 7*

- Hände und Oberkörper
- Herz und Lunge
- Hyperaktives Yang in Lunge und Herz oder
- Yang-Exzess in Lunge und Herz

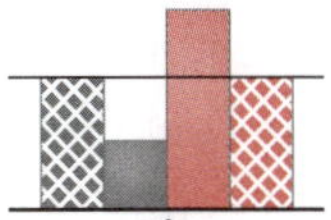

oder

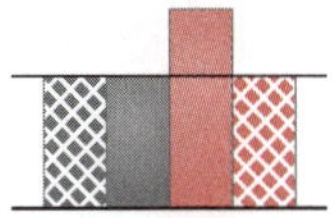

- Dü 8 sedieren (sediert Herz-Yang indirekt)
- He 5* und Dü 2*: Herz-Yin nähren
- Ren 14*, Mi 6*: Herz-Yin nähren
- Di 2 Lungen-Yang sedieren, Lu 5 Lungen-Yang sedieren mit Mikroaderlass
- Lu 1*, Ren 17*: Lungen-Yin nähren

- Füße und Unterkörper
- Niere (Fußschweiß)
- Hyperaktives Yang in der Niere

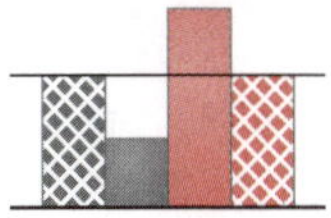

- Ni 7* oder Ni 10*, Mi 6*, Bl 40*, Ren 3*: Yin tonisieren
- Regelmäßige Wasserzufuhr

- Hände und Füße
- Milz (rot, warm und feucht)
- Feuchte-Hitze in der Milz

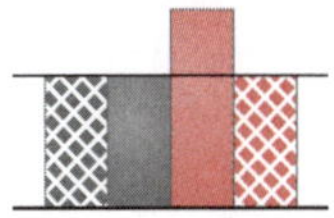

- Bl 20 oder Bl 21: Hitze zerstreuende Technik
- Ren 12*, Pe 6*, Le 3*
- Hitze produzierende Nahrungsmittel vermeiden, z. B. rotes Fleisch oder roter Fisch, Kaffee, Alkohol, scharfe oder bittere Nahrungsmittel

Behandlungsverlauf

- Behandlung täglich, bis sich Ergebnisse zeigen (ca. 4–5 Tage)
- Dann langsam von 3-mal wöchentlich auf 1-mal wöchentlich reduzieren
- 12 Behandlungen sollten ausreichen

* Punkte, die eine Yin-tonisierende Wirkung haben

Erklärung der Akupunkturpunkte

Akupunkturpunkte zur Behandlung von „heißem Schwitzen":

- Allgemeine Punkte: Lu 7, Ni 7
- Schwitzen an den Händen und am Oberkörper (Herz und Lunge)
  - Dü 8 sedieren (sediert Herz-Yang indirekt)
  - He 5* und Dü 2*: Herz-Yin nähren
  - Ren 14*, Mi 6*: Herz-Yin nähren
  - Di 2 Lungen-Yang sedieren, Lu 5 Lungen-Yang sedieren mit Mikroaderlass
  - Lu 1*, Ren 17*: Lungen-Yin nähren
- Schwitzen an den Füßen und dem Unterkörper

Anweisungen an den Patienten

Es ist hilfreich, mit dem Patienten dessen Lebensstil und Essgewohnheiten zu besprechen. Oft wird das, was der Körper abgibt (Schweiß) nicht mit dem, was er aufnimmt (Nahrung, Getränke), in Verbindung gebracht!

- Heiße Bäder, Sauna oder Türkisches Bad vermeiden. Auch beim Duschen die Temperatur reduzieren
- Hitze erzeugende Nahrungsmittel vermeiden, z. B. rotes Fleisch, Muscheln, Kaffee und Alkohol, scharfe und bittere Speisen
- Regelmäßige Wasserzufuhr in kleinen Schlucken – nicht eine große Wassermenge trinken, wenn man gerade dran denkt
- Synthetische Fasern weitgehend vermeiden, stattdessen Baumwollbekleidung
- Ein kühles Schlafzimmer (im Einvernehmen mit dem Partner) – dies hilft, während der Nacht das Yin zu tonisieren. Vermeiden von Nachtschweiß erlaubt dem Yin, sich besser zu erholen

„Kaltes" Schwitzen

Während „heißes Schwitzen“ in der Regel größere Körperareale betrifft, ist „kaltes Schwitzen“ meist auf kleinere Bereiche (z.B. die Extremitäten) beschränkt. Dem Patienten ist entweder allgemein kalt oder es bestehen Kältesensationen in einigen Körperbereichen. Die Zunge ist blass oder bläulich. Interessanterweise schwitzt der Patient oft an den kältesten Körperregionen, meist den Extremitäten. Der Schweiß ist wässrig, geruchlos und nicht klebrig. Der Patient schwitzt oft den ganzen Tag lang, nachts während des Schlafs jedoch meist deutlich weniger.

Exzessives „kaltes" Schwitzen

Allgemeine Punkte zur Verbesserung der Lungen(Haut)-Funktion: Bl 13, Di 11
Punkt, um die Haut zu verschließen: Lu 7

Hände: Herz-Blut-, -Yang- und -Qi-Mangel	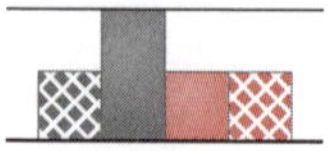	Ren 14, Bl 15, He 9, Dü 3, Lu 9 (Meisterpunkt für Blutgefäße)
Hände: Lungen-Qi-Mangel	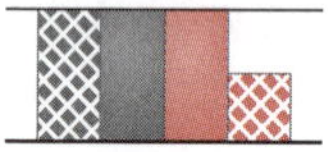	Bl 13, Di 11 (s. o.)
Füße: Nieren-Yin- und -Yang-Mangel	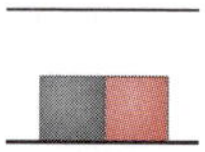	Ni 7, Bl 67, Ni 1 moxen, Lu 9
Hände und Füße: Milz-Blut-, -Yang- und -Qi-Mangel	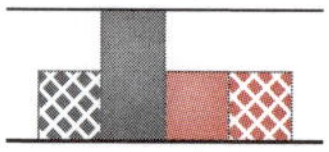	Le 13, Bl 20, Ma 36, Lu 9 Moxa auf Mi 1, Ren 12, Pe 8 und Ni 1 Gekochte und warme Mahlzeiten, warme Getränke

Behandlungsverlauf

- Mit 3 Sitzungen in der ersten Woche beginnen
- 2 Sitzungen wöchentlich über 4 Wochen
- Behandlungszyklus wenn notwendig nach einem Monat wiederholen

Hier müssen zwei Störungen behandelt werden:

- Kälte
- Schwitzen. Schwitzen bei gleichzeitigem Kälteempfinden ist nicht normal. Meist zeigt dies Lungen-Qi-Mangel an: die Lunge hat ihre Kontrolle über die Hautporen verloren

Patienten, die unter kaltem Schwitzen leiden, ziehen sich oft nicht gerne ausreichend warm an, da sie befürchten, alles nass zu schwitzen. In solchen Fällen ist dem Patienten zu empfehlen, sich zumindest an Armen und Beinen bis zu den Handgelenken bzw. Knöcheln gut zu bedecken. Bei Schwitzen an Händen und Füßen sind warme Getränke und Speisen hilfreich, um die Mitte warm zu halten.

Nach meiner Erfahrung reagiert heißes Schwitzen besser als kaltes auf Akupunktur, wahrscheinlich weil bei ersterem das eigentliche Problem nicht das Schwitzen, sondern die Hitze ist. Bei kaltem Schwitzen ist das Hauptproblem Lungen-Qi-Mangel: die Poren sind geöffnet, obwohl sie geschlossen sein sollten. Liegt nur Lungen-Qi-Mangel vor, dann würde der Patient am ganzen Körper schwitzen. Da aber meist nur die kalten Körperbereiche betroffen sind, muss ebenfalls die Kälte behandelt werden.

Im Folgenden möchte ich den Lesern zwei interessante Fälle vorstellen:

Fallbeispiel 1 Ein 28-jähriger Mann wurde im Rahmen eines meiner Seminare in Deutschland behandelt. Er klagte über übel riechende Füße. Diese Klage ist bei jungen Männern, die viel Sport treiben, nicht ungewöhnlich, aber in diesem besonderen Fall handelte es sich um ein schwerwiegenderes Problem. Die Füße rochen, selbst wenn er gerade gebadet hatte oder keine Schuhe trug. Er hatte keine Freundinnen. Er war ein Wärme-Typ und litt unter leichtem Haarverlust. Wir entschieden uns, Nieren-Yin zu tonisieren und gaben ihm dem Rat, mehr Wasser zu trinken. Während wir diskutierten, welche Punkte wir nadeln könnten, stellte sich heraus, dass er unter eine Nadelphobie litt.
Wir entschieden uns daher für nur einen Punkt, und zwar Ni 10 (Haus-Punkt). Der Patient wurde täglich behandelt (ein Freund, der ebenfalls am Seminar teilnahm, setzte die Nadeln). Zwar wurde der Patient jedes Mal bewusstlos oder fast bewusstlos, aber er wollte die Behandlung dennoch fortsetzen. Nach der 10. Sitzung war der Geruch verschwunden. Dem Patient war es wert gewesen, für diesen Erfolg in Ohnmacht zu fallen!

Fallbeispiel 2 Dieser 67-jährige Mann wurde ebenfalls im Rahmen eines meiner Seminare in Deutschland behandelt. Seine Nichte wohnte während des Seminars bei ihm, und als sie von seinem Problem hörte, wollte sie ihm gerne helfen.
Er litt unter übermäßigem, ständigem Schwitzen, vor allem in der oberen Körperhälfte (am Kopf, der Brust und den Armen), das sich beim Sprechen verschlimmerte. Sein Gesicht war stark gerötet. Er litt ferner an Diabetes. Er konnte sich nicht mehr genau erinnern, wann das Schwitzen begonnen hatte, aber es war erst während seines späteren Lebens gewesen, aber auf jeden Fall länger als drei Jahre.
Wir stellten fest, dass es sich um ein chronisches Problem handelte, sodass daher auch eine Mangel-Situation behandelt werden musste. Da es sich um „heißes Schwitzen" mit

Yang-Dominanz handelte, muss infolgedessen Yin-Mangel vorliegen. Wir beschlossen, Yin allgemein zu tonisieren sowie Lungen- und Herz-Yang zu sedieren.
Er wurden mit den folgenden Punkten behandelt:

- Ren 17, Ren 14, Ren 3 und Lu 7: Diese Punktkombination tonisiert ebenfalls den Ren Mai und nährt auf diese Weise das gesamte Körper-Yin.
- Dü 8 und 3E 10 mit sedierender Technik, um das Yang des Feuer-Elementes zu sedieren.
- Lu 7 schließt die Poren und tonisiert Lungen-Yin, Ni 7 tonisiert Nieren-Yin, um das Yang des Feuer-Elementes zu kontrollieren.

Nach nur drei Behandlungen hatte sich sein Zustand beträchtlich gebessert. Leider konnte ich diesen Fall nicht weiterverfolgen und kann daher nicht über das Endresultat berichten.

6.7 Urtikaria

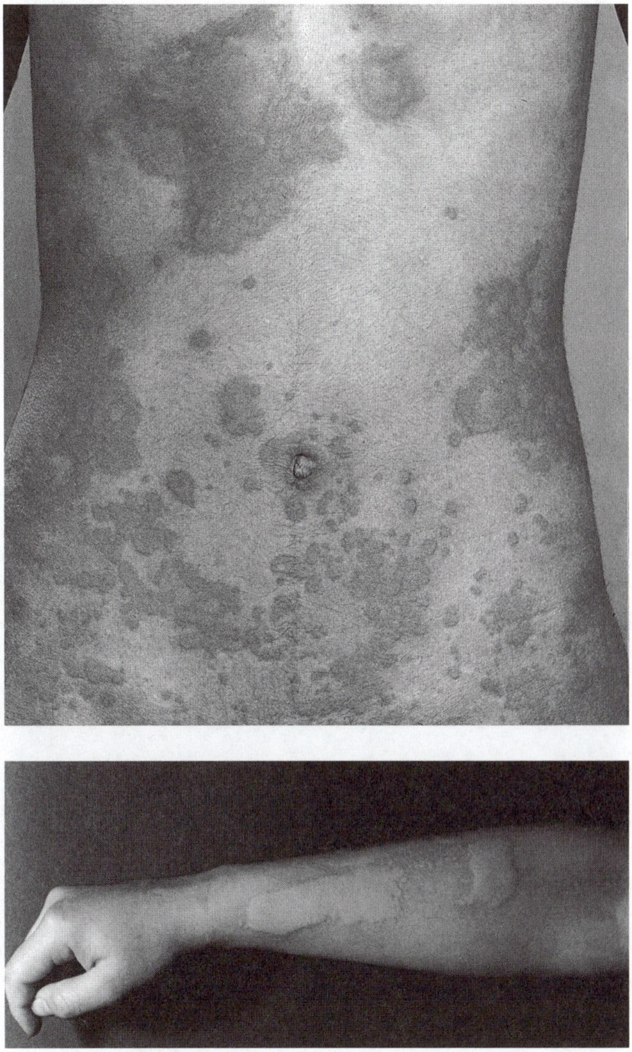

Abb. 6.11 Urtikaria (aus Rassner 2006)

[Die Urtikaria ist Ausdruck einer allergischen Reaktion. Häufige Ursachen sind Kontaktallergien (Metall, Farbstoffe), aber auch Lebensmittelallergien (z.B. Muscheln, Nüsse, Eier, Fisch, Säuren oder ihre Derivate) oder Medikamente.

Die Urtikaria manifestiert sich mit leicht erhabenen, roten, stark juckenden Quaddeln. Diese entstehen durch eine entzündliche Reaktion der Haut, bei der Lymphflüssigkeit aus den Kapillaren in die Epidermis austritt und zu ödematösen Schwellungen führt, die solange anhalten, bis die Flüssigkeit von den umgebenden Zellen absorbiert ist.]

Die Urtikaria ist ein typisches Wind-Hitze-Symptom der Lunge. Die akute bzw. rezidivierende Urtikaria zeigt bessere Therapieerfolge als chronische Formen. Patienten mit veränderlichen Symptomen reagieren in der Regel besser auf eine Behandlung als solche, bei denen die Symptomatik konstant ist. Bei akuter Urtikaria lässt sich oft innerhalb von 10–20 Minuten eine Besserung erzielen. Bei rezidivierender Urtikaria nach Kontakt mit Lebensmitteln oder anderen Allergenen ist es möglich, die Toleranz zu erhöhen. Bei chronischer Urtikaria sind hingegen mindestens 6–8 Sitzungen nötig, bevor eine Verbesserung erwartet werden kann.

Im Folgenden möchte ich ein Fallbeispiel von einer Patientin mit rezidivierender Urtikaria vorstellen.

Fallbeispiel Eine 34-jährige Patientin, die Gattin eines Diplomaten in Sri Lanka, litt unter zahlreichen Metallallergien. Sie konnte nicht einmal ihren Ehering tragen, auch konnte sie nicht die Autoschlüssel in der Hand halten oder Metallbesteck verwenden. Tat sie dies dennoch, löste dies schwere Urtikaria auf der betroffenen Körperstelle sowie deren Umgebung aus. Als Diplomatengattin musste sie an zahlreichen Feierlichkeiten teilnehmen und empfand es als sehr peinlich, ihr Besteck mit Holzgriffen zu verwenden. Nach 12 Behandlungen konnte sie ihren Ehering bis zu drei aufeinanderfolgenden Tagen tragen. Ebenso konnte sie mit einer Metallgabel essen und auch die Autoschlüssel bereiteten keine Probleme mehr. Die Toleranzgrenze hatte sich erhöht, aber die Tendenz zu allergischen Reaktionen war weiterhin vorhanden.

Urtikaria

Akute Urtikaria

Pruritus und Entzündung
Dicke und Feuchtigkeit der Haut ist abhängig von Feuchte und Zustand des Yin

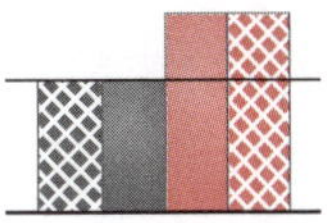

Wind-Hitze in der Lunge

Behandlung

- Lu 6 (sedieren)*
- Di 2 (sedieren)
- Mi 10
- Lu 5: venöser Mikroaderlass
- Bei Fortbestehen der Symptome folgende Punkte hinzufügen: Dü 8 (sedieren), 3E 10 (sedieren), Du 20

Rezidivierende Urtikaria

Keine Symptome im Intervall

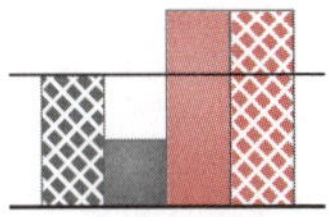

Trockene Hitze in der Lunge

Behandlung im Intervall

- Lu 1 oder Lu 8
- Di 2 sedieren
- Ren 17
- Mi 10 oder Bl 17
- Pe 6
- Mi 6 mit ableitender Nadeltechnik bei Symptomen in der oberen Körperhälfte:

Dermographietest am ventralen Unterarm: weiße Linie, die nicht gleich verschwindet

Chronische Urtikaria

Symptome im Intervall

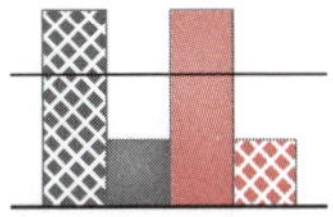

Feuchte-Hitze in der Lunge

Behandlung jederzeit

- Lu 5, Mi 9, Ma 40
- Mi 10 oder Bl 17
- Di 4, Ma 25, 3E 6 (zur Elimination von Feuchte)

Dermographietest am ventralen Unterarm: sofortige Bildung von roten Quaddeln

Behandlungsverlauf

- 2-mal wöchentlich 5 Wochen lang behandeln
- Behandlungsserie nach ca. 3 Monaten wiederholen, dies erhöht meist die Wirksamkeit

* Bei akuter Urtikaria muss Lu 6 alle 5 Minuten durch Vibrieren sediert werden. Die Nadeln sollten in der Regel 20–30 Minuten liegen bleiben.

6.8 Vitiligo

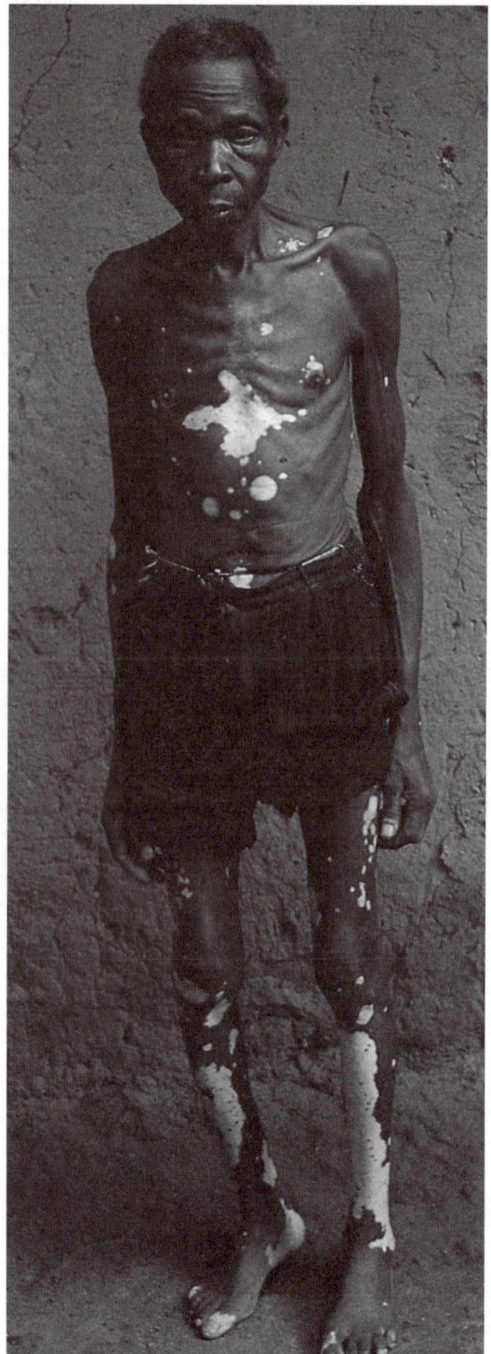

Abb. 6.12 Vitiligo (aus Rassner 2006)

[Bei Vitiligo handelt es sich um eine chronische Hauterkrankung, bei der durch einen Pigmentverlust unregelmäßig geformte, weiße Hautflecken entstehen. Die Krankheit tritt meist vor Erreichen des 20. Lebensjahres auf. Die Hautflecken können konstant bleiben oder aber sich rasch vergrößern und dann größere Hautareale bedecken. Häufig sind die Flecken symmetrisch auf beiden Körperhälften verteilt.]

Aus Sicht der TCM bestehen Yang- und Qi-Mangel, d.h. Yang und Qi vermögen nicht zur Haut aufzusteigen.

Vitiligo

Lokale Behandlung

- Ingwermoxa
- Pflaumenblütenhämmerchen bis zur Rötung (Bluten vermeiden!)

2 Wochen lang behandeln

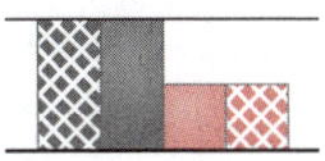

Qi- und Yang-Mangel – betroffen sind Meridiane, die die betroffenen Hautstellen durchziehen

Energie ausgleichende Behandlung in den Meridianen, die die betroffenen Hautstellen durchziehen

- Augenlider: Milz-Yang tonisieren, z.B. mit Bl 20, Mi 1 und Ma 41
- Handrücken: Dreifach Erwärmer tonisieren, z.B. mit 3E 3, Bl 22

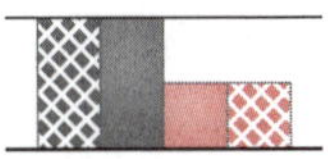

Ausgedehnte Depigmentierung
Lungen-Qi- und Yang-Mangel

Vitiligo auf größeren Körperarealen: Lungen-Schwäche

- Lunge tonisieren, z.B. Bl 13, Di 11, Lu 10, Dü 3

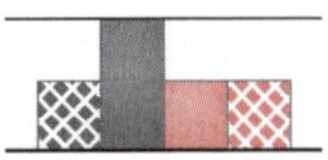

Sich rasch verschlechternder Vitiligo:
Lunge betroffen

Sich rasch verschlechternde Depigmentierung: Lungen-Schwäche*

- Die Behandlung kann hier eventuell nur die weitere Ausbreitung verhindern sowie die jüngsten Flecken pigmentieren
- Lu 1, Lu 9, Bl 13, Di 11, eventuell Mi 3 und Ma 36

* Die Behandlung verhindert in diesem Fall vielleicht nur, dass die Depigmentierung aufgehalten wird und hilft die neueren, depigmentierten Hautstellen, sich zu repigmentieren.

In meiner Klinik in Sri Lanka behandelte ich häufig Vitiligo – Patienten mit einer dunkleren Hautfarbe leiden wesentlich stärker unter den hellen Hautflecken als Menschen mit einer helleren Haut. Die Akupunkturbehandlungen waren so erfolgreich, dass Dermatologen aus allen Landesteilen diese Behandlung erlernen wollten.

Bereits länger bestehende Vitiligoflecken (ca. 1½ bis 2 Jahre) reagieren nicht auf Akupunktur, neuere Flecken hingegen verbessern sich bereits nach 2 Wochen! Wir ermutigten unsere Patienten, neue Flecken unverzüglich zu behandeln.

Spezielle lokale Behandlung

Ich habe gute Erfahrungen mit folgenden Verfahren gemacht:

Ingwermoxa: Frischer Ingwer wird in dünne Scheiben (ca. ⅛ cm) geschnitten, die man mit einer Akupunkturnadel durchsticht, sodass kleine Poren entstehen. Die Scheibe wird auf die zu behandelnde Stelle (Warze, Vitiligo oder Psoriasis) gelegt, darauf kommt ein kleiner Kegel aus Moxawolle, den man an mehreren Stellen anzündet und abbrennen lässt. Wenn die Scheibe zu heiß wird, kann man sie seitlich anfassen und an eine andere Stelle verschieben. Es empfiehlt sich, eine Schale mit Wasser für zu heiß gewordene Ingwerscheiben bereitzuhalten.

Bei der Behandlung im Bereich unebener Körperstellen ist es schwierig, die rauchenden Ingwerscheiben sicher zu platzieren. In solchen Fällen empfiehlt es sich, die betroffene Stelle mit frischem Ingwer einzureiben und mit einer Moxazigarre aufzuwärmen.

Pflaumenblütenhämmerchen: Behandlungsziel ist, Yang und Qi zurück zur Haut zu bringen. Nach meiner Erfahrung ist die örtliche Behandlung mit Ingwermoxa oder Pflaumenblütenhämmerchen am wirksamsten (s. Kap. 4). Depigmentierte Hautflecken werden mit dem Pflaumenblütenhämmerchen bis zur Rötung beklopft. Wichtig ist, nicht zu intensiv zu klopfen, da Bluten hier zu vermeiden ist!

Diese beiden Methoden eignen sich jedoch nicht für Depigmentierungen z.B. auf den Augenlidern. In solchen Fällen, behandelten wir weiße Hautflecken auf anderen Körperbereichen (falls vorhanden) mit den obigen Techniken und verwendeten das allgemeine Punkteprotokoll. Dies reichte oft aus, um auch die Pigmentierung der Augenlider anzuregen.

Beide Methoden können beim selben Patienten angewendet werden, allerdings sollte jeder Hautfleck nur mit jeweils einer Methode behandelt werden. Flecken im Gesicht werden mit dem Pflaumenblütenhämmerchen beklopft, da Moxa in der Nähe von Schleimhäuten kontraindiziert ist. Die lokale Behandlung wird täglich 2 Wochen lang durchgeführt. Während diesem Zeitraum können auf den Vitiligoflecken kleine, hyperpigmentierte Punkte entstehen, die sich eventuell über den gesamten Fleck ausbreiten können. Die Patienten sollten hierüber vor Behandlungsbeginn aufgeklärt werden, um zu vermeiden, dass sie über das Auftreten eine dritten „Farbe“ besorgt sind. Die 2-wöchige örtliche Behandlung kann von den Patienten zu Hause selber durchgeführt werden. Sie sollten darauf hingewiesen werden, auf die Entstehung neuer Flecken zu achten und diese sofort zu behandeln. Neue Flecken verschwinden bei täglicher Behandlung innerhalb von 3–4 Tagen.

- Der nachfolgend beschriebene Fall hat bei mir einen starken Eindruck hinterlassen.

Fallbeispiel Der Patient, ein 6–8-jähriger Junge war einer der zahlreichen Vitiligo-Patienten in meiner Klinik in Sri Lanka. Ich war mir über sein Alter nicht sicher, da er zwar sehr klein war, aber bereits mit der Weisheit eines Erwachsenen kommunizierte.

Die ersten Flecken waren 6 Monate zuvor aufgetreten, seitdem hatten sich auf den gesamten Unterschenkeln so viele Flecken ausgebildet, dass es aussah, als ob er weiße Socken tragen würde. Nun begannen sich kleinere depigmentierte Stellen auf den Rest des Körpers auszubreiten.

Dies war ein ernster Fall, der ernster Maßnahmen bedurfte. Wir diagnostizierten neben einer schweren Lungen-Schwäche einen allgemeinen Yang-Mangel. Ich bin sicher, dass er ebenfalls unter Milz-Blut-Mangel (allgemeiner Ernährungszustand) litt, den wir jedoch nicht mit Akupunktur behandeln können, da er ernährungsabhängig ist. Da es sich bei diesem Patienten um ein Kind handelte, wollten wir nicht allzu viele Nadeln verwenden.

Wir behandelten ihn mit den Punkten Lu 9 und Di 11 und tonisierten ferner den Du Mai. Der Du Mai hat das meiste Yang – mit anderen Worten: wenn man den Du Mai tonisiert, tonisiert dies die gesamte Yang-Energie des Körpers. Um die Behandlung wirksamer und schmerzfreier zu gestalten, entschieden wir uns, den Du Mai mit Moxa zu kräftigen. An Stelle von Ingwermoxa (d.h. Ingwerscheiben mit Moxa-Kegeln) wurde der Du Mai mit frischem Ingwerscheiben eingerieben, anschließend wurde eine Moxazigarre vom Steißbein bis zur Haaransatzlinie bewegt (in Richtung des Energieflusses), bis sich die Haut gerötet hatte. Er wurde auf diese Weise täglich (außer den Wochenenden) behandelt. Innerhalb von 10 Sitzungen waren über 50% der Haut an seinen Beinen wieder pigmentiert – ein wirklich bemerkenswertes Ergebnis für eine so simple Methode! Dieser Junge war lange Zeit Patient in meiner Klinik, da ich die Behandlung von Zeit zu Zeit auffrischen wollte. Er war innerhalb von 6 Monaten ganz geheilt und konnte eventuell auftretende neue Flecken selber behandeln.

In der Klinik war er mein „Assistent“ und beruhigte oft jüngere Kinder, die Angst vor den Nadeln hatten.

6.9 Hyperpigmentation

Hyperpigmentation – im gewissen Sinn das Gegenteil von Vitiligo – repräsentiert exzessives Yang in der Haut. Treten die Symptome nur im Bereich eines bestimmten Meridians auf, bedeutet dies, dass die Störung auf den betreffenden Meridian beschränkt ist. Über den ganzen Körper verteilte hyperpigmentierte Flecken weisen hingegen auf eine Lungen-Störung hin. Hyperpigmentation kommt häufiger bei dunkelhäutigen Menschen vor sowie im Zusammenhang mit Aufenthalten in der Sonne.

Leider ist mir nicht bekannt, wie man hyperpigmentierte Hautflecken „verschwinden" lassen kann. Allerdings lässt sich das Erscheinungsbild durch Kühlung der Haut verbessern. Dies kann erreicht werden, indem man das Yang des betroffenen Meridians sediert oder – bei größerer Verbreitung der Flecken – indem man das Lungen-Yang sediert.

- **Yang-Meridiane werden direkt sediert,** z.B. kann Hyperpigmentation im Bereich der Maxilla (= Magen-Meridian) mit **Ma 45** behandelt werden.
- **Der Yang-Aspekt eines Yin-Meridians wird hingegen indirekt durch den gekoppelten Yang-Meridian sediert,** z.B. wird Lungen-Yang mit **Di 2** sediert.

Ein weiterer Behandlungsvorschlag, den ich in der Vergangenheit nützlich fand, ist ganz einfach und kann vom Patienten zu Hause durchgeführt werden: Vollmilch wird erhitzt, bis sich eine Haut bildet. Diese wird abgeschöpft und auf einen Teller gehoben. Im Kühlschrank abkühlen lassen und auf die betroffenen bzw. zu Hyperpigmentierung neigenden Hautstellen legen, nach 20 Minuten abwaschen. 2–3-mal wöchentlich anwenden.

7 Kosmetische Akupunktur

Ich wette, Sie konnten dieses Kapitel kaum noch erwarten! Ich könnte mir vorstellen, dass zahlreiche Leser eher am kosmetischen als am dermatologischen Teil des Buches interessiert sind. Aber es hat einen guten Grund, warum das Kosmetik-Kapitel im hinteren Teil des Buches angesiedelt ist. Denn das Verständnis von Bindegewebe und Haut sowie das Wissen, wie man Hauterkrankungen erfolgreich behandelt, bilden die Grundlage für die kosmetische Akupunktur. Es ist notwendig, Erfahrung im Umgang mit häufig auftretenden Haut- und allgemeinen Störungen zu sammeln, bevor man kosmetische Behandlungen oder solche, die den Alterungsprozess verzögern, anbietet.

Das hat einen einfachen Grund: Auch bei der kosmetischen Akupunktur geht es primär um Gesundheit, nicht um Schönheit.

Therapeuten denken oft, dass ihnen das Erlernen kosmetischer Akupunkturtechniken „magische Kräfte“ verleiht – sie vergessen dabei, dass ihnen das Wissen über diese „magischen Kräfte“ bereits in ihrer theoretischen und praktischen Ausbildung in chinesischer Medizin vermittelt wurde. Insofern kann das vorliegende Buch als eine Zusammenstellung dieses Wissens – und meiner klinischen Erfahrung – angesehen werden. Ich bin daher sicher, dass Ihnen meine Beschreibungen zahlreicher Beobachtungen und Erkenntnisse auch aus Ihrem klinischen Alltag vertraut sind.

Im Folgenden möchte ich häufig auftretende kosmetische Probleme und deren Behandlung diskutieren. Zunächst möchte ich jedoch eine typische Akupunkturbehandlung zum „Liften“ beschreiben:

- Der Patient wird mit einem Glas Wasser in den Behandlungsraum gebracht, von dem ab und zu ein Schluck getrunken werden kann. Zu viel Trinken ist nicht zu empfehlen, damit die Behandlung nicht durch einen Gang zur Toilette unterbrochen werden muss, dennoch ist eine schluckweise Wasserzufuhr für eine erfolgreiche Behandlung notwendig. Tee und Kaffee sind vor Behandlungsbeginn nicht gestattet. Vor einer örtlichen Gesichtsbehandlung sollte sämtliches Make-up entfernt werden.
- Vor der Behandlung findet ein kurzes Gespräch mit dem Therapeuten statt (außer es handelt sich um die erste Behandlung).
- Bei einer Behandlung zum „Liften“ oder zur Beseitigung von feinen Falten wird auf die zu behandelnden Stellen zunächst ein Lokalanästhetikum für die Haut (z.B. Emla® Creme) aufgetragen. Wichtig ist, dass der Therapeut die Creme nicht mit den bloßen Händen aufträgt, da dies die Sensibilität für die Nadelmanipulationen nimmt.
- Der Patient liegt und erhält zunächst eine normale Akupunkturbehandlung mit Energie ausgleichenden Punkten und, falls angezeigt, auch mit Moxibustion. Die Nadeln ca. 20 Minuten liegen lassen.
- Nach Entfernung der Körpernadeln wird der Patient im Sitzen weiter behandelt. Am besten ist ein bequemer Stuhl (kein Liegestuhl), damit gegen die Schwerkraft gearbeitet werden kann.

- Anschließend werden die Nadeln zum Liften oder zur Faltenbeseitigung (oder beidem) gesetzt. Die Nadelverweildauer beträgt 30 Minuten, die Nadeln werden alle 10 Minuten manipuliert.
- Nach Ablauf der 30 Minuten werden die Nadeln entfernt. Dazu gibt man dem Patienten eine Tube mit Arnikasalbe zu halten. Dann wird jede Nadel ein letztes Mal manipuliert und langsam herausgezogen. Sollte eine der Einstichstellen bluten, wird Arnikasalbe aufgetragen und Druck auf die Stelle ausgeübt.
- Sind alle Nadeln entfernt, sollte der Patient bei Sonnenschein erst 10 Minuten warten, bevor er nach draußen geht, um die Bildung von Hämatomen zu vermeiden. Nach Ablauf dieser Wartezeit können die Patienten tun, was sie möchten.

Der Behandlungsverlauf ist nicht bei allen kosmetischen Behandlungen gleich, aber Liften stellt eine spezielle Form der kosmetischen Akupunktur dar.

Im Folgenden möchte ich häufige Störungen und energetische Ungleichgewichte besprechen. Bei einigen der Beschwerden zeigt die Kombination von Körperakupunktur mit lokaler Behandlung sehr gute Resultate.
Für jede Störung wird Folgendes beschrieben:

- Körperakupunktur (Energie ausgleichende Punkte) und allgemeine Hinweise
- Spezielle lokale Behandlung (wo sinnvoll)
- Anweisungen für den Patienten (Ernährung usw.) – diese sind wichtig, um die Wirksamkeit der Behandlung zu verlängern

Am Ende dieses Abschnittes ermöglicht eine Tabelle einen schnellen Überblick (S. 198).

7.1 Dünne, faltige Haut (Lunge, Milz, Niere)

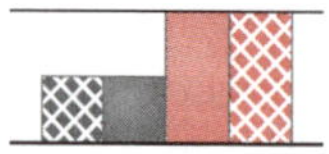

Lungen-Blut- und Yin-Mangel
(und Milz-Blut- und Nieren-Yin-Mangel)

Diese vorzeitig gealterte Haut lässt sich am einfachsten als „Raucherhaut“ beschreiben. Manchmal dünnen gleichzeitig Augenbrauen und Kopfhaar aus, die betroffenen Patienten sind eher dünn, oft handelt es sich um Raucher. Allerdings lässt sich dieser Hauttyp auch bei Patienten mit einer extrem fettarmen Ernährung beobachten. Die Haut ist schlecht genährt und meist sehr trocken.

Da die Lunge ihre Nahrung von der Milz (ihrer Mutter) erhält, muss sichergestellt werden, dass die Milz selbst ausreichend Nahrung bekommt. Insofern muss die Milz durch entsprechende Nahrungsaufnahme und mit Nadeln tonisiert werden. Milz-Blut (Nährstoffe) lässt sich tatsächlich am besten mit öligen bzw. fettigen Speisen nähren. Am besten eignet sich Buttermilch (täglich ca. ¼ l), was die Haut dicker und fülliger macht.

Als nächstes sollte der Haut mehr Feuchtigkeit zugeführt werden. Die Nieren befeuchten den gesamten Körper. Bei Nieren-Yin-Mangel (z. B. Menopause, Genuss von zu vielen diuretischen Getränken wie Tee, Kaffee und Alkohol oder durch exzessive Hitze im Körper, die dünne Flüssigkeiten verbraucht) beziehen die Nieren ihre Flüssigkeiten von der Lunge (ihrer Mutter). Dies führt wiederum zu Lungen-Yin-Mangel. Eine gleichmäßig über den Tag verteilte Wasserzufuhr und das Meiden von diuretischen Getränken und Hitze erzeugenden Speisen liegt in der Verantwortung des Patienten – darauf muss er aufmerksam gemacht werden.

Raucht der Patient weiter, wird die Behandlung keinen Erfolg bringen.

Ist der Patient ansonsten nicht zu alt (unter 65 Jahre), bestehen hier gute Erfolgsaussichten bei der Behandlung. Die gute Nachricht für den Patienten: Es ist keine lokale Behandlung mit Akupunktur erforderlich.

Körperakupunktur

Lungen-Yin und -Blut tonisieren

Lu 1	Mu-Alarm-Punkt, kühlt die Lunge
Lu 9	Tonisierungspunkt, erhält Energie von der Milz (Mutter)
Ren 17 (in Richtung Gesicht nadeln)	Meisterpunkt der Atmungsorgane und der Haut

Hinweis für den Patienten:

- Die Luft befeuchten mit Wasserzerstäubern, Topfpflanzen, Luftbefeuchtern

Milz-Blut tonisieren, um die Ernährung der Haut zu verbessern

Mi 3	Hauselement-Punkt, tonisiert Yin

Hinweise für den Patienten:

- Täglich Buttermilch trinken
- Mehr Eiweiß essen, dazu Vollwertnahrung sowie Hühnersuppe (lange kochen lassen!)

Nieren-Yin tonisieren

Ni 10	Hauselement-Punkt

Hinweise für den Patienten:

- Wasserzufuhr, gleichmäßig über den Tag verteilt
- Genügend Salz (außer Salz ist aus medizinischen Gründen kontraindiziert): Dies hilft, mehr Wasser im Körper zu retinieren
- Hitze erzeugende Speisen sowie diuretische Getränke meiden

Die genannten Punkte und Hinweise sollten gleichzeitig genadelt bzw. durchgeführt werden.

Behandlungsverlauf

- 2 Wochen lang 2-mal wöchentlich
- Danach 6 Wochen lang 1-mal wöchentlich
- In schweren Fällen sind weitere Behandlungen notwendig

Spezielle lokale Behandlung

Gua Sha

Vorgehen: Gua Sha kann im Gesicht, am Hals, auf dem Dekolleté und an allen Körperstellen mit feinen Falten angewendet werden.

- Zunächst Öl auf die Haut auftragen – ich verwende wärmende Öle, z.B. Johanniskrautöl (Rotöl).
- Mit einem Gua-Sha-Instrument oder einem dünnen chinesischen Suppenlöffel oder ähnlichem Gegenstand nach oben und außen über die zu behandelnde Stelle schaben (s. Abb. 5.21 für die Schabrichtung). Zuerst eine Körperseite behandeln, bis die Haut rot und voll wirkt, dann zur anderen wechseln.
- Die Behandlungszeit für einen Bereich beträgt ca. 2–3 Minuten, daher nicht zu kleine Bereiche behandeln. Sollten Petechien auftreten, sofort aufhören zu schaben – diese sind bei kosmetischen Behandlungen nicht erwünscht.
- Gua Sha wird nur 1-mal wöchentlich angewendet. Kommt der Patient in der gleichen Woche zu einer weiteren Sitzung, können Laser oder die Fältchennadelung angewendet werden.

Gua Sha verleiht der Haut unverzüglich ein „gefülltes Aussehen". Die Haut ist direkt nach der Behandlung gerötet, aber dies vergeht bis zum nächsten Tag. Direktes Sonnenlicht sollte vermieden werden, wenn die Haut gerötet ist.

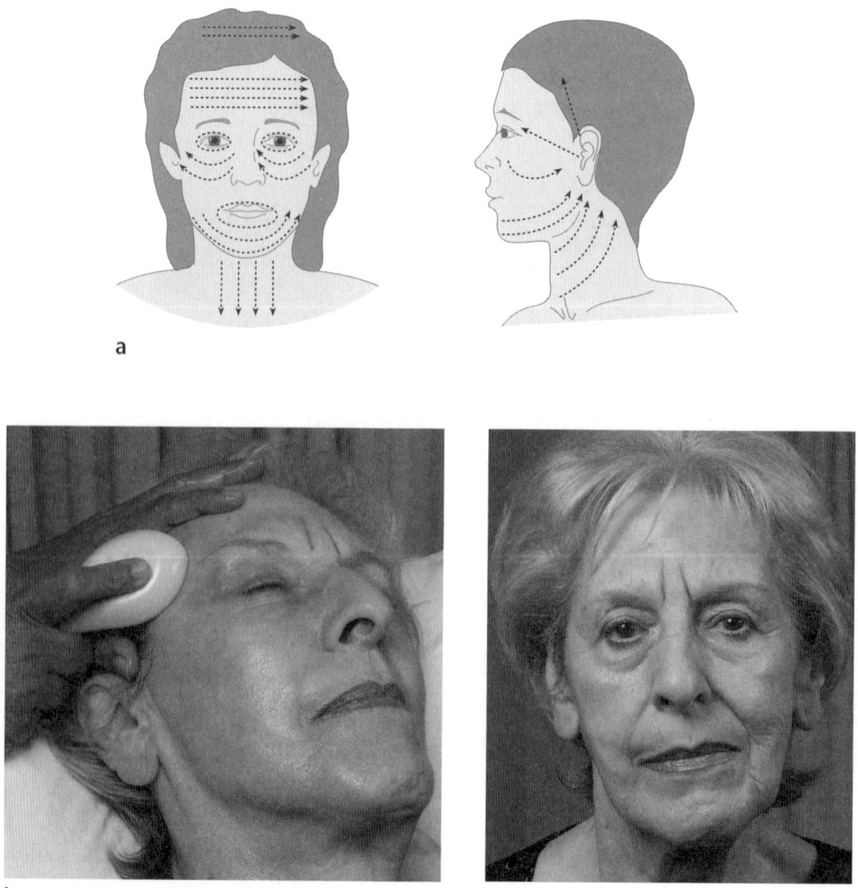

a

b

c

Abb. 7.1 a–c Gua-Sha-Behandlung bei dünner, faltiger Haut.
a) Prinzip der Behandlung.
b) Gua-Sha-Behandlung im Gesicht. Der Patient ist in sitzender oder leicht zurück geneigter Haltung. Die Behandlung sollte beendet werden, wenn sich rote Flecken auf der Haut bilden.
c) Nach der Behandlung: eine Gesichtshälfte ist behandelt, die andere zum Vergleich unbehandelt.

Hautverjüngungstherapie mit hyaluronischer Säure und Polylaser derma

- Make-up am besten bereits am Abend vorher entfernen.
- Die Haut gründlich reinigen. Diese Behandlungen sind teuer und der Erfolg ist davon abhängig, dass die hyaluronische Säure von der Haut absorbiert werden kann.
- Die zu behandelnde Stelle mit einem feuchten oder trockenen Wärmekissen wärmen.
- Die Ampulle mit hyaluronischer Säure in einer Schüssel mit heißem Wasser aufwärmen, um das Gel zu verflüssigen.
- Mit einer Kanüle die benötigte Menge hyaluronische Säure aufziehen und auf die Haut auftragen.
- Das Gel in die Haut einmassieren, bis die gesamte Gelmenge absorbiert ist.
- Anschließend die Haut mit dem Polylaser derma bestrahlen, für eine 15 cm^2 große Fläche sind ca. 10–15 Minuten nötig.

Es ist wichtig, dass der Therapeut und der Patient Schutzbrillen tragen.

Der Polylaser derma arbeitet mit einer Mischung von Licht roter und infraroter Wellenlänge mit permanentem Strahl. Deshalb ist eine Anpassung nicht notwendig.

Die ersten beiden Behandlungen werden in wöchentlichen Abständen durchgeführt, anschließend in monatlichen oder zweiwöchigen Abständen weiterbehandeln. Der Patient verlässt die Praxis mit einer strahlenden Gesichtsfarbe. Diese Therapie verjüngt nicht nur die Haut, sondern verzögert auch den Alterungsprozess.

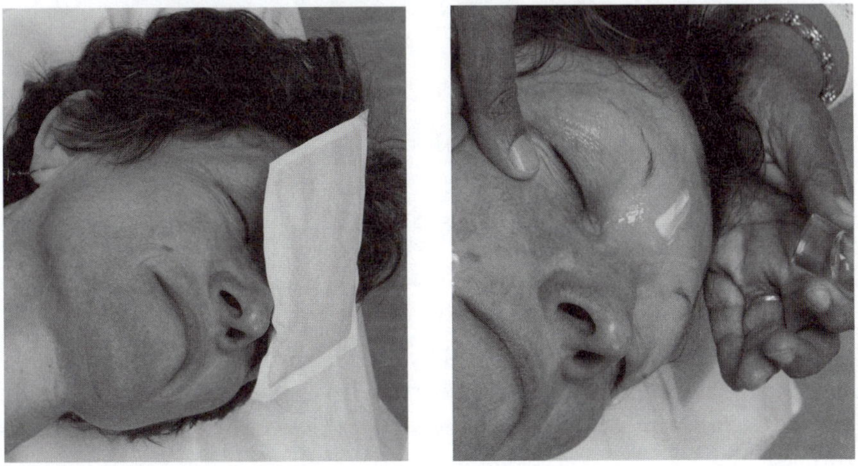

a b

Abb. 7.2 Laserbehandlung bei dünner, faltiger Haut.
a) Auflegen einer Wärmepackung auf die zu lasernde Hautstelle.
b) Auftragen der hyaluronischen Säure und Einmassieren in die betroffene Hautstelle.

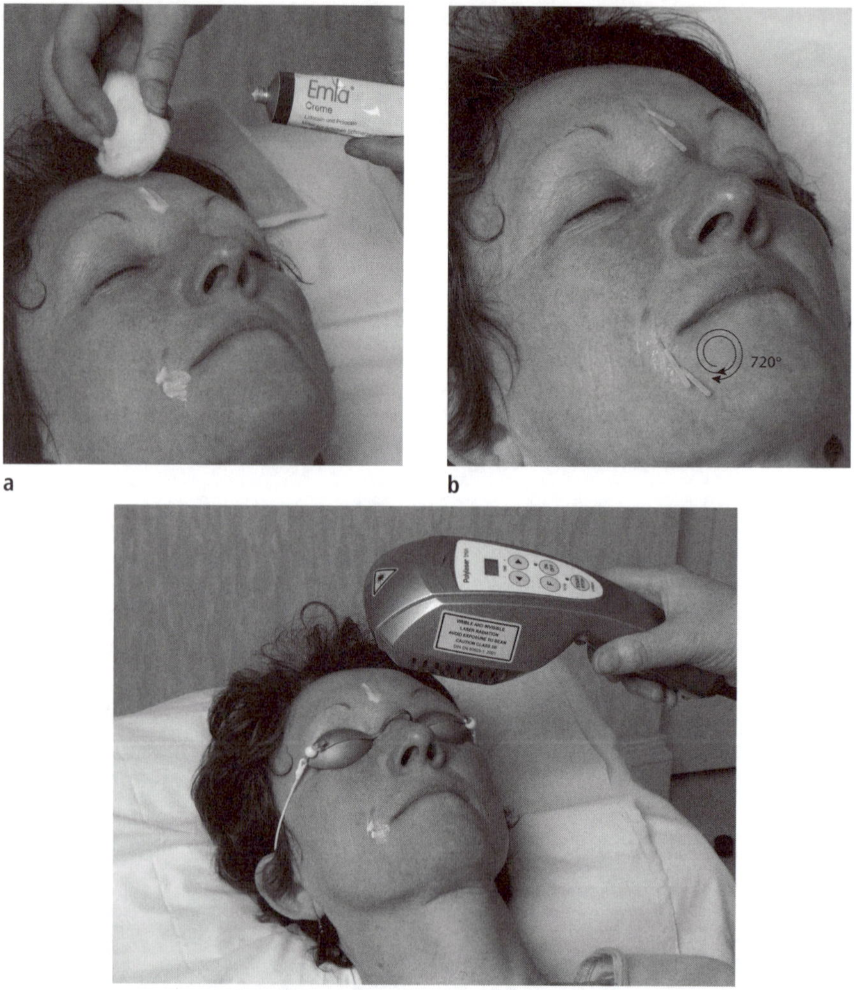

Abb. 7.3 Lokale Fältchenbehandlung mit Akupunktur.
a) Auftragen einer lokalanästhetischen Salbe.
b) Nadeln der feinen Hautfalte.
c) Behandlung mit Polylaser derma im betroffenen Areal (Alpha-Frequenz).

Lokale Fältchenbehandlung mit Akupunktur

Diese Behandlung eignet sich für feine, aber hartnäckige Falten im Bereich von Augen, Mund, Stirn usw. Für tiefere Falten ist eine intensivere Behandlung notwendig. In der Regel verwende ich im Gesicht blaue (0,15 mm) Seirin-Nadeln.

- Diese Form der örtlichen Behandlung wird mit Körperakupunktur kombiniert. Sofort zu Behandlungsbeginn wird auf die betroffenen Körperstellen ein lokales Anästhetikum aufgetragen (ich verwende Emla®). Es dauert ca. 20–30 Minuten, bis seine Wirkung einsetzt.

- Die gesamte Falte wird mit mehreren Nadeln subkutan genadelt. Die Nadeln auf einer Falte sollten dabei alle in die gleiche Richtung weisen. Die Einstichstellen sind ca. 1 cm voneinander entfernt, sodass die Spitze der einen Nadel fast bis an die Einstichstelle der nächsten Nadel reicht.
- Die Nadeln werden um zwei volle Umdrehungen gezwirbelt (720°). Dies ist die beste Manipulationsmethode zur Zellverjüngung.

Behandlungsdauer

- Die Nadelmanipulation alle 10 Minuten wiederholen.
- Die Nadeln werden nach 30 Minuten entfernt.
- Jede einzelne Falte sollte nur 1-mal wöchentlich behandelt werden. Kommt der Patient in der gleichen Woche zu einer weiteren Sitzung, kann Gua Sha oder Laser angewendet werden.

Anweisungen an den Patienten

Die im Folgenden beschriebenen Anwendungen verlängern die Wirkung der Behandlungen. Diese beiden Gesichtsmasken nähren die Haut auf direkte Weise mit Protein. Zusätzlich wird die Anwendung von fettenden Cremes empfohlen – diese morgens und abends auf Hals und Gesicht auftragen.

Gesichtsmaske mit Ei	Ein ganzes Ei schlagen und auf das Gesicht und den Hals auftragen. Nach 10 Minuten erneut das Gesicht mit Ei bestreichen. Danach 20 Minuten eintrocknen lassen, anschließend abwaschen. Diese Gesichtsmaske 1–2-mal wöchentlich anwenden.
Mungbohnen-Gesichtsmaske (für Patienten, die bereit sind, mehr Zeit aufzubringen...)	Grünes Mung Dhal über Nacht in Wasser einweichen und danach feucht mahlen. Anschließend auf die leicht feuchte Haut auftragen. Die Dhal-Paste nach 30 Minuten entfernen, dann das Gesicht waschen. Eine Anwendung pro Woche.

7.2 Schlaffe, aufgedunsene Haut

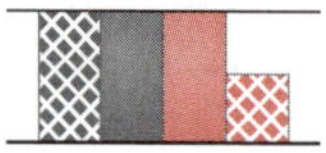

Milz-Qi-Mangel

Schlaffere Haut tritt früh im mittleren Lebensalter und zunächst an nicht sichtbaren Körperstellen auf, später jedoch auch im Gesicht. Straffe Hautpartien geben der Schwerkraft nach, da die Festigkeit des Bindegewebes nachlässt, das die Haut und das darunterliegende Gewebe zusammenhält. Dies ist auf Milz-Qi-Mangel zurückzuführen, der im Alter immer ausgeprägter wird. Dabei können zwei Fälle eintreten:

- Bei eher schwergewichtigen Patienten ist vermehrt Haut und Fettgewebe vorhanden, das von den Muskeln gehalten werden muss.
- Dünnere Patienten hingegen leiden oft auch unter Milz-Blut-Mangel, der das Bindegewebe zusätzlich schwächt.

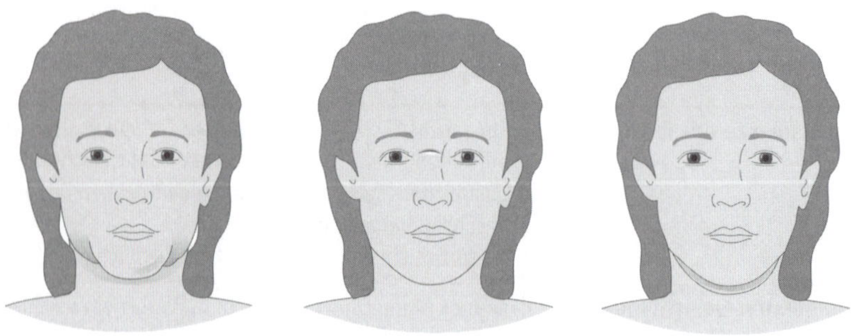

a b c

Abb. 7.4 Schlaffe Haut

Das Bindegewebe kann nicht durch sportliche Betätigung gestärkt werden, obwohl Körperübungen, die die Muskeln kräftigen, bis zu einem gewissen Grad hilfreich und durchaus zu empfehlen sind.

Örtliches Beklopfen mit dem Pflaumenblütenhämmerchen ist eine sehr wirksame Methode zur Behandlung von schlaffer oder aufgedunsener Haut. Die beste Technik ist hier allerdings kosmetisches Liften.

Körperakupunktur

Der Milz-Qi-Mangel wird mit Körperakupunktur behandelt – der Yang-Aspekt der Milz wird direkt tonisiert, zusätzlich ist eine entsprechende ausgewogene Ernährung wichtig. Diese „Zusatzbehandlung“ trägt maßgeblich zur bleibenden Wirkung des Liftens bei.

Milz-Yang und -Qi tonisieren

Mi 1	Holz-Punkt und Großmutter-Punkt der Milz, tonisiert Milz-Yang; um den therapeutischen Effekt zu steigern, mit einer Moxazigarre wärmen

Sollte der Patient unter Gastritis oder anderen Hitze bedingten Magenstörungen leiden, ist Nadeln der Behandlung mit Moxa vorzuziehen.

Bl 20	Shu-Zustimmungspunkt der Milz, verbessert die Milz-Funktionen (Qi)
Ma 36	Die Milz ist ein Yin-Organ, hier soll jedoch ihr Yang-Aspekt gestützt werden; Ma 36 stärkt Magen-Yang, sodass auch indirekt Milz-Yang tonisiert wird

Der grundlegende Unterschied zwischen Milz-Qi und -Yang besteht darin, dass Yang Wärme erzeugt, Qi jedoch nicht unbedingt.

Um das Bindegewebe zu festigen, müssen wir hautpsächlich Milz-Qi tonisieren, da Straffen bzw. Festigen eine Funktion darstellen. Leidet der Patient allerdings zusätzlich unter ständig kalten Extremitäten oder lösen kalte Speisen oder Getränke Magenschmerzen aus, besteht wahrscheinlich sowohl Qi- als auch Yang-Mangel von Milz und Magen. Liegt nun gleichzeitig ein Yang-Mangel vor, ist es schwierig, nur die Funktion zu verbessern – denn Yang bzw. Wärme aktivieren, während Kälte verlangsamend wirkt.

Dies erklärt die Notwendigkeit, sowohl Yang als auch Qi zu tonisieren. Moxa sollte an mehreren Punkten eingesetzt werden, z.B. **Mi 1, Ren 12, Ma 36.** (Anmerkung: Der umgekehrte Fall trifft allerdings nicht zu. Bei Hitze im Magen [z.B. Gastritis] oder in der Milz [z.B. Pankreatitis, Parotitis oder entzündeten Lymphdrüsen], kann diese pathogene Hitze nicht die Milz- oder Magen-Funktionen aktivieren. Im Gegenteil, durch den pathogenen Charakter schränkt die Hitze hier die normalen Organ-Funktionen ein. Möchte man in einem solchen Fall Qi tonisieren, sollten Moxa oder die Hitze zuführende Nadeltechnik nicht eingesetzt werden, da sie das Yang-Niveau erhöhen können.)

Hinweise für den Patienten:

- Der Patient sollte warme Speisen und Getränke zu sich nehmen, gekochte Speisen sind zu bevorzugen, Rohkost bzw. kalte Gerichte sind dagegen zu meiden.
- Eine Ernährung, die das Milz-Qi stärkt, enthält dementsprechend ebenfalls gekochte und warme Speisen und Getränke: eiweißreiche und vollwertige Nahrung sowie gekochtes Gemüse und Obst.

- Zu vermeiden sind fettreiche Speisen, raffinierte Süßigkeiten und Kohlenhydrate sowie rohe bzw. kalte Gerichte oder Getränke. Es ist besser, kleine Mengen und dafür öfter zu essen.
- Empfohlen wird ein frühes Abendessen mit leichten Speisen – nach der Organuhr sind die Milz-Funktionen von 19.00–21.00 Uhr am niedrigsten, die Magen-Funktionen haben ihr Tief von 21.00–23.00 Uhr.

Spezielle lokale Behandlung

- Kosmetisches Liften (Gesicht, Hals, Brüste)
- Beklopfen mit dem Pflaumenblütenhämmerchen zur Stärkung des Bindegewebes (Kinn, Abdomen, Augenlider)

Liften mit Akupuktur (Abb. 7.5)

Vorgehen:

- Zunächst wird eine örtlich betäubende Salbe auf die zu behandelnden Hautbereiche aufgetragen, die nach ca. 20–30 Minuten zu wirken beginnt.
- Der Patient legt sich dann auf den Behandlungstisch und wird mit Körperakupunktur energetisch ausgleichend behandelt. Es sollte sichergestellt werden, dass der Behandlungsraum nicht zu heiß ist.
- Nach 20 Minuten werden die Körpernadeln entfernt. Der Patient setzt sich nun in einen bequemen Sessel (kein Liegestuhl) und ist nun für die Facelifting-Punkte bereit.
- Der Stichwinkel beträgt ca. 45° in Richtung Medianlinie. Bei den Punkten handelt es sich nicht unbedingt um Akupunkturpunkte. Vielmehr werden die Punkte dadurch bestimmt, ob ein Anheben der Haut einen Unterschied hervorruft, d.h. ob dies zu einer Straffung führt.
- Alle Nadeln sollten intramuskulär gesetzt werden.
- Nachdem alle Nadeln gesetzt sind, werden sie durch Zwirbeln gefestigt, und zwar so, dass sich der Daumen nach oben und außen bewegt. Die Nadeln werden immer nur in eine Richtung gedreht (Abb. 7.5f)!

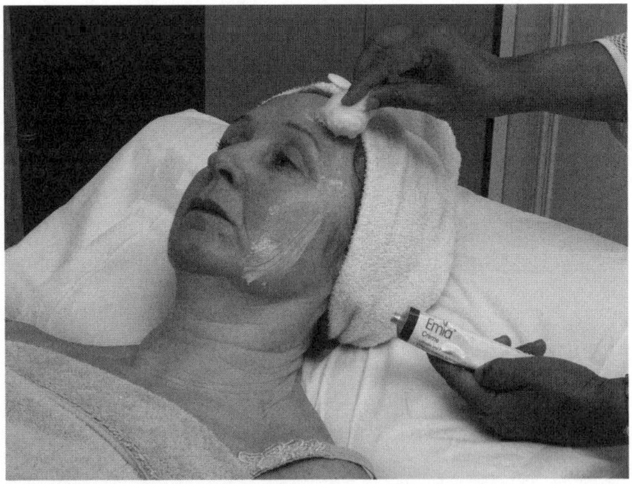

Abb. 7.5 a

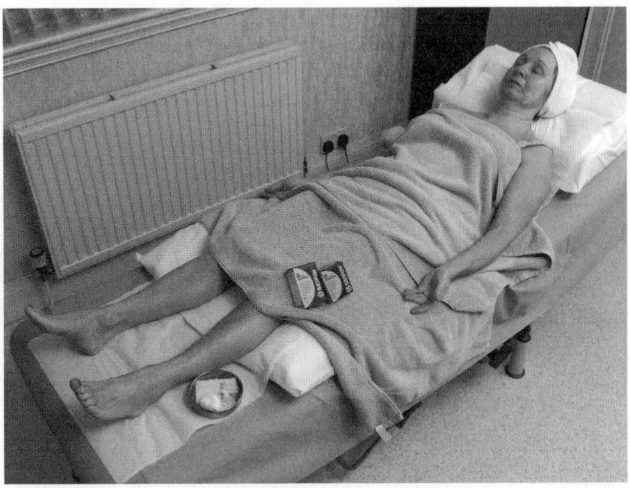

Abb. 7.5 b

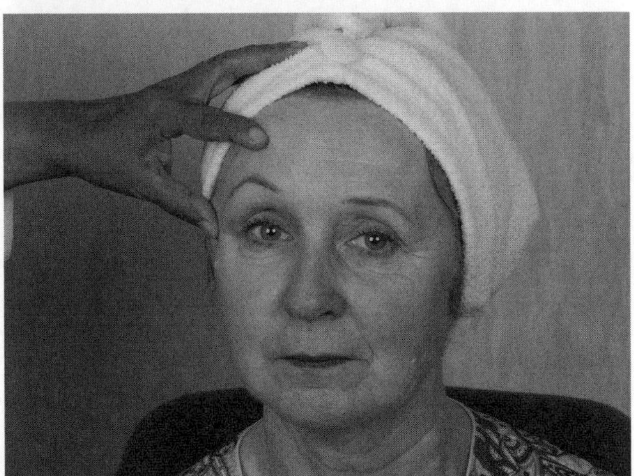

Abb. 7.5 c

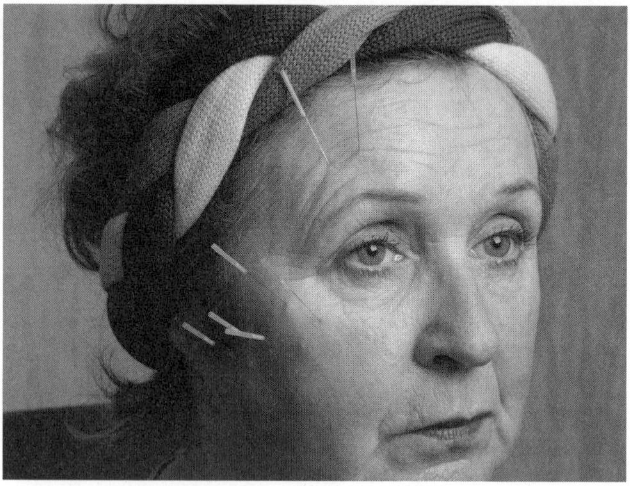

Abb. 7.5 d

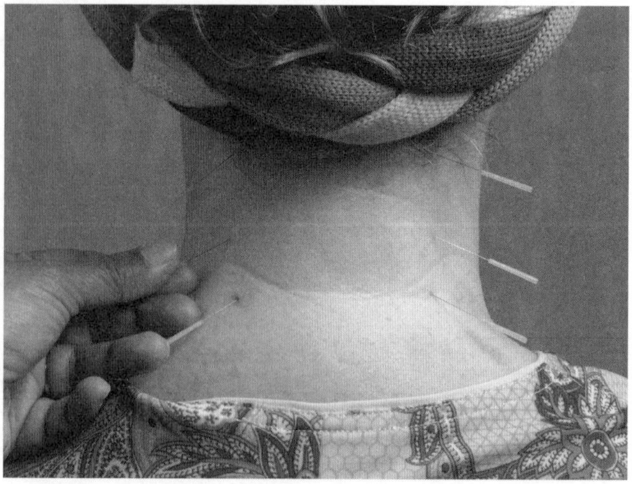

Abb. 7.5 e

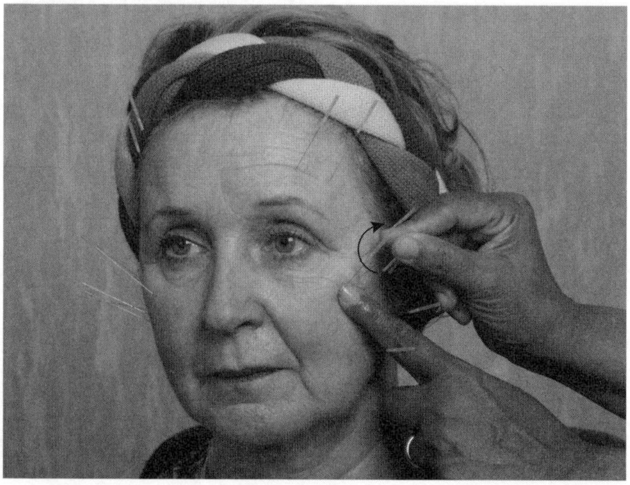

Abb. 7.5 f

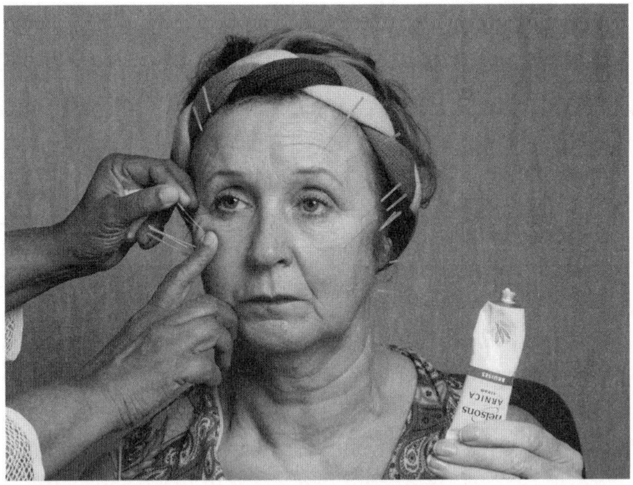

Abb. 7.5 g

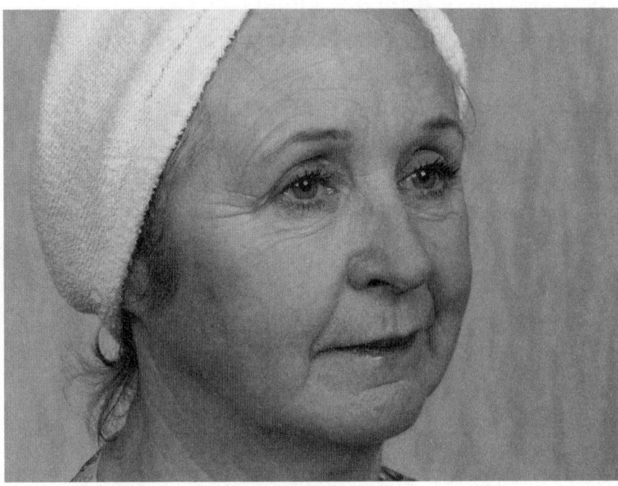

Abb. 7.5 h

Abb. 7.5 Liften mit Akupunktur.

a) Auftragen einer lokalanästhetischen Salbe.
b) Die Patientin liegt und erhält eine Energie ausgleichende Akupunktur. In diesem Fall werden folgende Punkte eingesetzt: Mi 1, Ma 40, Du 20, Lu 1, Ren 17, Pe 6. Zusätzlich wird Bl 20 genadelt (die Patientin liegt auf der Nadel).
c) Die Patientin sitzt und die Therapeutin zeigt, wo das Liften stattfinden sollte.
d) Nadelung im Gesicht von der Stirn bis zum Kinn in einem Halbkreis (7–8 Nadeln).
e) Nadelung im Bereich des Nackens zur Festigung der Haut im Bereich des Halses. Es ist sicherer, im Nackenbereich zu nadeln als im Halsbereich (Schilddrüse!).
f) Nadelmanipulation zur Festigung des Gewebes. Die Nadel wird zunächst noch tiefer gestoßen (um ca. 0,5 cm). Bitte beachten Sie, wie die Daumen die Nadel aufwärts und abwärts zwirbeln.
g) Die Nadeln werden ohne Zwirbeln entfernt und die Therapeutin drückt das entstandene Knötchen mit dem Finger. Die Patientin hält die Arnika-Salbe bereit.
h) Eine behandelte Gesichtshälfte im Vergleich zur unbehandelten Gesichtshälfte.

- Der Lift-Effekt stellt sich innerhalb von nur wenigen Minuten ein. Behandelt man nur eine Gesichtshälfte (wie das oft für Demonstrationszwecke getan wird), ist der Unterschied deutlich zu sehen.
- Die Nadeln sollten alle 10 Minuten ca. 0,5 cm tiefer gestochen und erneut manipuliert werden.
- Nach Ablauf von 30 Minuten werden die Nadeln ein letztes Mal gefestigt und anschließend entfernt.
- Beim Entfernen sollten die Nadeln nicht gezwirbelt oder gelockert werden, damit der durch die Nadel entstandene „Knoten" erhalten bleibt. Die Nadel wird daher ganz langsam herausgezogen, während der Therapeut mit einem Finger auf den „Knoten" drückt.
- Nun kommt ein kritischer Augenblick, da durch das Nadeln eventuell Hämatome entstehen können, die von Patienten wenig geschätzt werden. Aus diesem Grund hält man eine Tube mit Arnikasalbe bereit (ich gebe sie meist den Patienten in die Hand). Sollte sich ein Hämatom bilden, sofort Salbe auftragen und auf den Punkt drücken.
- Der Patient sollte bis zu 10 Minuten nach der Behandlung direktes Sonnenlicht vermeiden, da dies eine Weitung der Blutgefäße und eine Nachblutung verursachen kann.

Behandlungsdauer
- Facelifting mit Akupunktur kann anfangs (die ersten 1–3 Wochen) 2-mal wöchentlich durchgeführt werden.
- Nach diesem Zeitraum kann es leichter zu Blutungen kommen, sodass nur eine Behandlung pro Woche empfohlen wird.
- Eine Behandlungsserie besteht aus 8 Sitzungen. Danach wird eine Auffrischung alle 2 oder 3 Monate angeraten.

Schlaffe Augenlider mit dem Pflaumenblütenhämmerchen behandeln

- Die Augen des Patienten sind geschlossen.
- Der Therapeut zieht das Oberlid am Augenwinkel straff.
- Mit dem Pflaumenblütenhämmerchen um beide Augen immer im Uhrzeigersinn (Abb. 7.6) beklopfen.
- Das Beklopfen sollte wegen der Nähe der Augen nur sehr leicht erfolgen.

Behandlungsdauer
- In einer Sitzung werden 7 „Runden" geklopft.
- Die Behandlungsserie besteht aus 8–10 Sitzungen.

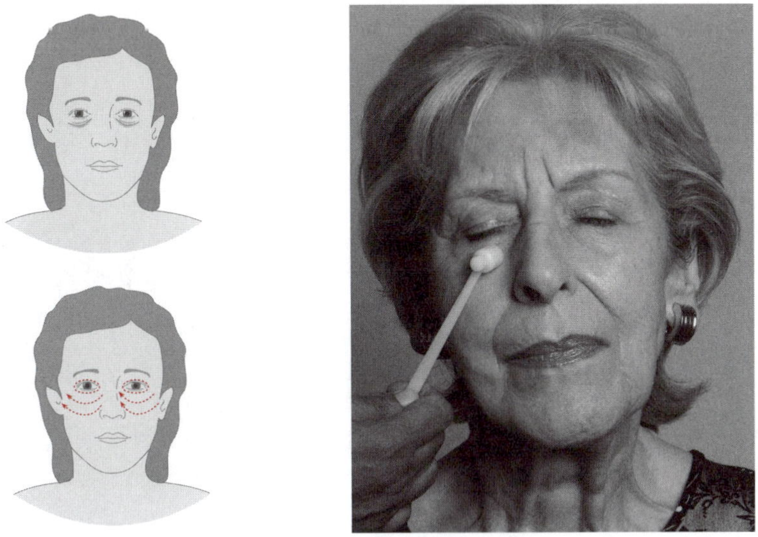

a b

Abb. 7.6 Behandlung schlaffer Augenlider mit dem Pflaumenblütenhämmerchen.
a) Linienführung bei der Klopfrichtung mit dem Pflaumenblütenhämmerchen: Beide Augenlider werden im Uhrzeigersinn beklopft.
b) Einsatz des Pflaumenblütenhämmerchens im Augenlidbereich.

Kinnfestigung mit dem Pflaumenblütenhämmerchen

Bei dieser Behandlung sollte der Patient am besten sitzen. Für den Rücken des Therapeuten ist das allerdings anstrengend, da er sich bücken muss, um auf derselben Höhe wie das Kinn des Patienten zu sein.

Vor allem wirksam ist diese Behandlung bei hängendem Kinn, z.B. nach Gewichtsverlust oder bei schlaffer Haut im Kinnbereich.

Stellen Sie sich ein Dreieck vor mit den Eckpunkten Dü 17, Ren 23 und Kinnspitze. Dieses Dreieck mit dem Pflaumenblütenhämmerchen beklopfen, und zwar von der Kinnspitze in Richtung Dü 17, dann weitere Linien vom breiteren zum schmäleren Teil des Dreieck (s. Abb. 7.7). So lange klopfen, bis die Haut gerötet ist. Dann das Beklopfen auf der anderen Kinnseite wiederholen.

Diese Behandlung unterdrückt auch den Appetit und ist daher auch als Maßnahme gegen zu viel Essen zu empfehlen.

Die Behandlung kann jeweils zusammen mit dem kosmetischen Liften durchgeführt werden.

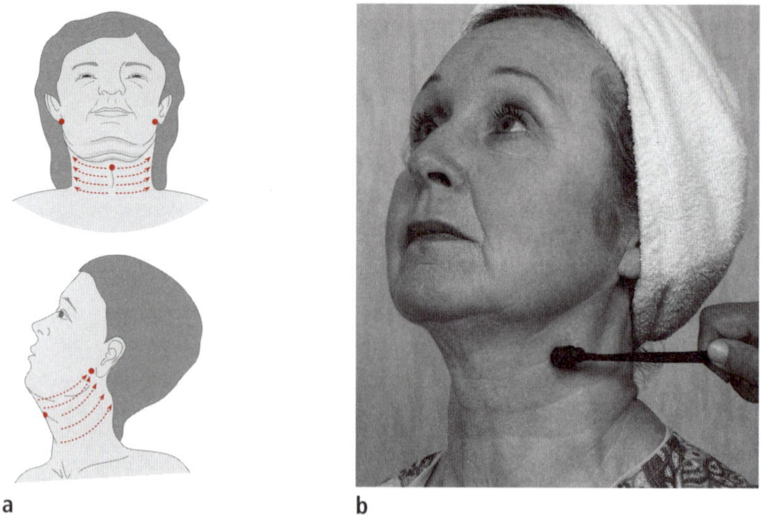

Abb. 7.7 Kinnfestigung mit dem Pflaumenblütenhämmerchen.
a) Linienführung bei der Klopfrichtung mit dem Pflaumenblütenhämmerchen.
b) Die Haut wird vom Kinn zum Kiefergelenk beklopft – nur in dieser Richtung!

Festigung des abdominellen Gewebes mit dem Pflaumenblütenhämmerchen

Diese sehr wirksame Behandlung eignet sich vor allem für Patienten, die nach einer Geburt oder während einer Gewichtsabnahme ihr abdominelles Bindegewebe wieder straffen möchten. Bei adipösen Patienten zeigt diese Behandlung allerdings wenig Wirkung.

- Der Patient sollte sich mit dem Rücken an eine Wand stellen, am besten etwas erhöht, da der Therapeut auf Höhe des Abdomens arbeitet.
- Der Unterbauch wird nun mit dem Pflaumenblütenhämmerchen folgendermaßen beklopft: horizontale Linien von links nach rechts (auf dem Bauch immer in dieser Richtung!) sowie vertikale Linien von oben nach unten (Abb. 7.8).
- Es werden jeweils 2 vertikale Linien links und rechts vom Nabel sowie 2 horizontale ober- und unterhalb des Nabels gewählt, die bis zur Hautrötung beklopft werden (in der Regel 10–15-mal). Die Klopfintensität sollte so gewählt werden, dass es nicht blutet.
- Nachdem man alle Linien behandelt hat, breitet sich die Rötung meist aus und die beklopften Linien verbreitern sich.

Behandlungsdauer

- Zwei Wochen lang 2-mal wöchentlich behandeln.
- Dann 4 Wochen lang 1-mal wöchentlich.

Meist lässt sich bereits nach der ersten Behandlung eine Festigung beobachten.

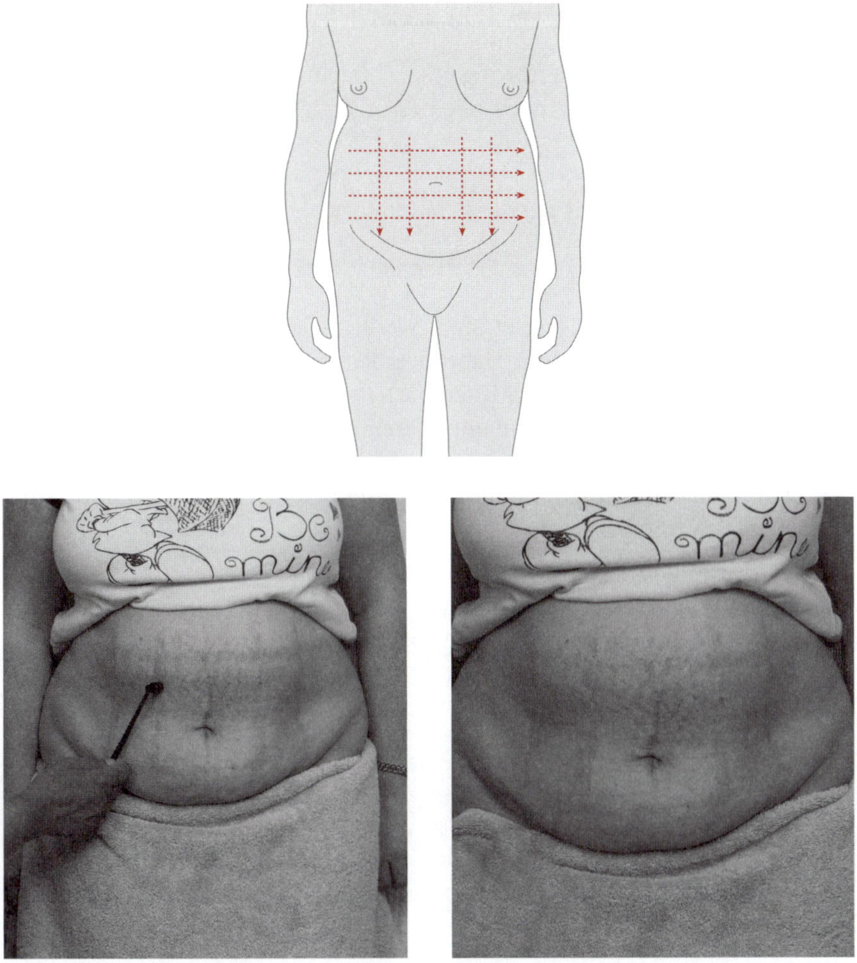

a b

Abb. 7.8 Festigung des abdominellen Gewebes mit dem Pflaumenblütenhämmerchen.
a) Die Patientin sollte stehen und sich an die Wand lehnen. Es wird entlang zweier Linien oberhalb und unterhalb des Nabels sowie rechts und links der Medianen geklopft.
b) Haut nach Behandlung.

Straffere Brüste mit Akupunktur

Schlaffe Brüste können verschiedene Ursachen haben. Manche Frauen tragen keinen Büstenhalter, sodass manchmal auch jüngere kinderlose Frauen unter diesem Problem leiden. Öfter sind es jedoch Mütter, die hiervon betroffen sind. Eine Kombination aus schlaffem Bindegewebe durch Milz-Qi-Mangel sowie schwere Brüste sind eine häufige Ursache. Sind die Brüste nicht zu groß und schwer, dann ist die folgende Behandlung oft erfolgreich.

Die Körperakupunktur sollte folgende Punkte einschließen: Bl 15, Bl 17 und Bl 20.

- Nach der Körperakupunktur sollte die Patientin auf einem hohen Stuhl sitzen.
- Die Nadeln werden fächerförmig gesetzt, beginnend an der Außenseite der Brust, dann kreisförmig nach oben (s. Abb. 7.9). Die Stichrichtung weist jeweils zur Brustwarze.

Die Nadeln werden in das pektorale Muskelgewebe gestochen, nicht in das Brustgewebe.

- Nachdem alle Nadeln gesetzt sind, werden diese mit der Zwirbel-Festigungs-Technik manipuliert. Dabei werden die Daumen nach oben und außen gedreht (weg von der Mittellinie).
- Die Nadeln alle 10 Minuten manipulieren.
- Nach Ablauf von 30 Minuten werden die Nadeln ein letztes Mal stimuliert und anschließend langsam und ohne zu drehen herausgezogen, sodass die erzeugte Spannung erhalten bleibt.

Behandlungsdauer

- Diese Behandlung wird 2 Wochen lang 2-mal wöchentlich wiederholt.
- Dann 4 weitere Sitzungen in wöchentlichen Abständen.

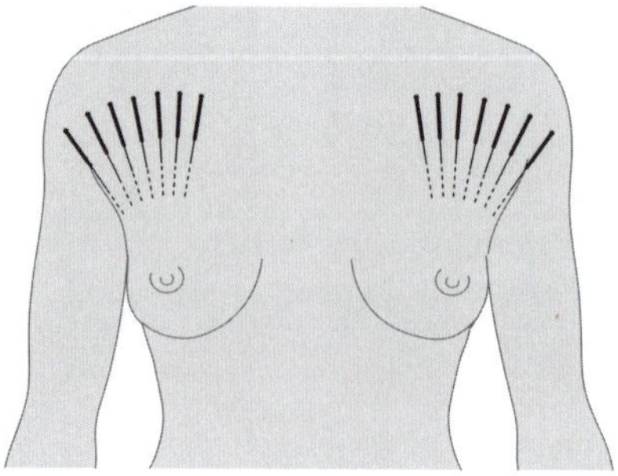

Abb. 7.9 Fächerförmige Nadelverteilung bei der Akupunktur schlaffer Brüste.

Anweisungen an die Patientin

Es ist wichtig, dass die Patientinnen sich an die Ernährungshinweise halten. Ernähren sie sich schlecht, so zeigt sich dies am nächsten Morgen im Gesicht. Zu vermeiden sind Feuchte produzierende Nahrungsmittel, z.B. fettige Speisen, fettige Milchprodukte, Gebratenes, raffinierte Kohlenhydrate und Süßigkeiten, Alkohol sowie kalte und rohe Nahrungsmittel.

Obwohl von öligen Speisen abgeraten wird, ist Öl als Marinade, in Salaten oder zu gekochtem Gemüse durchaus erlaubt. Erst durch Erhitzen wird Öl ein Feuchte produzierendes Lebensmittel.

Zwar sind vollwertige Kohlenhydrate und Süßigkeiten erlaubt, dennoch empfiehlt es sich, generell weniger Kohlenhydrate zu essen. Dies hilft, das Bindegewebe zu straffen.

Generell reduziert jede Nahrungsaufnahme nach 18.00 Uhr das Milz-Qi und sollte daher eher vermieden werden – allerdings finden Patienten es meist nicht einfach, diesen Ratschlag zu befolgen. Erlaubt ist aber eine klare Suppe mit Gemüse (z.B. Zwiebeln, Lauch, Spinat, Kohl, Staudensellerie, Tomaten, Petersilie und Pilzen) und etwas Fleisch oder Fisch für den Geschmack – diese kann in jeder gewünschten Menge gegessen werden.

7.3 Schwellungen im Gesicht

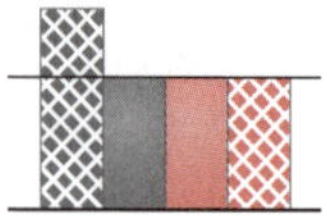

Feuchte-Stagnation in der Milz

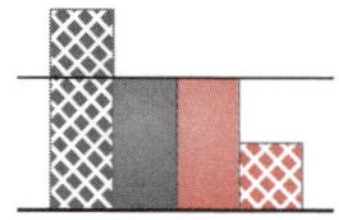

Feuchte-Stagnation und Qi-Mangel in der Milz

Meist ist ein geschwollenes Gesicht lediglich das Symptom einer Gesamtsituation. Bei dieser handelt es sich entweder um generalisiertes Ödem, z.B. bei Nierenversagen, oder um ein peripheres Ödem mit Milz-Qi-Mangel. Hier muss der Therapeut zunächst feststellen, ob es sich um ein Zirkulations- oder ein Ausscheidungsproblem handelt:

Körperakupunktur

Bei einem Ausscheidungsproblem ist das Urinvolumen gering, eventuell tritt auch Proteinurie auf. Nierenödeme sind morgens nach dem Aufwachen am wenigsten ausgeprägt, verschlechtern sich allmählich im Tagesverlauf und zeigen sich abends am schlimmsten. Bei **mangelhafter Nierenfunktion** ist das Urinvolumen nachts, wenn der Patient liegt, am größten, tagsüber jedoch geringer. Die beschriebenen Punkte stellen eine gute Kombination zur Erhöhung der Urinmenge dar.

Akupunkturpunkte:

Bl 23	Nadeln und Schröpfen, Shu-Zustimmungspunkt, tonisiert Nieren-Yang, bessert Funktion
Ni 3	Erd-Punkt und Großmutter-Punkt, tonisiert Nieren-Yang
Bl 58	Luo-Durchgangspunkt, tonisiert Blasen-Yang und sediert Nieren-Yin

Hinweis für den Patienten:

- Eine Reduzierung der Salzaufnahme ist ebenfalls hilfreich.

Häufiger sind jedoch **Zirkulationsprobleme**. Die Milz ist für die Flüssigkeits-Zirkulation in der Peripherie verantwortlich. Leidet die Milz unter exzessiver Feuchte (akute Situation) oder Feuchte-Stagnation (chronische Situation), dann schwellen das Gesicht, die Unterarme und Unterschenkel an. Milz-Ödeme sind morgens nach dem Aufwachen am schlimmsten, da der Patient während der Nacht schläft und nur unzureichend Qi für die Flüssigkeits-Zirkulation zur Verfügung steht. Das Ödem verbessert sich durch Bewegung tagsüber und ist am späten Nachmittag am geringsten ausgeprägt.

Akupunkturpunkte:

Bl 20	Shu-Zustimmungspunkt der Milz, verbessert die Funktion
Ma 40	Luo-Durchgangspunkt, tonisiert Yang und sediert Yin
Mi 9	Wasser-Punkt, diuretischer Punkt: fördert das Wasserlassen

Hinweise für den Patienten:

- Der Patient sollte Feuchte produzierende Nahrungsmittel vermeiden, z.B. Fette, Milchprodukte, raffinierte Süßigkeiten und Kohlenhydrate.
- Ferner wird von üppigen oder schweren Mahlzeiten am Abend abgeraten.

Anweisungen an den Patienten

Salz hält Wasser im Körper zurück und sollte daher bei Ödemen vermieden werden. Hingegen sind Salzbäder zu empfehlen. Wirksam ist auch einen in Salzwasser eingeweichten Waschlappen auszuwringen und für ein paar Minuten auf das Gesicht zu legen. Dies hilft, das Gesichtsödem durch Osmose zu reduzieren.

7.4 Geschwollene Augenlider

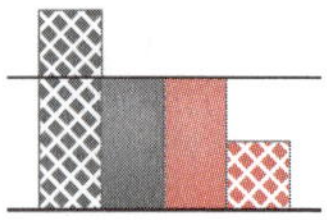

Feuchte-Stagnation in der Milz (seit relativ kurzer Zeit)

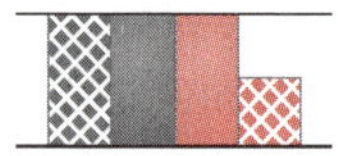

Milz-Qi-Mangel (chronisch)

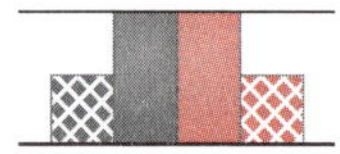

Milz-Blut- und Qi-Mangel

Ist das ganze Gesicht ödematös geschwollen, zeigt dies schwerwiegende Feuchte an, während geschwollene Augenlider ein Zeichen für eher leichte Feuchte sind. Ursache ist Milz-Qi-Mangel, wobei die Quantität der Milz-Feuchte davon abhängt, wie lange die Symptome bereits bestehen. Denn je länger der Patient schon unter Ödemen leidet, desto weniger Milz-Blut ist vorhanden. Eine der Milz-Funktionen besteht darin, Nährstoffe aus der Nahrung und Getränken zu absorbieren. Besteht aber schon seit längerem ein Milz-Qi-Mangel, wird auch die absorbierte Nahrung, die zur Blut-Bildung nötig ist, allmählich weniger. Dies wiederum führt zu Milz-Blut-Mangel.

Ist der Milz-Qi-Mangel noch relativ neu, ist der Patient vermutlich gut genährt, evtl. auch übergewichtig; wird der Milz-Qi-Mangel hingegen chronisch, wird auch der Ernährungszustand des Patient nur noch mittelmäßig sein; besteht der Mangel seit langer Zeit, wird der Patient entsprechend eher dünn oder schlecht genährt sein. Das Ausmaß der peripheren Ödeme ist in der Regel direkt proportional zur Chronizität des Milz-Qi-Mangels.

Körperakupunktur

Feuchte-Stagnation in der Milz (seit relativ kurzer Zeit):

Bl 20	Shu-Zustimmungspunkt der Milz, verbessert die Funktion
Mi 9	Wasser-Punkt, diuretischer Punkt, bessert das Wasserlassen
Ma 40	Luo-Durchgangspunkt, tonisiert Yang und sediert Yin
Gb 20	Punkt für die Augen
Di 4	Fernpunkt für Kopf und Gesicht

Milz-Qi-Mangel (chronisch):

Bl 20	Rücken-Zustimmungspunkt der Milz, verbessert die Funktion
Ma 36	Hauselement-Punkt, tonisiert Yang
Mi 1	Holz-Punkt und Großmutter-Punkt, tonisiert Yang
Gb 20	Punkt für die Augen
Di 4	Fernpunkt für Kopf und Gesicht

Milz-Blut- und Qi-Mangel:

Le 13	Mu-Alarm-Punkt der Milz, bessert Yin
Bl 20	Shu-Zustimmungspunkt der Milz, bessert Yang
Mi 3 und Ma 36	Hauselement-Punkte, tonisieren Yin (Mi 3) und Yang (Ma 36), die Haus-Energie der Organe
Gb 20 und Di 4	Allgemeiner Punkt für die Augen und Fernpunkt für Kopf und Gesicht

Patienten, die unter Schmierblutungen zwischen den Monatsblutungen leiden oder sich leicht Hämatome zuziehen, mit Mi 1 (Moxibustion) behandeln.

Anweisungen an den Patienten

Bei allen drei oben beschriebenen Ungleichgewichten ist es wichtig, Feuchte produzierende Nahrungsmittel zu vermeiden. Sobald sich das Milz-Qi verbessert, geht die Feuchte von selbst zurück.

Die folgende Behandlung kann der Patient selbst zu Hause durchführen: 2 Esslöffel Meersalz in einer Tasse Wasser auflösen. Eine Gurke in dünne Scheiben schneiden und diese im Salzwasser im Kühlschrank einweichen. Im Liegen die Gurkenscheiben auf die geschlossenen Augenlider legen, nach 10 Minuten entfernen. Diese Behandlung kann bei stark ausgeprägtem Augenlidödem täglich durchgeführt werden.

7.5 Dunkle Ringe unter den Augen

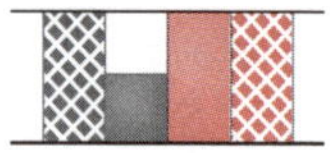

Nieren-Yin-Mangel

oder

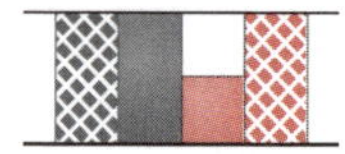

Nieren-Yang-Mangel

Eine graue oder blaue Verfärbung im Gesicht oder auf der Zunge weist immer auf einen Nieren-Mangel hin – leider gibt die Farbe jedoch keinen Aufschluss darüber, welcher Aspekt der Niere geschwächt ist. Wir müssen daher auf andere Zeichen und Symptome zurückgreifen, um den Nieren-Mangel genauer zu definieren. Dabei muss man bedenken, dass Yin- und Yang-Mangel auch gleichzeitig vorkommen können.

Körperakupunktur

Nieren-Yin-Mangel

Nieren-Yin-Mangel ist durch deutliche Trockenheit gekennzeichnet, z. B. eine trockene, rissige Zunge, aber auch trockene, rissige Haut. Der Urin kann konzentriert und das Volumen eher gering sein, der Stuhl ist oft hart und dunkel. Ferner können Hitzewallungen und Nachtschweiß auftreten. Der Patient ist in der Regel nach einer Ruhepause und abends energiegeladen, hat allerdings um die Mittagszeit einen Tiefpunkt.

Diese Symptome zeigen an, dass nur wenig Nieren-Yin und Wasser im Körper vorhanden ist. Der Patient wird daher aufgefordert, regelmäßig Wasser zu trinken und wasserhaltige Nahrungsmittel (z. B. Früchte) zu sich zu nehmen.

Akupunkturpunkte:

Ni 7 oder Ni 10	Tonisierungspunkt oder Hauselement-Punkt, tonisieren Yin
Gb 20 und Di 4	Für die Augen

Hinweise für den Patienten:

- Die Augen ab und zu mit einem kühlenden Gelpolster ruhen lassen.
- Ausreichender Nachtschlaf (am besten schon einige Zeit vor Mitternacht zu Bett gehen).
- Milchhautmasken: In einem Topf Milch erhitzen, bis sich eine Haut bildet. Diese abschöpfen und im Kühlschrank aufbewahren. Um die Augen herum auftragen; falls die Milchhaut zu trocken ist, mit etwas frischer Milch befeuchten. Nach 20 Minten abwaschen.

Werden dunkle Augenringe frühzeitig behandelt, können sie oft erfolgreich beseitigt werden. Schwieriger ist es, wenn es sich um ein chronisches Problem handelt.

Nieren-Yang-Mangel

Bei Nieren-Yang-Mangel ist meist die Nieren-Funktion eingeschränkt, sodass Wasser im Körper zurückgehalten wird. Das Gesicht und auch die Augenlider sind oft geschwollen, ebenso die Füße und der Knöchelbereich. Der Patient uriniert nachts häufiger als tagsüber, der Urin kann trüb sein. Ferner kann Morgensteifigkeit auftreten sowie Kälte in den Gelenken, vor allem im Bereich von Knien und lumbal. Der Patient hat morgens Anlaufschwierigkeiten, aber fühlt sich während der Mittagszeit gut. Eventuell kann es sich um eine schüchterne, ängstliche Persönlichkeit handeln.

Akupunkturpunkte:

Bl 23, Ni 3, Bl 67	Bl 23 Shu-Zustimmungspunkt der Niere, bessert die Nieren-Funktion
Ni 3	Ni 3 Erd-Punkt und Großmutter-Punkt der Niere, tonisiert Nieren-Yang
Bl 67	Bl 67 Tonisierungspunkt für Blase, tonisiert Blasen-Yang direkt und Nieren-Yang indirekt

Hinweise für den Patienten:

- Ich rate dem Patienten regelmäßig Sport zu treiben, insbesondere Übungen, die den Rücken miteinbeziehen (z. B. Liegestütze).
- Der Patient sollte Aufenthalte in der Kälte vermeiden, hingegen kommt Wärme einer Behandlung gleich.
- Hinsichtlich Ernährung sind roter Fisch, Tierbeine und -füße (Hühnerfüße, Schweinshaxe), Fische mit Gräten (Sardinen) und Muscheln empfehlenswert.

7.6 Stumpfe Haut

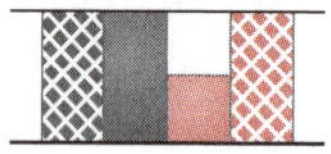

Lungen-Yang-Mangel
(evtl. auch Nieren-Yang-Mangel)

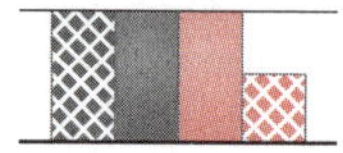

Lungen-Qi-Mangel
(evtl. auch Nieren-Qi-Mangel)

Jugendliche Haut glänzt, sie strahlt so wie die Sonne Licht aus. Dies ist Ausdruck dafür, dass das Lungen-Qi, das die Haut erreicht und die Nieren alle Körpergewebe mit Lebensenergie versorgen. Ist das Lungen-Qi allerdings zu schwach, um zur Haut aufzusteigen oder aber besteht Nieren-Qi- und -Yang-Mangel, bekommt die Haut ein lebloses Aussehen. Make-up kann zwar die Gesichtsfarbe verbessern, der Haut jedoch nicht ihre Lebenskraft zurückgeben. Je mehr Make-up verwendet wird, desto schlechter wird die darunterliegende Haut, da das Qi nun zusätzlich blockiert ist und nicht die Oberfläche erreichen kann.

Körperakupunktur

Akupunkturpunkte:

Bl 13, Lu 10 und Di 11	Lungen-Qi verbessern
Bl 23, Ni 3 und Bl 67	Nieren-Yang und Qi tonisieren
Bl 13, Bl 15, Ren 14, Lu 1, Mi 10, Bl 17 und Gb 39	Bei blasser Haut hilft es, auch das Blut zu tonisieren

Spezielle lokale Behandlung

Örtliche Behandlung zur Hautverjüngung: Hyaluronische Säure mit Polylaser derma (s. S. 163).

Anweisungen an den Patienten

Zur Stärkung des Lungen-Qi:

- Im Winter 1-mal wöchentlich Sauna oder Türkisches Bad
- Wechselduschen
- Heiße Suppen mit Ingwer

7.7 Stumpfes, lebloses Haar

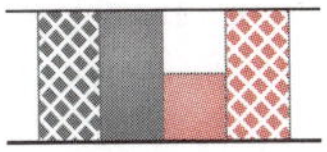

Nieren-Yang-Mangel

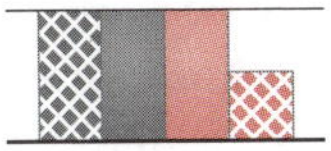

Lungen-Qi-Mangel

Auch stumpfes, lebloses Haar ist ein Symptom dafür, dass Qi und Lebensenergie nicht die Kopfhaut und die Haarwurzeln erreichen. Da das Kopfhaar direkt von der Niere genährt wird, liegt hier primär ein Nieren-Yang-Mangel vor; da die Kopfhaut eine Fortsetzung der Gesichtshaut darstellt, liegt auch Lungen-Qi-Mangel vor. Haarverlust sowie geschädigtes Haar wurde bereits in Kapitel 5 besprochen. Hier geht es nun um das Erscheinungsbild des Kopfhaars, z. B. herabhängendes Haar, das fettig und schwer wirkt, oder schmutzig verklebt wirkendes Haar, das aussieht, als ob es gewaschen werden müsste.

Körperakupunktur

Hier können die gleichen Akupunkturpunkte wie im vorhergehenden Abschnitt (stumpfe Haut) verwendet werden.

Akupunkturpunkte:

Bl 13, Lu 10 und Di 11	Lungen-Qi verbessern: Bl 13 Shu-Zustimmungspunkt der Lunge, verbessert die Funktion der Lunge (Qi) Lu 10 Feuer-Punkt und Großmutter-Punkt von Lunge, tonisiert Yang Di 11 Tonisierungspunkt, tonisiert Di-Yang direkt und Lungen-Yang indirekt
Bl 23, Ni 3 und Bl 67	Nieren-Yang und Qi tonisieren Siehe oben
Bl 13, Bl 15, Ren 14, Lu 1, Mi 10, Bl 17 und Gb 39	Bei blasser Haut hilft es, auch das Blut zu tonisieren: Bl 13 Shu-Zustimmungspunkt der Lunge Bl 15 Shu-Zustimmungspunkt des Herzens Beide bessern die Funktion von Lunge und Herz Ren 14 und Lu 1 Mu-Alarmpunkte Herz und Lunge, bessern Yin Mi 10 Meer des Blutes Bl 17 Meisterpunkt für Blut Gb 29 Meisterpunkt für Knochenmark

Zusätzlich werden die folgenden Punkte genadelt:

Gb 20, Bl 10, Di 4	Lokale Punkte Di 4 Fernpunkt für Gesicht und Kopf

Anweisungen an den Patienten

Die wirksamste Methode, rasch Yang und Qi zu einem bestimmten Körperbereich zu bringen, besteht darin, die Blutzirkulation in den betroffenen Stellen zu erhöhen (wie auch eine heiße Körperregion am schnellsten durch Mikroaderlass gekühlt werden kann).

Wie kann man also die Blutzirkulation im Kopfbereich erhöhen, um dem Haar mehr Glanz und Sprungkraft zu verleihen? Z. B. könnte sich der Patient 10 Minuten auf den Kopf stellen – leider ist das kein sehr praktischer Vorschlag! Aber es geht auch einfacher: Der Patient legt sich zu Hause bäuchlings auf das Bett und lässt den Kopf unter das Niveau des Bettes herunterhängen. Dies ist eine recht bequeme Stellung und sollte täglich 10 Minuten eingenommen werden. Innerhalb von nur wenigen Tagen sollte sich der Zustand des Haares verbessern, es wird glänzender und fülliger. Darüber hinaus hilft diese Übung gegen vorzeitiges Ergrauen!

Viele Patienten waschen sich täglich die Haare. Um es glänzender und fülliger aussehen zu lassen, benutzen sie Haarsprays o. Ä. und föhnen es kräftig. Wenn dies täglich geschieht, schädigt dies nicht nur das Haar, sondern es kann auch zu Haarausfall führen. Ein gutes Vitaminpräparat mit Thiamin, Kalzium, Vitaminen hilft, das Haar von „innen" zu nähren. Ebenfalls empfehlenswert ist, 20 Minuten vor dem Waschen etwas Kokos- oder Olivenöl in die Kopfhaut einzumassieren, dann den Kopf mit einem Handtuch warmhalten. Die Haare nicht öfter als 2-mal wöchentlich waschen.

7.8 Trockenes, schuppiges Haar

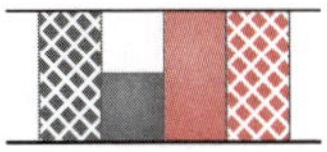

Lungen- und Nieren-Yin-Mangel

Trockene Haare sind ein weiteres Symptom für trockene Haut bzw. Kopfhaut, die auch zu Schuppenbildung führt. Die Patienten können sich gut selbst mit wöchentlichen Kopfhautmassagen mit Kokos- oder Olivenöl helfen. Das Öl lässt man am besten über Nacht einwirken oder aber mindestens 30 Minuten (Handtuchwickel um den Kopf!), anschließend wird das Öl ausgewaschen. Eine erhöhte Wasserzufuhr sowie ausreichend befeuchtete Raumluft helfen ebenfalls. Oft waschen sich solche Patienten zu oft die Haare, um die Schuppen zu entfernen. Zur Erhaltung der natürlichen Fettgehalts in der Kopfaut ist es jedoch wesentlich besser, das Haar täglich kräftig auszubürsten und nur 2-mal wöchentlich zu waschen. Haarsprays, um das Haar in Form zu halten, sind so weit wie möglich zu vermeiden.

Akupunkturpunkte:

Lungen-Yin tonisieren	Lu 1, Ren 17, Lu 9
Nieren-Yin tonisieren	Ni 7, alternierend mit Ni 10, Ren 3, Mi 6

Behandlungsfrequenz:

- Zunächst 2-mal wöchentlich
- Dann 1-mal wöchentlich (insgesamt 10 Sitzungen)
- Keine lokale Behandlung
- 20 Minuten vor dem Haare waschen Öl auftragen (Oliven- oder Kokosöl)

7.9 Tiefe Falten

Tiefe Falten treten häufig auf der Stirn und an Mund- und Augenwinkeln auf. Auch die Nasolabialfalte kann stellenweise sehr ausgeprägt sein. Meist hängen solche Falten mit einem bestimmten Gesichtsausdruck zusammen, z. B. Stirnrunzeln oder häufiges Hochziehen der Augenbrauen. Der Patient sollte auf diese Angewohnheiten hingewiesen werden, auch der Grund dafür sollte erfragt werden. So kneifen manche Leute die Augen zusammen, da sie nicht gut sehen – dies könnte korrigiert werden. Aus diesen Gründen können nicht alle tiefen Falten demselben Ungleichgewicht zugeschrieben werden, sondern es müssen auch die oben beschriebenen Ursachen berücksichtigt werden.

Tiefe Falten reagieren relativ gut auf die Kombination von kosmetischem Liften und lokaler Faltenbehandlung. Das Liften hebt die Haut von der Falte ab und reduziert somit das auf sie einwirkende Gewicht. Die örtliche Behandlung hat das Ziel, eine Narbe zu erzeugen, wodurch die Falte weniger offensichtlich wird.

Spezielle lokale Behandlung

Diese Beschreibung gilt für eine 1-malige Behandlung einer tiefen Falte.

- Die zu behandelnde Hautstelle mit einer lokalanästhetischen Salbe vorbereiten, 20 Minuten einwirken lassen.
- Eine dicke (Nr. 1) Kanüle (Injektionsnadel) verwenden.
- Die Kanüle so drehen, dass der Schneiderand nach oben zeigt (s. Abb. 7.10), die Haut anstechen und das Epithel anheben.
- Diesen Vorgang entlang dem Faltenverlauf wiederholen. Die Einstiche liegen dabei eng nebeneinander, sodass z. B. für eine 1 cm lange Falte mindestens 10 Punktionen notwendig sind.
- Nach jeder Punktion durch Druck auf die Einstichstelle eventuelle Blutungen stillen und den behandelten Bereich säubern, damit man besser sehen kann.
- Nachdem die gesamte Falte punktiert wurde, sollte überprüft werden, ob die Haut an allen Einstichstellen wirklich ganz angestochen ist.

Um den Heilungsprozess zu beschleunigen, die Falte nun mit dem Polylaser derma 10 Minuten lang behandeln. Steht kein Laser zur Verfügung, die Wunde unbehandelt lassen.

Nachdem die Wunde geheilt ist, ist die Falte weniger tief und die Haut fester, sodass die Falte kaum noch bemerkbar ist.

Anweisungen an den Patienten

- Gesichtsmaske mit Ei oder Mung Dhal (s. S. 204); diese aber erst nach vollständiger Wundheilung anwenden

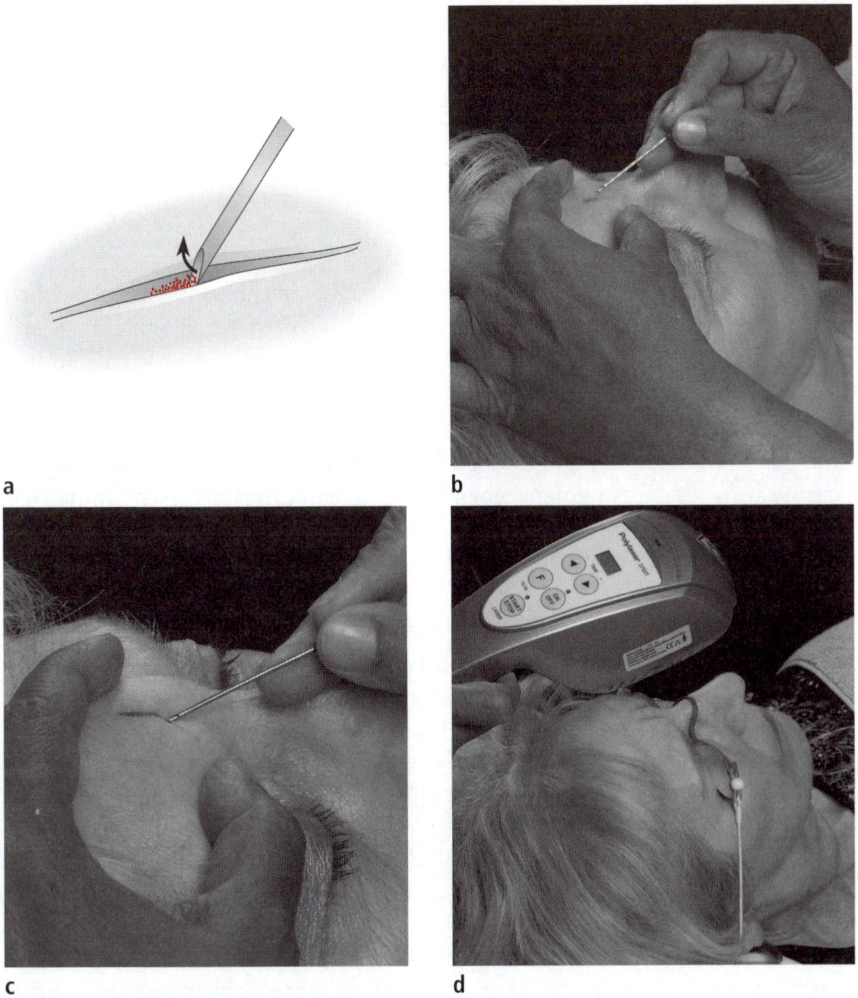

Abb. 7.10 Behandlung tiefer Hautfalten.
a) Prinzip der Behandlung.
b) Die Therapeutin zeigt, wie die Nadel gehalten werden muss.
c) Nahaufnahme der Falte und Position der Nadel.
d) Laserbehandlung nach der Faltenbehandlung (optional).

7.10 Cellulitis (Milz und betroffener Meridian)

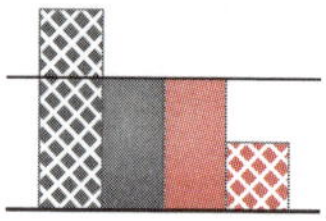

Fett- und Feuchte-Stagnation in der Milz und in dem betroffenen Meridian

Cellulitis beginnt meist an den Hüften und Oberschenkeln, hauptsächlich entlang der Yang-Meridiane. Ausgangspunkt ist oft der Gallenblasen-Meridian (Kleines Yang, Shao Yang), vielleicht weil dieser weniger Qi als andere Yang-Meridiane enthält.

Bei Cellulitis bilden sich an der Hautoberfläche Dellen. Diese entstehen durch Schwellungen der subkutanen Fettgewebes, das sich in den Bereich der Dermis aufwölbt. Das namensgebende organgenhautartige Erscheinungsbild rührt daher, dass das Fettgewebe von wabenförmigen Kollagensträngen durchzogen ist, deren Verteilung an der Hautoberfläche zum Ausdruck kommt.

Die Milz nährt Muskeln und Fettgewebe. Aber auch die gleichmäßige Verteilung des Fettgewebes im Körper und vor allem in den peripheren Körperbereichen gehört zu den Funktionen der Milz. Bei Cellulitis ist somit die Fettverteilung eingeschränkt, sodass das exzessives Fettgewebe in einigen Körperarealen durch mangelnde Zirkulation stagniert. Dies entspricht dem eingangs beschriebenen Ungleichgewicht: Fett-Stagnation und Qi-Mangel im betroffenen Meridian und der Milz.

Körperakupunktur

Behandlung bei Cellulitis am lateralen Oberschenkel:

Gallenblase (betroffener Meridian)	Bl 19, Gb 37 (Luo-Durchgangspunkt)
Milz	Bl 20, Ma 40 (Luo-Durchgangspunkt)

Dieses Behandlungsprinzip kann je nach betroffenem Meridian modifiziert werden.

Ist z.B. der Blasen-Meridian betroffen, so würde man **Bl 28** (Shu-Zustimmungspunkt der Blase) und **Bl 58** (Luo-Durchgangspunkt) nadeln. Der Shu-Zustimmungspunkt verbessert die Funktion, d.h. Yang wird tonisiert, während der Yin-Aspekt reduziert wird.

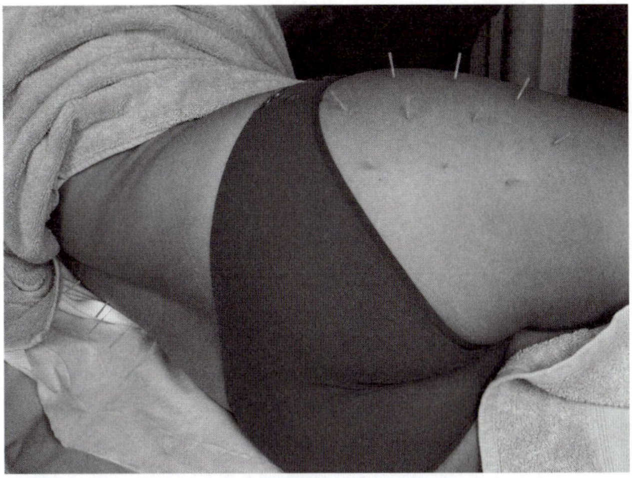

Abb. 7.11 Cellulitisbehandlung mit Akupunktur

Spezielle lokale Behandlung

Die lokale Behandlung ist bei Cellulitis sehr wirksam und sollte auf jeden Fall in das Therapieprotokoll eingeschlossen werden. Manche Patienten neigen zur Ungeduld, aber wir sollten sie davon überzeugen, dass die örtliche Behandlung hier sehr wichtig ist.

Befindet sich der betroffene Bereich an der Seite, z.B. entlang dem Gallenblasen-Meridian, dann sollte die Behandlung (Akupunktur und Schröpfen) in zwei Schritten erfolgen: erst die eine, dann die andere Seite.

- Der Patient liegt auf der Seite. Akupunkturpunkte: Bl 18, Bl 20, Ma 40, Gb 37 nadeln.
- Zusätzlich im betroffenen Areal Bereich ca. 10–15 lokal Nadeln setzen (15–20 mm × 0,20-mm-Nadeln). Vertikaler Stichwinkel, tief einstechen, Abstand zwischen den Nadeln ca. 2 cm. Sowohl die Körpernadeln als auch die Lokalnadeln 20 Minuten liegen lassen.
- Nach Entfernen aller Nadeln, den behandelten Bereich mit wenig Johanniskrautöl einreiben. Zu viel Öl vermindert die Reibung bei der Massage.
- Ein großes Schröpfglas (oder ein spezielles Cellulitisglas, s. Abb. 7.12) am distalen Ende des Oberschenkels aufsetzen (Feuerschröpfen), und mit dem Glas am seitlichen Schenkel auf- und abgleiten, bis die Haut gut gerötet ist. Diese Prozedur kann für den Patienten etwas unangenehm sein. Ist die Massage zu schmerzhaft, kann das Vakuum etwas reduziert werden. Es sollte ca. 1 Minute lang massiert werden.
- Oft berichten Patienten nach der Behandlung über ein leichteres Gefühl in ihren Beinen.

Behandlungsdauer:

- Es sollte 2-mal wöchentlich behandelt werden.
- Eine Serie besteht aus 8–10 Sitzungen.

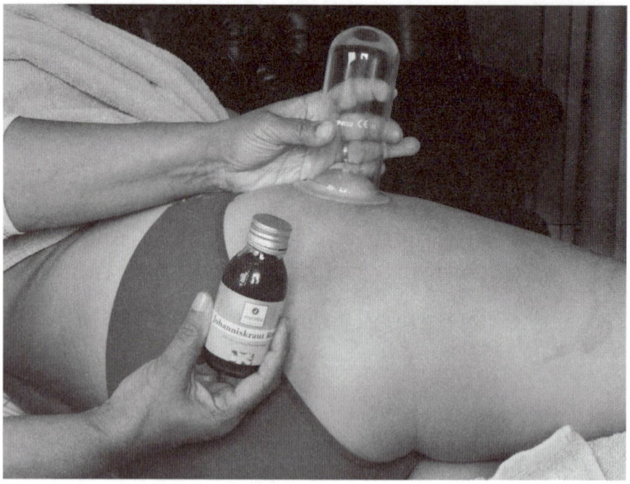

Abb. 7.12 Cellulitisbehandlung mit Schröpfmassage

Anweisungen an den Patienten

Da es sich bei Cellulitis um stagnierendes Fettgewebe handelt, kann der Patient einiges selbst dazu beitragen, sowohl um die Entstehung von Cellulitis zu verhindern als auch um die Zirkulation zu verbessern.

Nahrungsmittel, die das Fettgewebe im Körper fördern, sind fettige Speisen und Milchprodukte (entrahmte Milchprodukte können in Maßen gegessen werden), raffinierte Kohlenhydrate und Süßigkeiten (vollwertige Nahrung sowie Fruchtzucker und Honig sind erlaubt).

Ist zu viel Fettgewebe vorhanden, schränkt dies die Zirkulation ein. Es ist daher wichtig, dass der Patient gleichmäßig über den Tag verteilt Wasser trinkt, wobei die Regelmäßigkeit wichtiger ist als die Menge. Warmes Wasser ist besser als kaltes – es ist überraschend, wie schnell sich Patienten an warmes Wasser gewöhnen und dies sogar gerne trinken.

Schließlich ist die tägliche Behandlung der Cellulitisbereiche wichtig, z.B. Bürstenmassage oder auch Massage mit speziellen Geräten. Auch Beklopfen dieser Bereiche, um die Stagnation zu lösen, ist zu empfehlen. Sehr wirksam zur Anregung der Blutzirkulation ist das „Gesäß-Wandern“ – am besten ca. 15 Minuten täglich.

7.11 Kleine Brüste

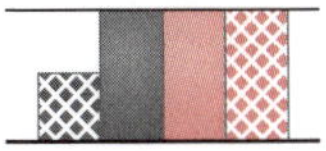

Milz-Blut-Mangel

In der Regel suchen Patientinnen mit kleinen Brüsten eher einen Chirurgen als einen Akupunkteur auf. Aber – überraschenderweise – fragten Patientinnen, die wegen anderer Beschwerden zur Akupunktur kamen, manchmal nach einer Brustbehandlung. Die guten Behandlungserfolge veranlassen mich, meine Erfahrungen mit dem Leser zu teilen.

Die Milz ist unser Organ für Ernährung – sie ist das Organ, das die Nährstoffe empfängt und auch gibt. Darüber hinaus liegen die Brüste im Bereich des Magen-Meridians. Es erscheint daher logisch, die Milz zur Behandlung kleiner Brüste heranzuziehen. Da die Brüste vergrößert werden sollen, müssen Blut und Yin genährt werden.

Körperakupunktur

Mi 3, Le 13, Ren 17, Ren 12 und Ma 43	Milz und Magen tonisieren
Le 1, Le 14	Leber-Yin tonisieren, da die Leber Yin zum Magen senden kann
Pe 6, Bl 18, Bl 20	Generelle Punkte

Behandlungsverlauf:

- Diese Punkte alternierend verwenden (ca. 12 Nadeln pro Sitzung)
- Insgesamt 12 Sitzungen 2-mal wöchentlich
- Die ersten Erfolge sollten sich während dieser Zeit einstellen und setzen sich nach Abschluss der Serie fort

Anweisungen an die Patientin

Hier sollte die Patientin Feuchte produzierende Nahrungsmittel zu sich nehmen. Feuchte „siedelt" sich dort an, wo ein Mangel steht, in diesem Fall die Brüste.

- 2-mal täglich Vollmilch trinken, dazu Käse und Joghurt in den Speiseplan aufnehmen
- Getreideprodukte, z. B. Hirse, Brot, Nudeln, aber auch weißen Reis
- Eiweißzufuhr erhöhen, vor allem Hühnerfleisch
- Um das Milz-Blut zu nähren, täglich Hühnersuppe (lang köcheln lassen), dazu Gemüse

7.12 Große und schwere Brüste

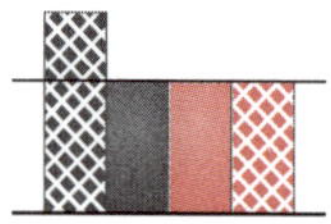

Exzessive Feuchte in der Milz, mit oder ohne Qi-Mangel

Große bzw. schwere Brüste werden durch exzessive Feuchte in der Milz verursacht, die eventuell, aber nicht unbedingt, von Qi-Mangel begleitet ist. Ferner kann die Symptomatik Teil einer Leber-Blut-Stagnation sein.

Frauen klagen oft über prämenstruell gespannte, schmerzhafte Brüste. Diese können durch Sedierung von Milz- und Leber-Yin innerhalb einer Sitzung behandelt werden – manchmal lassen die Schmerzen bereits während der Behandlung nach.

Bei großen, schweren Brüsten kann das gleiche Therapieprinzip angewendet werden, allerdings über einen längeren Zeitraum. Bei zahlreichen Frauen ist die Menopause mit einer Gewichtszunahme verbunden, die sich auch auf die Brüste auswirkt. Die im Folgenden beschriebene Behandlung eignet sich für beide Fälle.

Körperakupunktur

Bl 18 und Bl 20	Shu-Zustimmungspunkte von Leber und Milz, verbessern die Funktion Nadeln 10 Minuten liegen lassen, anschließend trockenes Schröpfen, ebenfalls 10 Minuten
Mi 9 (Druckdolenz entscheidet), Ma 40	„Feuchte-Set", verbessert die Elimination und Zirkulation von Flüssigkeit
Le 2, Gb 37, 3E 5, Bl 39	Gb 37 Luo-Durchgangspunkt, sediert Yin und tonisiert gleichzeitig Yang in der Leber Le 2 sediert Leber-Yin (Le-Meridian auf Brust) 3E 5 (Luo-Durchgangspunkt) und Bl 39 (Unterer He-Meer-Punkt des 3E): beide verteilen Flüssigkeit gleichmäßig im Körper

Anweisungen an die Patientin

- Feuchte produzierende Nahrung vermeiden, Wasserzufuhr erhöhen
- Kaffee und Alkohol meiden
- Regelmäßig Sport treiben

7.13 Adipositas

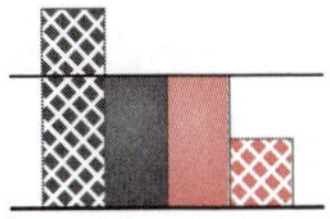

Feuchte-Stagnation in der Milz

Dieses Buch wäre ohne ein paar Worte zu Adipositas nicht vollständig. Patienten erkundigen sich oft nach Behandlungen, um Gewicht zu verlieren – leider ist das nicht einfach zu erreichen. Nichtsdestotrotz es gibt ein paar Dinge, die wir für solche Patienten tun können.

Übergewicht kommt häufiger in fortgeschrittenem Alter vor – nach einer Geburt, während Menopause, durch Veränderungen des Lebensstils usw. Der Stoffwechsel scheint sich zu verlangsamen und es entsteht ein Teufelskreis, bei dem Milz-, Herz-, Leber- und Nieren-Qi unterdrückt werden. Behandlungen wirken für kurze Zeit, aber das Gewicht und alte Ess- und Lebensgewohnheiten kehren wieder zurück.

Im Folgenden habe ich einige Akupunkturpunkte sowie weitere Vorschläge zusammengestellt.

Körperakupunktur

Milz-Feuchte sedieren und Qi tonisieren:

Mi 9, Ma 40, Bl 20 oder Bl 21	Bl 20 und 21 Shu-Zustimmungspunkte von Milz und Magen (alternativ verwenden), bessern Funktion Mi 9 und Ma 40, sedieren Yin und tonisieren Yang
Ren 12 (nur Moxa), am besten vor der Hauptmahlzeit behandeln	Tonisiert Magen-Yang, macht durstiger, fördert Magen-Bewegung

Als „Beruhigungsmittel“:

Du 20, Pe 6	„Beruhigungspunkte“

Gegen Stress und Nervosität:

Le 1	Dieser Punkt wirkt auch ausgezeichnet bei Verlangen nach fettigen oder cremigen Speisen
Di 4, 3E 6, Ma 25	„Obstipationspunkte“

Verlangen nach Süßigkeiten:

Mi 1 (nur Moxa)	Tonisiert Milz-Yang
Ren 12 mit Moxa	Tonisiert Magen-Yang Beide verringern Verlangen nach Süßem

Bei adipösen Patienten sammelt sich das Fett oft in einer bestimmten Körperregion an. Ist überwiegend die Körpermitte betroffen, lässt sich oft Leere im Oberen und Unteren Erwärmer beobachten. In einem solchen Fall ist es hilfreich, den Yin- und auch den Yang-Aspekt dieser Erwärmer zu tonisieren, um so die Fülle gleichmäßiger im ganzen Körper zu verteilen. Eine andere Möglichkeit besteht darin, die Stagnation in nur einem Erwärmer durch eine Rückenbehandlung aufzubrechen.

Yin- und auch den Yang-Aspekt der Erwärmer tonisieren:

Ren 14, Lu 1, Bl 13, Bl 15, Pe 6	Akupunkturpunkte, die den Oberen Erwärmer tonisieren
Ren 3, Bl 23, Bl 28, Ni 7, Bl 67	Akupunkturpunkte, die den Unteren Erwärmer tonisieren

Spezielle lokale Behandlung

Feuchte- und Fett-Stagnation in nur einem Erwärmer beseitigen: Der Patient wird im Stehen oder auf dem Bauch liegend behandelt. Mit dem Pflaumenblütenhämmerchen eine paravertebrale Linie (Abstand von der Mittellinie ca. 1 cm) beklopfen. Diese Linie wird mehrmals bzw. bis zur Hautrötung beklopft. Je nach betroffenem Wärmer werden folgende Wirbelsäulenabschnitte behandelt (Abb. 7.14):

- Thorax: C6–T6
- Oberbauch: T7–L2
- Unterbauch: L3–S4

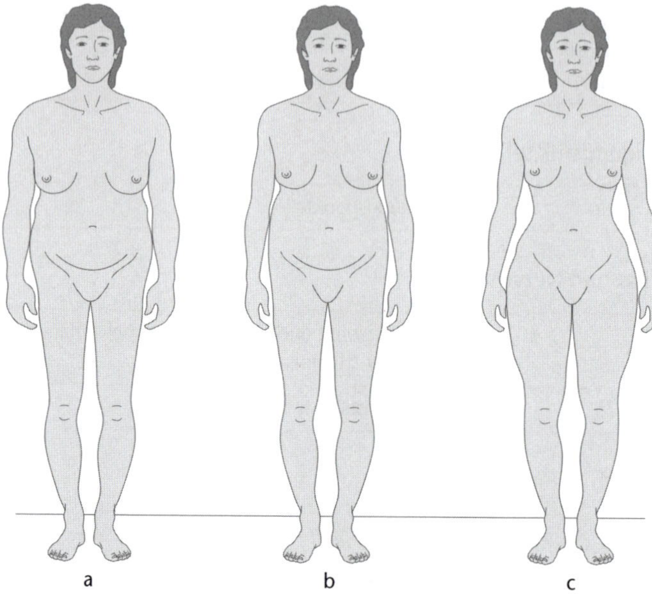

Abb. 7.13 Typen der Fettverteilung

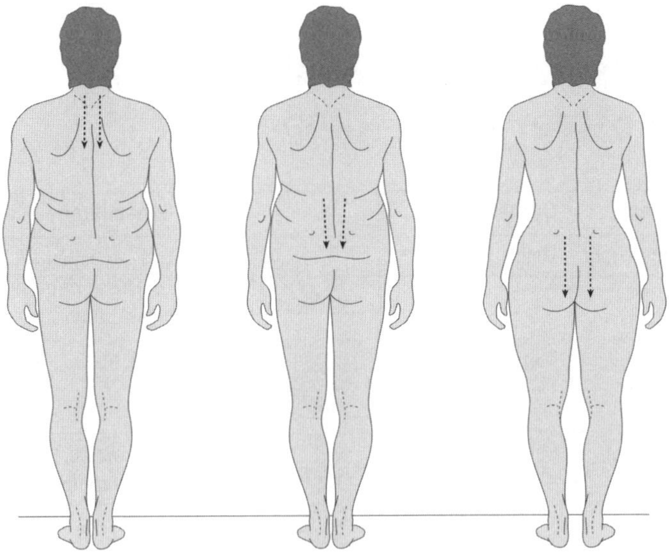

Abb. 7.14 Behandlung mit dem Pflaumenblütenhämmerchen

7.14 Übersichtstabelle über Energie ausgleichende Punkte in der kosmetischen Akupunktur

Hautproblem	Dysbalance		Behandlung
Dünne faltige Haut	Lunge, Milz und Niere	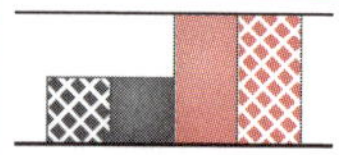	Lu 1, Lu 9, Ren 17, Mi 3, Ni 10, Flüssigkeitszufuhr, Raumbefeuchtung
Schlaffe, aufgedunsene Haut	Milz	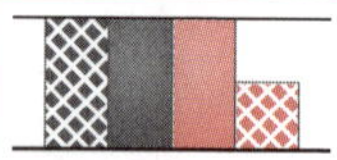	Bl 20, Ma 36, Mi 1 Moxa
Schwellungen im Gesicht	Milz	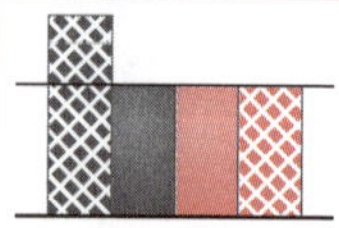 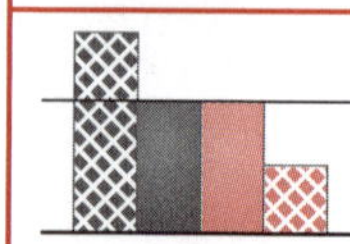	Mi 9, Ma 40, Bl 20 nadeln und schröpfen
Geschwollene Augenlider	Exzessive Feuchtigkeit in der Milz	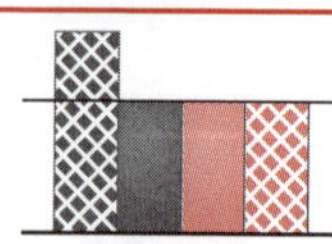	Mi 9, Ma 40, Bl 20
	Feuchte-Stagnation in der Milz	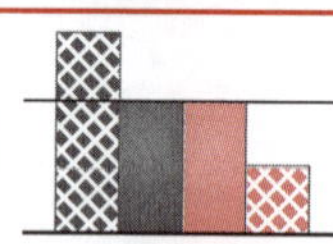	Mi 9, Ma 40, Bl 20
	Blut- und Qi-Mangel in der Milz	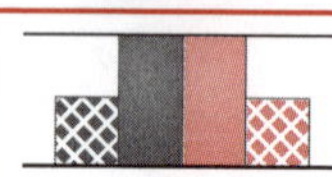	Le 13, Bl 20,Gb 20, Di 4
Dunkle Ringe unter den Augen	Nieren-Yin-Mangel	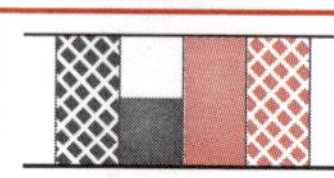	Ni 7 oder Ni 10
	Nieren-Yang-Mangel	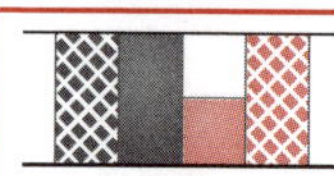	Bl 23, Ni 3, Bl 67
Stumpfe Haut	Lunge, Niere	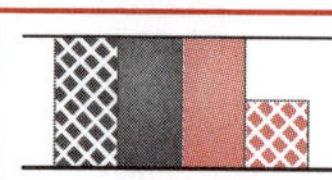	Bl 13, Lu 10, Di 11, Bl 23, Ni 3, Bl 67
Stumpfes, lebloses Haar	Niere	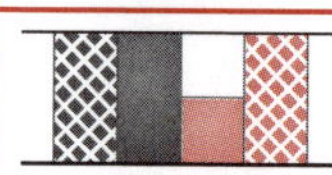	Bl 13, Lu 10, Di 11, Bl 23, Ni 3, Bl 67
	Lunge	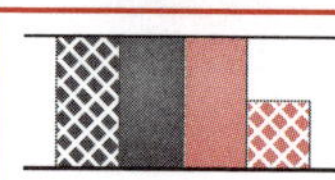	Bl 13, Lu 10, Di 11, Bl 23, Ni 3, Bl 67

Hautproblem	Dysbalance		Behandlung
Trockenes, schuppiges Haar	Lunge, Niere	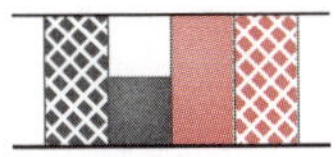	Lu 1, 9, Ren 17, Ni 7/Ni 10, Ren 3, Mi 6
Cellulitis	Milz und betroffener Meridian	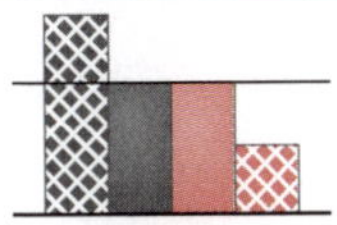	Bl 20, Ma 40 und Gb: Bl 19, Gb 37 Bl: Bl 28, Bl 58
Kleine Brüste	Milz (Leber)	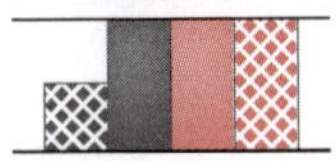	Mi 3, Le 13, Ren 17, Ren 12, Ma 43; Le 1, Le 14
Große und schwere Brüste	Milz (Leber)	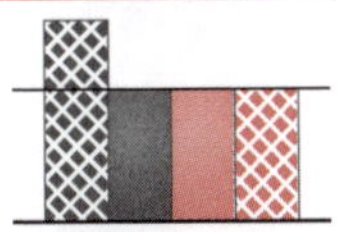	Bl 18, Bl 20 nadeln und schröpfen, Mi 9, Ma 40, Le 2, Gb 37, 3E 5, Bl 39
Adipositas	Milz	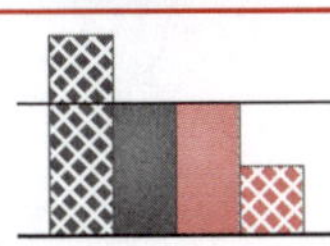	Mi 9, Ma 40, Bl 20/Bl 21, Du 29, Pe 6, Le 1, Ren 12 und Mi 1 Moxa

Diese Tabelle finden Sie zum Ausdrucken als Erinnerungsstütze auf www.elsevier.de

8 Hinweise für Patienten

Wichtige Hinweise als Handout für Ihre Patienten mit kosmetischen Problemen finden Sie auf www.elsevier.de

Wenn mich ein Patient zum ersten Mal auf kosmetische Akupunktur anspricht, frage ich, wozu er bereit ist, um bestimmte Resultate zu erzielen und auch beizubehalten. Da kosmetische Behandlungen mehr als doppelt so teuer sind wie normale Behandlungen, fragen Patienten oft, wie lange die Ergebnisse erhalten bleiben. Meine Antwort ist immer: Das hängt ganz vom Patienten ab. Ich denke, es ist wichtig, den Patienten von Anfang an diese Denkweise zu vermitteln, damit sie ihre Eigenverantwortlichkeit erkennen. Sind die Patienten tatsächlich bereit, ihre Ernährung und ihren Lebensstil entsprechend ihren eigenen Bedürfnissen umzustellen, dann wird sich ihr Zustand durch die Behandlung enorm verbessern.

Allerdings gibt es auch einige Patienten, die gegenüber jeder Veränderung Widerstand leisten, aber von den Behandlungen dennoch eine bleibende Wirkung erwarten. Solchen Patienten beschreibe ich den interessanten Vergleich vom Ei und der Wärme:

> *„Wenn Sie ein Ei ausbrüten möchten, müssen Sie es warm halten; ist es aber ein Stein, den Sie in den Händen halten, ist es egal wie viel Wärme Sie ihm geben: Es wird nie ein Küken herauskommen!"*

Wir Therapeuten geben die Wärme – es liegt ganz am Patienten, wie er sich entscheidet: Ob er Ei oder Stein sein möchte. Jeder meiner Patienten bekommt diese Geschichte zu hören – und muss eine Entscheidung treffen, bevor wir mit der Behandlung beginnen.

In den folgenden Abschnitten habe ich in Merkblattform Anweisungen zusammengestellt, die ich meinen Patienten aushändige. Diese können als Grundlage für ihre eigenen Informationsblätter dienen oder sie können sie einfach übernehmen. Ich halte es für wichtig, Patienten Anweisungen in geschriebener Form in die Hand zu geben, da dies die Behandlung persönlicher gestaltet.

Tipps für Patienten mit Acne vulgaris

- Raffinierte Süßigkeiten und Schokolade vermeiden
- Vollmichprodukte vermeiden
- Gebratene oder frittierte Gerichte vermeiden
- Zufuhr von raffinierten Kohlenhydraten reduzieren, durch Vollwertkost ersetzen
- Falls Sie unter Obstipation leiden: regelmäßiger Stuhlgang ist bei Akne sehr wichtig, deshalb:
  - Jeden Morgen 2 Teelöffel Leinsamen (z. B. mit Müsli oder Getreideflocken) essen
  - Täglich eine Birne mit der Schale essen (roh oder gedämpft)
  - Hüpfen oder auf dem Trampolin springen
- Die Haut morgens und abends gründlich reinigen. Dann 5 Minuten lang ein heißes Handtuch in Hautnähe platzieren, um die Haut leicht zu dämpfen. Anschließend eine leichte Feuchtigkeitscreme auftragen. Nicht an Pickeln herumdrücken
- Crab Apple (eine Bachblüten-Zubereitung) klärt auf natürliche Weise die Haut und die Därme. 3-mal täglich 2 Tropfen in etwas Wasser einnehmen

Tipps für Patienten mit Neurodermitis (Wind-Hitze-Typ)

- Gleichmäßige Wasserzufuhr, über den Tag verteilt mindestens alle 20 Minuten einen Schluck Wasser trinken
- Räume ausreichend befeuchten, z. B. mit Wasser gefüllten Schalen, Topfpflanzen, Wasserzerstäubern oder auch elektrische Luftbefeuchtern. Machen Sie sich keine Gedanken darüber, was andere Leuten denken – im Gegenteil, diese werden vielleicht durch Sie angeregt
- Nach dem Waschen oder Baden den ganzen Körper mit einer wasserhaltigen Creme behandeln, sodass die Flüssigkeiten besser in der Haut gehalten werden. Verwenden Sie diese Creme, wann immer sich Ihre Haut trocken fühlt
- Falls Sie unter starker Trockenheit leiden und sich salzfrei ernähren, eventuell ein wenig Salz zu den Gerichten hinzufügen
- Alkohol (insbesondere Rotwein), Zitrusfrüchte (z. B. Orangen oder Grapefruit), in Essig eingelegte Lebensmittel, Tomaten und fertig zubereitete Säfte vermeiden. Hausgemachte Säfte sind erlaubt, allerdings nicht aus Zitrusfrüchten
- Yoga oder andere Entspannungsübungen sind sehr zu empfehlen
- Nicht später als 23.00 Uhr zu Bett gehen
- Kunstfaser- und Wollbekleidung vermeiden. Tragen Sie wann immer möglich Baumwolle auf der Haut

Tipps für Patienten mit Neurodermitis (Feuchte-Hitze-Typ)

- Regelmäßige Wasserzufuhr (warmes Wasser ist besser als kaltes)
- Vollmilchprodukte und auch Käse vermeiden
- Raffinierte („weiße") Kohlenhydrate vermeiden (z. B. Brot, Reis, Pasta), durch Vollwertnahrung ersetzen
- Rotes Fleisch vermeiden (1-mal wöchentlich erlaubt)
- Jeden Tag Sport treiben oder wenigstens Gehen
- In warmem Salzwasser baden (2 Tassen Salz pro Bad), 1-mal wöchentlich

Tipps für Patienten mit Psoriasis (Feuchte-Kälte-Typ)

In heißem Salzwasser baden: pro Bad 1 kg Meersalz, mindestens 1-mal wöchentlich, 20 Minuten lang; je nach Bedarf heißes Wasser nachlaufen lassen.

Tipps zur Verbesserung der allgemeinen Vitalität (bei stumpfem Haar bzw. stumpfer Haut)

- Haarwurzelmassage mit Oliven- oder Kokosöl, 1-mal wöchentlich. Anschließend die Haare kräftig von der Kopfhaut zu den Haarspitzen durchbürsten. Den Kopf mit einem Handtuch warmhalten. 20 Minuten oder über Nacht einwirken lassen, dann auswaschen
- Regelmäßig Sport treiben (mindestens an 5 Tagen pro Woche), z. B. eine halbe Stunde laufen oder gehen
- Fisch, vor allem roter Fisch (die Farbe bezieht sich auf das rohe Fleisch)
- Zur Verbesserung des Nieren-Yang: Wenn Sie Huhn oder Geflügel zubereiten, aus den Knochen und Füßen eine Suppe machen, wenn möglich die Knochen kauen. Bei kleinen Fischen (gebraten oder gedämpft) die Gräten essen
- Bringen Sie mehr Romantik in Ihr Leben, genießen Sie regelmäßig Sex
- Zur Verbesserung der Blutzirkulation zum Kopf (für glänzendere Haare): Legen Sie sich bäuchlings auf Ihr Bett und lassen Sie den Kopf nach unten aus dem Bett hängen (täglich 10 Minuten)

Tipps gegen geschwollene Augenlider

- 2 Esslöffel Seesalz in einer Tasse Wasser auflösen. Eine Gurke in dünne Scheiben schneiden und im Salzwasser einweichen. Im Kühlschrank kaltstellen. Auf den Rücken legen und die Gurkenscheiben auf die geschlossenen Augenlider legen. Nach 10 Minuten entfernen und das Gesicht waschen. Vorsicht: aufpassen, dass kein Salzwasser in die Augen gerät
- Nach 18.00 Uhr nichts mehr essen. Falls Sie hungrig sind: Eine leichte Gemüsesuppe (Minestrone) ist erlaubt

Falten zu Hause vorbeugen und behandeln

Die beiden beschriebenen Gesichtsmasken dienen zur Nährung der Haut. Beide sind relativ trocknend, daher nach der Anwendung auf jeden Fall eine Feuchtigkeitscreme verwenden. Die Masken können 1-mal wöchentlich angewendet werden.

Ei-Gesichtsmaske

- Ein ganzes Ei in einer Schüssel schlagen
- Mit einem Pinsel auf das Gesicht und Hals auftragen
- Nach 10 Minuten diesen Vorgang wiederholen
- Das Ei auf dem Gesicht eintrocknen lassen – dabei am besten das Gesicht ruhig halten (keine Grimassen schneiden!)
- 20 Minuten nach der 2. Anwendung abwaschen
- Anschließend eine leichte Feuchtigkeitscreme auftragen, da Eier recht trocknend wirken

Mungbohnen-Gesichtsmaske

- Grüne (zerbrochene) Mungbohnen über Nacht in Wasser einweichen
- Am nächsten Morgen mahlen (z. B. in einer Küchenmaschine)
- Die entstehende Paste dick auf Gesicht und Hals auftragen
- Nach 30 Minuten vorsichtig abwischen und das Gesicht waschen
- Anschließend Feuchtigkeitscreme auftragen
- Mungbohnenpaste ist auch gut für die Haare, aber lässt sich nicht sehr gut auswaschen
- Durch kräftigeres Reiben auf der Gesichtshaut lassen sich damit auch Gesichtshaare entfernen
- Masse nicht in das Waschbecken waschen, da sie den Abfluss verstopft

Tipps für dünne, faltige Haut

- Nicht rauchen!
- Täglich einen Becher (ca. 1/4 l) Buttermilch trinken
- Regelmäßige Wasserzufuhr
- Wasserhaltiges Obst und Gemüse essen (Melonen, Trauben, Gurken)
- Auf ausreichenden Wassergehalt bei der Zubereitung der Mahlzeiten achten (Einweichen, in Wasser kochen), das gibt den Speisen mehr Wasser-Energie; geröstete und geräucherte Lebensmittel meiden
- Kasserolen und lang gekochte Speisen verzehren (zur Verbesserung der Feuchte)
- Räume ausreichend befeuchten, z. B. mit Wasser gefüllten Schalen, Topfpflanzen, Wasserzerstäubern oder auch elektrische Luftbefeuchtern
- Täglich eine kleine Schale weißen Reis essen
- Nach dem Baden eine fettende Creme verwenden, um das Wasser in der Haut zu halten
- Kaffee, Alkohol und direktes Sonnenlicht vermeiden

Tipps gegen Gesichtsödeme und Cellulitis sowie zum Abnehmen

- Vollmilch sowie Vollmilchprodukte meiden
- Raffinierte Kohlenhydrate und Süßigkeiten meiden
- Rohe und kalte Nahrung meiden
- Warmes Wasser trinken
- Reichhaltige Saucen und Suppen vermeiden – stärker wasserhaltige Speisen sind besser
- Am besten ist ein herzhaftes Frühstück, ein mittelgroßes Mittagessen und ein leichtes Abendessen (vor 18.00 Uhr). Abends sind z. B. klare Suppen mit Zwiebeln, Lauch, Spinat, Staudensellerie, Tomaten, Pilzen und Kohl sowie einer kleinen Menge Fleisch oder Fisch für den Geschmack zu empfehlen. Von dieser Suppe können Sie abends auch 2–3 Teller essen, falls Sie noch hungrig sind
  Für manche Patienten bietet das Abendessen eine Gelegenheit, mit der Familie zusammen zu sein. Verbringen Sie die Zeit mit Ihrer Familie auf andere Weise – machen Sie einen Spaziergang, gehen Sie schwimmen oder spielen Sie gemeinsam ein Spiel. Ihre Portion kann im Kühlschrank für den nächsten Tag als Mittagessen aufbewahrt werden
- Regelmäßig Sport treiben – 5-mal in der Woche jeweils eine halbe Stunde ist ein Muss. Die Herzrate sollte dabei erhöht sein – ein flotter Spaziergang, Laufen oder Schwimmen sind ideal. Auch aerobische Übungen oder Kampfsportarten kommen in Frage. Für ältere Patienten sind Dehnungsübungen, Yoga, Tai-Chi oder Qigong sowie kardiovaskuläre Übungen zu empfehlen.
- Patienten, die unter Sodbrennen leiden, sollten gute 20 Minuten vor dem Essen ein Glas Honigwasser (einen Teelöffel Honig in warmem Wasser auflösen) zu sich nehmen
- Patienten, die sich nach dem Essen schwer und lethargisch fühlen, sollten zur Anregung der Verdauung nach dem Essen Honigwasser trinken

Was kann man gegen Hyperpigmentierung tun?

Direkte Sonneneinwirkung meiden.

Milchhautmaske

- In einem Topf Milch erhitzen, bis sich eine Haut bildet
- Diese abschöpfen und im Kühlschrank aufbewahren
- Um die Augen herum auftragen; falls die Milchhaut zu trocken ist, mit etwas frischer Milch befeuchten
- Nach 20 Minten abwaschen

9 Ein persönliches Schlusswort

Lieber Leser, im vorliegenden Buch habe ich meine Erfahrungen mit Ihnen geteilt. Die meisten waren gut, aber im Lauf der Jahre habe ich auch gelernt, bestimmte Dinge nicht zu tun. Auch das würde ich gerne mit Ihnen teilen.

Bei den meisten Patienten, die zur kosmetischen Akupunktur zu mir kommen, handelt es sich um aktuelle Patienten, die ursprünglich wegen anderer Beschwerden kamen. Oft kenne ich sie schon eine Weile und der Umgang miteinander ist entspannt. Wenn sie über meine Arbeit mit kosmetischer Akupunktur hören, werden sie neugierig und wir reden ein wenig darüber. Manche Patienten entschließen sich dann, kosmetische Akupunktur selbst auszuprobieren. Nach den ersten 6–8 Sitzungen kommen sie dann in der Regel alle 2–3 Monate in die Praxis.

Es kommt eher selten vor, dass sich Patienten, die nicht bereits zu meinem Klientenstamm gehören, für kosmetische Akupunktur anmelden. Manchmal kommen Verwandte von Patienten, aber das ist eher dic Ausnahme als die Regel.

Der durchschnittliche Kosmetikpatient ist eine Frau aus der Altersgruppe zwischen 40 und 56 Jahren. Meist arbeiten sie, sind finanziell unabhängig und sind offen für alternative Therapieformen. Sie sind stolz darauf, dass sie in der Lage sind, sich um sich selbst und ihre Familien zu kümmern. Meist sind sie sich über die Nebenwirkungen von Medikamenten bewusst und vermeiden es, gleich bei der geringsten Beschwerde Schmerzmittel, Hormonpräparate oder Antidepressiva zu nehmen. Sie besorgen sich Literatur über ihre Probleme und sind gut informiert.

Es macht mir wirklich Spaß, mit dieser Patientengruppe zusammenzuarbeiten. Ich kann von ihnen genauso viel lernen, wie sie von mir. Sie halten mich über neue Therapien und Kliniken auf dem Laufenden – und das hilft wiederum mir, mit dem, was ich meinen Patienten anbiete, auf dem aktuellsten Stand zu sein. Sie berichten mir aber auch unverzüglich über zu starke Reaktionen auf meine Behandlungen und haben genug Vertrauen, um weiter zu mir zu kommen – das gibt mir die Möglichkeit, meine Fehler zu korrigieren. Ich bin meinen Patienten aufrichtig dankbar – ohne sie wäre es mir nicht möglich gewesen, heute dieses Buch zu schreiben.

Natürlich hatte ich auch schwierige Patienten mit komplexen Pathologien, bei denen ich es hinterher bedauert habe, sie als Kosmetikpatienten angenommen zu haben. Und da gibt es die Patienten, die viel zu hohe Erwartungen haben oder anfangs zwar hochbegeistert sind, dann aber schnell das Interesse verlieren und ihre Termine versäumen.

Hier sind einige Entscheidungen, die ich für mich im Lauf der Zeit getroffen habe und die ich Ihnen mitteilen möchte:

- Vermeiden Sie es, Patienten vor einem bestimmten Ereignis (z.B. Hochzeit, Urlaub usw.) zu behandeln, sofern sie nicht schon mindestens 3–4 kosmetische Sitzungen hatten.
- Für eine 8 Sitzungen umfassende Behandlungsserie mit einer der teuren Therapien (z.B. kosmetisches Liften oder Laser mit hyaluronischer Säure) erbitte ich 50% des Gesamtpreises im Voraus. Bei jeder Folgesitzung sind

dann nur noch 50% des jeweiligen Honorars fällig. Ich bin der Ansicht, dass diese Methode das Engagement des Patienten fördert. Da die Hälfte bereits bezahlt ist, finden es Patienten dann einfacher, den Restbetrag aufzubringen.

- Wählen Sie Patienten aus, mit denen es sich gut zusammenarbeiten lässt und die nicht zu schwierig sind. Akzeptieren Sie nicht allzu komplizierte Fälle für kosmetische Akupunktur.
- Die Faltenbehandlung ist für Raucher nicht geeignet.
- Ich behandle den Patienten in der 1. Sitzungshälfte mit Körperakupunktur, anschließend mit den verschiedenen kosmetischen Therapien. Ich fordere die Patienten dringend auf, ihre Anweisungen für zu Hause zu befolgen – gehen Sie hierbei keine Kompromisse ein.
- Behandeln Sie kranke Patienten (z.B. Erkältung, Grippe, Husten usw.) in der betreffenden Sitzung nicht mit kosmetischer Akupunktur.
- Planen Sie bei kosmetischen Behandlungen 1½ Stunden pro Sitzung ein, auch wenn Sie nur eine Stunde benötigen. Der Patient könnte bluten oder ohnmächtig werden und wir sollten Zeit haben, uns in einer solchen Situation um ihn zu kümmern. Der Patient sollte nicht den Eindruck haben, dass wir unter Zeitdruck stehen. Normalerweise behandle ich mehrere Patienten in verschiedenen Behandlungsräumen, nicht aber bei kosmetischer Akupunktur.
- Dem Patienten nie zu viel versprechen – ich sage nie, dass ich jemanden heilen kann, sondern nur mein Bestes tun kann. Ich erkläre, dass ich dieses Problem in der Vergangenheit erfolgreich behandelt habe, aber dass jeder Patient einzigartig ist. Sollte sich eine Verbesserung einstellen, erfolgt diese in der Regel innerhalb der ersten Sitzungen und wir können mit der Behandlung fortfahren. Ist nach 5 Sitzungen immer noch keine Veränderung zu beobachten, sollten wir die Behandlungen einstellen. Die meisten Patienten akzeptieren diese Antwort.
- Schlagen Sie nicht Kapital aus dem manchmal von Ängstlichkeit diktierten Wunsch des Patienten nach zu häufigen Sitzungen. Manche Patienten möchten für 5 verschiedene Beschwerden behandelt werden – und dazu noch mit kosmetischer Akupunktur. Manche Störungen können gleichzeitig behandelt werden, aber wenn man versucht, zu viel auf einmal zu verbessern, dann funktioniert überhaupt nichts. Erklären Sie dem Patienten, dass es notwendig ist, Prioritäten zu setzen, und dass Sie nicht bereit sind, sich „hetzen“ zu lassen.
- Verlangen Sie Honorar für versäumte Sitzungen – wenn Sie den Patienten gut kennen, zumindest einen nominellen Betrag. Immerhin haben Sie 1½ Stunden für den Patienten reserviert – diese Zeit ist verschwendet.
- Die meisten Ihrer Kosmetikpatienten werden nach den anfänglichen Sitzungen in der Regel weiterhin zu Ihnen kommen, meist 4–6-mal im Jahr. Es empfehlen sich energetisch ausgleichende Behandlungen – diese halten gesund und jung. Oft werden Patienten dann auch ihre Ehepartner, Kinder und Enkel zu Ihnen schicken – viele Patienten für viele Jahre.

Dieses Buch beschreibt Theorie und Praxis, Nadelmethoden und andere Techniken zur Behandlung dermatologischer und kosmetischer Probleme. Arbeitstechniken, egal wie anspruchsvoll diese auch sein mögen, machen aber nicht allein den klinischen Alltag aus. Die Herangehensweise des Therapeuten, die Beziehung zwischen Therapeut und Patient und vor allem die Einstellung des Therapeuten zu seiner Arbeit und seinen Patienten sind ausschlaggebend für die Effektivität der Therapie. Während ein Großteil des Wissens und der technischen Kenntnisse, die für kosmetische Akupunktur notwendig sind, erlernt werden können, sind die oben beschriebenen Aspekte der klinischen Praxis in den Grundwerten und der Professionalität des Therapeuten begründet.

Das ethische Prinzip der Wohltätigkeit verpflichtet den Therapeuten, seine Patienten auf eine Weise zu behandlen, die das bestmögliche Resultat liefert. Patienten kommen aus verschiedenen Gründen zur kosmetischen Akupunktur. Die Beweggründe reichen vom Wunsch besser auszusehen bis hin zur egozentrischen Obsession in Bezug auf die eigene Erscheinung. Solchermaßen fordernde Patienten können im Therapeuten starke emotionale Reaktionen hervorrufen. Soweit das jedoch den Therapeuten betrifft, steht es diesem nicht zu, den Patienten zu beurteilen – vielmehr sind die Wünsche, Gefühle und Anfragen des Patienten zu respektieren. Dies kann vor allem für den Anfänger in kosmetischer Akupunktur oft recht schwierig sein. Der Therapeut muss lernen, den Unterschied zwischen den Emotionen, die der Patient mit in den Behandlungsraum bringt, und der eigenen emotionalen Reaktion auf diese Gefühle zu erkennen.

Der beste Weg, diese Schwierigkeiten zu überwinden, besteht darin, sich selbst zu fragen: Halte ich mich an die grundlegenden ethischen Prinzipien und Werte – Ehrlichkeit, Integrität sowie Respekt für den Patienten –, die die Basis der klinischen Arbeit darstellen? Bin ich in meiner Arbeitsweise 100% professionell?

Es gibt eine Reihe von Fallstricken, die eine Herausforderung an unser professionelles Verhalten darstellen, und es ist allzu leicht, über diese zu stolpern, wenn man sich ihrer nicht bewusst ist:

- Kommerzialisierung: Die Einzelabrechnung von Therapiebausteinen kann dazu verleiten, die Behandlung in die Länge zu ziehen: Körperakupunktur und kosmetische Akupunktur sind beide Teil ein und derselben Behandlung und können daher nicht getrennt abgerechnet werden.
- Zu patientenorientiertes Verhalten: Dem Patienten sollte nicht gestattet werden, den Therapeuten zu Behandlungen zu überreden, deren Ziel nicht erreichbar ist.
- Industrialisierung: In „Fließband"-Kliniken, die nur darum bemüht sind, die Anzahl der behandelten Patienten zu maximieren, geht oft der ganzheitliche Ansatz verloren.

Die obigen Herausforderungen gelten zwar in jeder Praxis, sind aber in der kosmetischen Akupunktur besonders aktuell. Die Gefahr, ethische Prinzipien zu verletzen, ist allgegenwärtig. Wir sollten uns immer dessen bewusst sein, dass wir in erster Linie Therapeuten für Akupunktur sind, deren Aufgabe es ist, Patienten zu helfen. Die kosmetische Therapie wird im Rahmen einer energetisch ausgleichenden Akupunkturbehandlung angeboten, in die kosmetischen Behandlungen fließen somit die Fähigkeiten und Erfahrungen der chinesischen Medizin ein. Auch sollten wir nicht die beruflichen Verpflichtungen und Anforderungen vergessen, die uns als Therapeuten auferlegt sind.

Die vielen Jahre, die ich bereits kosmetische Akupunkturbehandlungen anbiete, haben mir viel Freude bereitet. So wünsche ich auch Ihnen viel Freude beim Lesen dieses Buches und Erfolg beim Anwenden der hier beschriebenen Arbeitsmethoden.

Register

M